Série Emergências
Clínicas Brasileiras

Ventilação Mecânica na Urgência e
Emergência: Abordagem para o Clínico

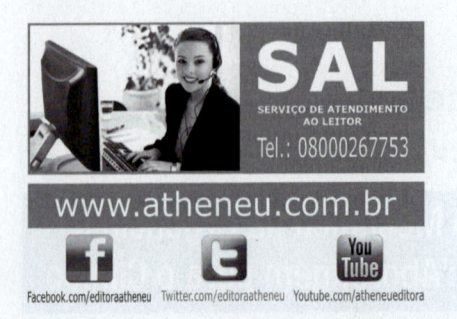

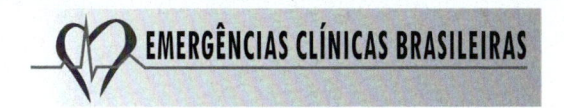

Série Emergências Clínicas Brasileiras

Ventilação Mecânica na Urgência e Emergência: Abordagem para o Clínico

Editores da Série

Fernando Sabia Tallo

Renato Delascio Lopes

Antonio Carlos Lopes

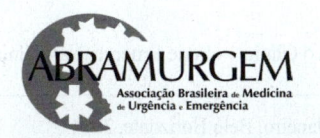

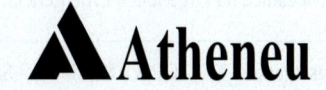

EDITORA ATHENEU

São Paulo —	*Rua Jesuíno Pascoal, 30* *Tel.: (11) 2858-8750* *Fax: (11) 2858-8766* *E-mail: atheneu@atheneu.com.br*
Rio de Janeiro —	*Rua Bambina, 74* *Tel.: (21)3094-1295* *Fax: (21)3094-1284* *E-mail: atheneu@atheneu.com.br*
Belo Horizonte —	*Rua Domingos Vieira, 319 — conj. 1.104*

CAPA: Equipe Atheneu
PRODUÇÃO EDITORIAL: MWS Design

Dados Internacionais de Catalogação na Publicação (CIP)
(Câmara Brasileira do Livro, SP, Brasil)

Ventilação mecânica na urgência e emergência :
abordagem para o clínico / editores Fernando
Sabia Tallo...[et al.]. -- 1. ed. -- São Paulo :
Editora Atheneu, 2014. -- (Série emergências
clínicas brasileiras)

Outros editores da série: Leticia Sandre Vendrame,
Renato Delascio Lopes, Antonio Carlos Lopes
Bibliografia
ISBN 978-85-388-0523-6

1. Clínica médica 2. Emergências médicas
3. Medicina de urgência 4. Primeiros socorros
5. Pronto-socorro 6. Ventilação mecânica (Terapia)
I. Tallo, Fernando Sabia. II. Vendrame, Leticia
Sandre. III. Lopes, Renato Delascio. IV. Antonio
Carlos Lopes. V. Série.

14-04733   CDD-610.7

Índices para catálogo sistemático:
1. Ventilação mecânica na urgência e emergência :
Medicina   610.7

TALLO F.S., LOPES R.D., LOPES A.C.

Ventilação Mecânica na Urgência e Emergência: Abordagem para o Clínico – Série Emergências Clínicas Brasileiras

Editores da série

Fernando Sabia Tallo
Médico Assistente da UTI da Disciplina de Clínica Médica da Escola Paulista de Medicina da Universidade Federal de São Paulo – EPM-Unifesp. Presidente da Associação Brasileira de Medicina de Urgência e Emergência – Abramurgem.

Renato Delascio Lopes
Doutor em Ciências pela Universidade Federal de São Paulo – Unifesp. Pós-doutorado na Duke University. *Master Degree of Health Science in Clinical Research* na Duke University. *Fellowship* em Cardiologia na Duke University. Professor Adjunto da Divisão de Cardiologia da Duke University e Diretor Associado do Programa de *Fellowship* da Duke University. *Fellow* da American Heart Association – FAHA. *Fellow* da European Society of Cardiology – FESC. *Fellow* do American College of Cardiology – FACC. Professor Livre-docente da Disciplina de Cardiologia da Ecola Paulista de Medicina e Professor Afiliado do Departamento de Medicina da Unifesp. Diretor Executivo do Instituto Brasileiro de Pesquisa Clínica – BCRI.

Antonio Carlos Lopes
Diretor da Escola Paulista de Medicina da Universidade Federal de São Paulo – EPM-Unifesp. Professor Titular de Clínica Médica da EPM-Unifesp. Professor Titular de Medicina de Urgência da EPM-Unifesp.

Editores do volume

Fernando Sabia Tallo

Médico Assistente da UTI da Disciplina de Clínica Médica da Escola Paulista de Medicina da Universidade Federal de São Paulo – EPM-Unifesp. Presidente da Associação Brasileira de Medicina de Urgência e Emergência – Abramurgem.

Leticia Sandre Vendrame

Especialista em Clínica Médica pela Sociedade Brasileira de Clínica Médica. Especialista em Terapia Intensiva Adulto pela Associação de Medicina Intensiva Brasileira. Coordenadora da UTI da Clínica Médica da Universidade Federal de São Paulo – Unifesp.

Renato Delascio Lopes

Doutor em Ciências pela Universidade Federal de São Paulo – Unifesp. Pós-doutorado na Duke University. *Master Degree of Health Science in Clinical Research* na Duke University. *Fellowship* em Cardiologia na Duke University. Professor Adjunto da Divisão de Cardiologia da Duke University e Diretor Associado do Programa de *Fellowship* da Duke University. *Fellow* da American Heart Association – FAHA. *Fellow* da European Society of Cardiology – FESC. *Fellow* do American College of Cardiology – FACC. Professor Livre-docente da Disciplina de Cardiologia da Ecola Paulista de Medicina e Professor Afiliado do Departamento de Medicina da Unifesp. Diretor Executivo do Instituto Brasileiro de Pesquisa Clínica – BCRI.

Colaboradores

Carlos Henrique Duarte Bahia
Professor de urgência e emergência da Pontifícia Universidade Católica – PUC – Goiás.

Cristina Prata Amendola
Médica Coordenadora da UTI do Hospital do Câncer de Barretos – Fundação Pio XII.

Eliana Fazuoli Chubaci
Fisioterapeuta do Hospital do Câncer de Barretos – Fundação Pio XII.

Fernando Silva Bernardes
Médico Coordenador do SAMU de Goiânia.

Maria Paula Martini Ferro
Médica Assistente da Disciplina de Anestesiologista da Faculdade de Medicina da Universidade de São Paulo – FMUSP.

Paulo Cézar Vaz de Almeida Filho
Médico Coordenador do Centro de Treinamento da Universidade Evangélica de Anápolis.

Paulo Roberto Cunha Vêncio
Médico Pneumologista Coordenador da UTI do Hospital Santa Genoveva – Goiânia.

Roberto de Moraes Júnior
Médico Coordenador do Serviço de Urgência Emergência do Hospital do Câncer de Barretos – Fundação Pio XII - Unidade III.

Saint-Clair Bernardes Neto

Fisioterapeuta do Hospital do Câncer de Barretos – Fundação Pio XII.

Dedicatória

Ao meu falecido pai.
A minha mãe e família.

Fernando Sabia Tallo

Prefácio

O *déficit* de leitos, de terapia intensiva no Brasil, impõe ao médico do pronto--socorro a necessidade da assistência ventilatória na sala de emergência.

O ensino da ventilação mecânica deve ser estimulado no país. Todo médico da emergência deve dominar seus conceitos para a assistência respiratória segura do paciente grave. O ensino oferecido na graduação geralmente é precário, e motivo de grande preocupação dos editores. Esta obra foi realizada para atender ao médico emergencista e auxiliá-lo em suas dúvidas e dificuldades mais frequentes. Nossa preocupação foi praticar uma linguagem simples e direta.

Temos certeza que estamos colaborando, com conceitos básicos, para a boa prática da ventilação mecânica na emergência.

Os editores

Apresentação

A Associação Brasileira de Medicina de Urgência e Emergência (Abramurgem) tem o prazer de apresentar ao médico emergencista brasileiro a coleção *Emergências Clínicas Brasileiras*.

Médicos de notório saber foram reunidos em todo o Brasil, para a realização deste material. Assuntos de todas as áreas de interesse do médico, que trabalha no pronto-socorro, foram preparados especialmente para esses profissionais.

Nossa associação cumpre seu papel fundamental e leva a informação e o conhecimento em urgência e emergência a todos os profissionais do país.

Em parceria com a Editora Atheneu estaremos presentes com vocês em todos os pronto-socorros deste país.

Aproveitem.

Fernando Sabia Tallo
Presidente da Abramurgem

Sumário

Capítulo 1 Mecânica Respiratória Normal 1
Roberto de Moraes Júnior
Fernando Sabia Tallo

Capítulo 2 Alterações da Mecânica Respiratória Normal e Influência das Vias Artificiais na Ventilação Mecânica 15
Fernando Sabia Tallo

Capítulo 3 Monitorização Respiratória Básica – Oximetria de Pulso e Capnometria 23
Fernando Sabia Tallo

Capítulo 4 Desequilíbrio Acidobásico nos Distúrbios Respiratórios 29
Renato Delascio Lopes

Capítulo 5 Acesso às Vias Aéreas na Emergência 35
Fernando Sabia Tallo

Capítulo 6 Ventilação Mecânica Não Invasiva na Urgência 45
Cristina Prata Amendola
Eliana Fazuoli Chubaci
Saint-Clair Bernardes Neto

Capítulo 7 Ventiladores Artificiais 59
Fernando Sabia Tallo

Capítulo 8 Configuração do Ventilador e Modalidades Convencionais 73
Fernando Sabia Tallo

Capítulo 9 Pressão de Suporte 87
Fernando Sabia Tallo

Capítulo 10 Ventilação Mecânica em Situações Especiais: DPOC, Asma, Obesidade, Doenças Restritivas...97

Fernando Sabia Tallo
Maria Paula Martini Ferro

Capítulo 11 Efeitos e Complicações da Ventilação Mecânica com Pressão Positiva 111

Fernando Sabia Tallo

Capítulo 12 Lesão Induzida pela Ventilação Mecânica e Estratégias de Prevenção 119

Fernando Sabia Tallo

Capítulo 13 Sedação e Analgesia na Ventilação Mecânica (VM).................................127

Fernando Sabia Tallo

Capítulo 14 Síndrome do Desconforto Respiratório Agudo (SDRA) 133

Fernando Sabia Tallo

Capítulo 15 Aspectos da Ventilação Mecânica Neonatal 145

Fernando Sabia Tallo

Capítulo 16 Aspectos Básicos da Abordagem da Ventilação Mecânica no Trauma de Tórax..153

Fernando Sabia Tallo

Capítulo 17 Ventilação Pulmonar Independente e Abordagem na Fístula Broncopleural...159

Maria Paula Martini Ferro
Fernando Sabia Tallo

Capítulo 18 Transporte Intra-hospitalar de Pacientes em Assistência Ventilatória 169

Fernando Sabia Tallo

Capítulo 19 Aspectos Pré-hospitalares da Ventilação Mecânica................................179

Carlos Henrique Duarte Bahia
Fernando Silva Bernardes
Paulo Cézar Vaz de Almeida Filho
Paulo Roberto Cunha Vêncio

Capítulo 20 Desmame da Ventilação Mecânica 189

Fernando Sabia Tallo

Capítulo 21 Exercícios 201

Fernando Sabia Tallo

Índice Remissivo..225

Capitulo 1

Mecânica Respiratória Normal

◀ Roberto de Moraes Júnior, Fernando Sabia Tallo

Introdução

As propriedades mecânicas da parede torácica e pulmões influenciam diretamente a ventilação mecânica. Conhecer suas propriedades é fundamental para o seu entendimento. Este capítulo vai explorar o que consideramos que seja essencial para o conhecimento do médico que realizará a assistência em ventilação mecânica ao paciente grave.

Volumes e capacidades pulmonares

Antes de abordarmos os processos que levam à inflação e deflação pulmonares, devemos analisar as diferentes frações volumétricas contidas no sistema respiratório: os **volumes** e as **capacidades pulmonares,** sendo que estas últimas se referem a somatória de dois ou mais volumes primários.

Estas divisões podem ser melhor analisadas na Figura 1.1 e na Tabela 1.1

- **Volume corrente (VC):** volume de gás inspirado **ou** expirado em cada movimento respiratório. Corresponde a cerca de 500 mL em um adulto em repouso.

- **Volume de reserva inspiratório (VRI):** é o volume máximo de gás que pode ser inspirado após uma inspiração forçada máxima, partindo de uma inspiração basal. Em outras palavras,

Tabela 1.1			
Relação entre os volumes e capacidades pulmonares (em mililitros)			
Volumes pulmonares	*mL*	*Capacidades pulmonares*	*mL*
Volume corrente (VC)	500	Capacidade inspiratória (VC + VRI)	3.600
Volume de reserva inspiratório (VRI)	3.100	Capacidade residual funcional (VR + VRE)	2.400
Volume de reserva expiratório (VRE)	1.200	Capacidade vital (VC + VRI + VRE)	4.800
Volume residual (VR)	1.200	Capacidade pulmonar total (VC + VRI + VRE + VR)	6.000

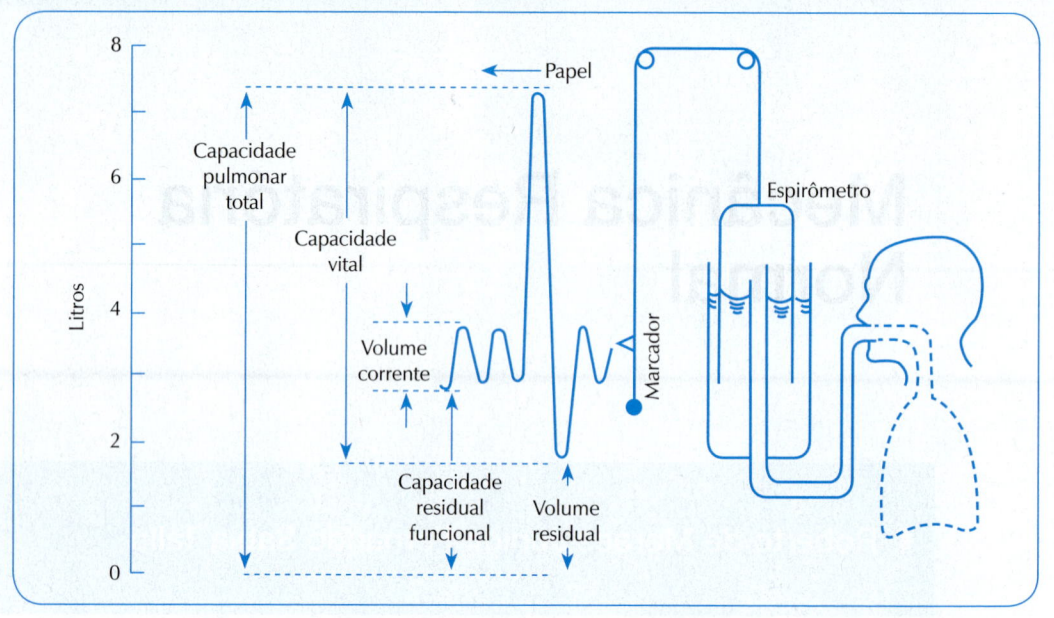

Figura 1.1: Volumes e capacidades pulmonares, obtidos por espirometria.

é a reserva disponível para o incremento do volume corrente e corresponde a cerca de 3.100 mL no adulto jovem, em repouso.

- **Volume de reserva expiratório (VRE):** é o volume máximo de gás que pode ser expirado após uma expiração basal. Mede a reserva de expiração e corresponde a 1.200 mL no adulto jovem, em condição de repouso.

- **Volume residual (VR):** volume de ar que **permanece** nos pulmões **após uma expiração máxima.** Simplificando, existe um volume de gás nos pulmões que não é expelido quando os pulmões e o tórax estão intactos. Corresponde a cerca de 1.200 mL no adulto jovem.

- **Capacidade inspiratória (CI):** é o volume máximo de gás que pode ser inspirado **após uma expiração basal.** Corresponde à **soma dos volumes corrente e de reserva inspiratório,** sendo seu valor cerca de 3.600 mL.

- **Capacidade residual funcional (CRF):** volume de gás que permanece nos pulmões, após uma expiração basal e **engloba os volumes de reserva expiratório e residual.** Seu valor é cerca de 2.400 mL.

- **Capacidade vital (CV):** maior volume de gás que pode ser mobilizado, partindo de uma inspiração máxima seguida de uma expiração máxima forçada. Corresponde ao somatório dos volumes corrente, de reserva inspiratório e de reserva expiratório e tem seu valor ao redor de 4.800 mL.

- **Capacidade pulmonar total (CPT):** maior volume de gás que os pulmões podem conter, ao final de uma inspiração máxima. Corresponde à soma dos volumes corrente, de reserva inspiratório, de reserva expiratório e residual (também pode ser expressada pela soma da capacidade vital e do volume residual), ficando seu valor ao redor de 6.000 mL.

Todos esses volumes e capacidades descritos sofrem variações conforme a situação fisiológica ou patológica. A Capacidade Vital, por exemplo, é maior no sexo masculino, aumenta com a altura e diminui coma idade. Também varia em certas doenças, como na doença pulmonar obstrutiva difusa, onde se encontra aumentada (nesse caso representada pela Capacidade Vital Inspiratória, que é o máximo volume de gás que pode ser inspirado após uma expiração máxima).

Fatores mecânicos da ventilação

A ventilação pulmonar é o processo cíclico, através do qual o ar contido nos pulmões é constantemente renovado, através de um fluxo de ar atmosférico para o interior dos pulmões (**inspiração**) ou, de maneira contrária, de um fluxo de ar que sai dos pulmões para o meio ambiente (**expiração**). Este volume de gás, medido durante cada inspiração ou expiração é denominado **volume corrente** (**VC**), que renova o gás presente nos pulmões, removendo CO_2 e fornecendo O_2 para suprir as necessidades metabólicas. Para que ocorra o fluxo inspiratório, a pressão intrapulmonar deve ser menor do que a pressão do meio ambiente e, para haver o fluxo expiratório, a relação entre essas duas pressões se inverte. Como normalmente respiramos sem alterações da pressão do meio ambiente, é necessário que ocorram mudanças na pressão intrapulmonar.

A ventilação pode ser relacionada a uma versão simplificada da equação do movimento do sistema respiratório:

Pressão = volume/complacência + (resistência x fluxo)

onde:

Pressão: força gerada pelos músculos respiratórios durante a inspiração;

Volume: variação de volume (p. ex.: VC);

Complacência: distensibilidade dos pulmões e tórax;

Resistência: resistência do fluxo aéreo e dos tecidos;

Fluxo: variação de volume por unidade de tempo.

A complacência e a resistência dos pulmões e do tórax constituem a carga contra a qual os músculos respiratórios devem trabalhar para ventilar os pulmões. Em pulmões saudáveis, esse trabalho é mínimo e executado durante a fase inspiratória. A expiração normalmente é uma manobra passiva.

Mecânica da inspiração e expiração

As forças que geram o processo da respiração são essencialmente representadas pela contração muscular. Na inspiração, os músculos respiratórios produzem o aumento do volume da caixa torácica, o que acarreta diminuição da pressão intrapulmonar com consequente influxo de ar nos pulmões. O inverso ocorre na expiração. Desta forma, a **inspiração** é um processo **ativo**, já que requer gasto de energia.

O volume do tórax pode aumentar nos sentidos **vertical, lateral e anteroposterior**, através da **musculatura inspiratória**, representada pelo **diafragma** (principal músculo respiratório), **intercostais externos** e **intercostais internos anteriores**. Além destes, existem os chamados **músculos acessórios,** que **não participam da ventilação basal** e atuam somente nos casos que necessitam de ventilação vigorosa. Os mais importantes, neste caso, são o **escaleno**, o **trapézio** e o **esternocleidomastoideo.**

Por outro lado, a **expiração** normalmente é **passiva**, pois ocorre por retração dos tecidos elásticos pulmonares com liberação da energia armazenada após a distensão destes mesmos tecidos durante o processo da inspiração. Entretanto, se houver necessidade de uma **expiração forçada**, entram em ação os **músculos expiratórios,** representados principalmente pelos músculos abdominais (oblíquo esterno, reto-abdominal, transverso-abdominal) e os intercostais internos posteriores.

As forças geradas pela contração muscular ativa devem ser capazes de vencer as **forças que resistem à ventilação**, representadas pela retração elástica dos pulmões e do tórax, pela resistência ao atrito causado pela deformação dos tecidos torácicos e pulmonares e pela resistência ao atrito devido ao fluxo aéreo. Desta forma, seguindo uma relação pressão x volume, quanto maior a pressão aplicada maior a distensão pulmonar e, portanto, seu volume.

A variação do volume pulmonar por unidade de variação da pressão é conhecida como **complacência ou capacitância pulmonar,** que é o **inverso da elastância pulmonar** e serão discutidas mais adiante.

Diferenças de pressão durante a respiração

O mecanismo da ventilação ocorre em virtude dos gradientes de pressão originados pela expansão e contração do tórax. As pressões respiratórias são frequentemente expressas em relação à pressão atmosférica e normalmente medidas em centímetros de água (cmH_2O). Nesse esquema, uma **pressão respiratória** igual a **zero** equivale a **uma atmosfera** (p. ex.: $1.034\ cmH_2O$ ou $760\ mmHg$). A pressão **positiva** é aquela **maior** do que a pressão atmosférica e o termo pressão **negativa** é por vezes usado para descrever uma pressão **subatmosférica.**

Desta forma, a **pressão na abertura da via aérea**, na boca **(Pao)**, é sempre zero (p. ex.: igual a atmosférica), a menos que uma pressão positiva ou negativa seja aplicada na via aérea. A **pressão na superfície corpórea (Pbs)**, também é geralmente zero. A **pressão alveolar (Palv)**, frequentemente mencionada como **pressão intrapulmonar,** varia durante o ciclo respiratório. A **pressão pleural (Ppl)** é geralmente negativa (subatmosférica) durante uma respiração tranquila e também varia durante o ciclo respiratório.

A diferença entre duas pressões é chamada **gradiente de pressão** e são três os gradientes de pressão importantes envolvidos na ventilação:

- **Transrespiratório (Prs):** representa a diferença de pressão entre a atmosfera (superfície corporal) e os alvéolos e promove a entrada e saída de ar dos alvéolos durante a respiração.

  Prs = Palv - Pbs ou **Prs = Palv – Pao**

- **2- Transpulmonar (PL):** diferença de pressão entre os alvéolos e o espaço pleural, resultante da oposição à retração elástica do tórax e dos pulmões. É responsável por manter a insuflação alveolar.

  PL = Palv – Ppl

- **Transtorácico (Pw):** é a pressão através da parede torácica, determinada pela diferença de pressão entre o espaço pleural e a superfície corporal. Representa a pressão total necessária para expandir ou contrair os pulmões e a parede torácica juntos.

  Pw = Ppl – Pbs

Durante um ciclo respiratório normal, a glote permanece aberta e a Pbs e a Pao permanecem em zero. Sendo assim, apenas mudanças na Palv e na Ppl são de interesse.

Antes da inspiração, a pressão pleural é aproximadamente -5 cmH_2O (p. ex.: 5 cm abaixo da pressão atmosférica) e a pressão alveolar é 0 cmH_2O. O gradiente de pressão transpulmonar é também cerca de -5 cmH_2O no repouso, e mantém o pulmão no seu volume residual. As pressões alveolar e de abertura da via aérea são ambas zero, assim o gradiente de pressão transrespiratório também é zero, não existindo fluxo de ar para dentro ou para fora do trato respiratório nessas condições.

> A pressão transpulmonar (estresse) está relacionada com a lesão induzida pela ventilação mecânica. Há uma interação entre pressão e volume na unidade funcional

A **inspiração** começa quando o esforço muscular expande o tórax, causando uma *diminuição* na pressão pleural. À medida que a pressão pleural diminui, o gradiente de pressão transpulmonar aumenta, induzindo a expansão dos alvéolos. À medida que os alvéolos se expandem, sua pressão cai abaixo da pressão na abertura da via aérea, criando um gradiente de pressão *negativo* (p. ex.: **subatmosférico**) que induz o ar a fluir da abertura da via aérea para os alvéolos. A pressão pleural continua a cair até o final da inspiração, quando a pressão alveolar aproxima-se da atmosférica e o fluxo inspiratório diminui para zero. Nesse momento, chamado **final da inspiração**, a pressão alveolar retornou a **zero** e o **gradiente de pressão transpulmonar** alcança seu valor **máximo** (para uma respiração normal) de cerca de -10 cmH$_2$O.

À medida que a **expiração** começa, o tórax recua e a pressão pleural começa a aumentar, aumentado também a pressão alveolar. O **gradiente de pressão transpulmonar** se *reduz*, esvaziando progressivamente os alvéolos. À medida que os alvéolos tornam-se menores, a pressão alveolar excede àquela da abertura das vias aéreas, gerando um **gradiente transrespiratório** *positivo* que faz com que o ar saia dos alvéolos em direção à abertura das vias aéreas. Quando a pressão alveolar cai de volta ao nível da pressão atmosférica, o fluxo cessa e o ciclo de inspiração--expiração torna-se completo.

Características da pleura

A superfície da caixa torácica é recoberta internamente pela **pleura parietal**, enquanto a **pleura visceral** recobre a superfície pulmonar.

Apesar do contato muito íntimo, existe um espaço virtual entre as folhas pleurais, o **espaço intrapleural**, que contém uma pequena camada de **líquido pleural**, cujo volume não ultrapassa 1 mL nos dois hemitórax juntos. Isso facilita o **deslizamento** de uma pleura sobre a outra, tornando independentes os movimentos torácicos dos movimentos pulmonares. Assim, pela facilidade de deslizamento de uma pleura sobre a outra, em virtude das capacidades elásticas de ambas as estruturas, origina-se uma pressão negativa (p. ex.: menor que a atmosférica), atingindo valor de -5 cmH$_2$O e permanecendo negativa por todo o ciclo respiratório; a **pressão intrapleural (Pip) ou pressão intratorácica (Pit)** (Figura 1.2).

Oposição à insuflação pulmonar: forças elásticas e resistivas

Os pulmões devem ser distendidos para que sejam gerados os gradientes de pressão analisados anteriormente. Essa distensão exige que várias forças sejam superadas para que a inspiração ocorra. As forças de oposição à insuflação pulmonar podem ser agrupadas em duas categorias:

Forças elásticas: envolvem os tecidos dos pulmões e tórax, juntamente com a tensão superficial nos alvéolos.

Forças resistivas: incluem a resistência causada pelo fluxo aéreo e movimento dos tecidos durante a respiração.

Oposição elástica à ventilação

Elasticidade é a tendência física de um objeto retornar ao estado inicial após deformação. A tensão desenvolvida quando uma estrutura elástica é esticada é proporcional ao grau de deformação produzido e, uma vez que o ponto de estiramento máximo é alcançado, uma tensão adicional produz pouco ou nenhum aumento no tamanho.

No pulmão, a insuflação é equivalente ao estiramento e suas forças elásticas se opõem à insuflação; exigindo que pressões sejam aplicadas para aumentar o volume pulmonar. Essa propriedade

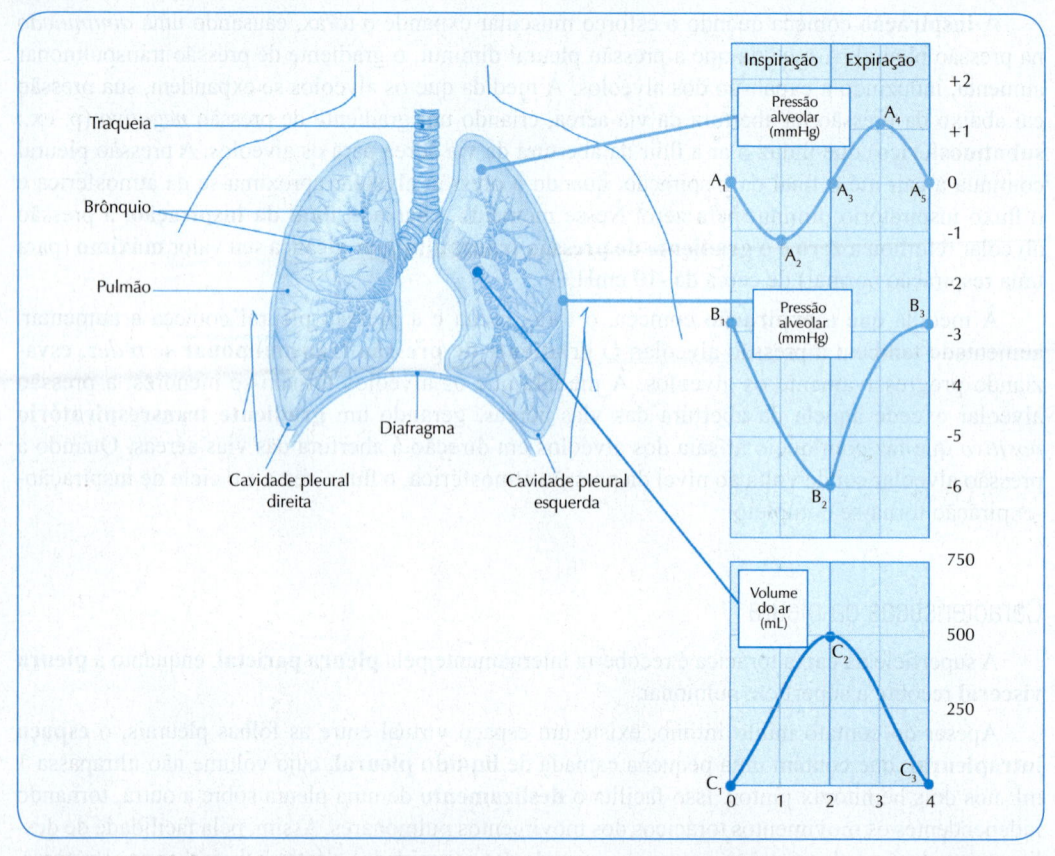

Figura 1.2: Variações de parâmetros pressóricos e de volume fundamentais durante o ciclo respiratório.

pode ser demonstrada sujeitando-se um pulmão que foi removido do corpo a diferentes pressões e medir as variações no volume. À medida que o pulmão é estirado a seu máximo, a curva de insuflação torna-se plana, indicando um aumento da oposição à expansão. A desinsuflação pulmonar não segue exatamente a curva de insuflação, pois o volume pulmonar em qualquer pressão determinada durante a desinsuflação é um pouco maior do que a fase de insuflação correspondente. Essa diferença entre as curvas de insuflação e desinsuflação é chamada *histerese* e indica que outros fatores estão presentes, além das forças elásticas do tecido.

Forças de tensão superficial

Parte da **histerese** exibida pelo pulmão é resultado das forças de **tensão superficial** nos alvéolos. Durante a insuflação, pressão adicional é necessária para superar as **forças de tensão superficial**, que encontram-se reduzidas durante a desinsuflação, resultando em características pressão-volume alteradas.

Se um pulmão encontra-se cheio de líquido, as curvas pressão-volume apresentam-se diferentes das de um pulmão cheio de ar, indicando que uma **interface ar-líquido** no pulmão cheio de ar muda suas características de insuflação-desinsuflação, onde menor pressão é necessária para insuflar um pulmão cheio de líquido em um determinado volume.

Papel do surfactante pulmonar

Os surfactantes são sintetizados e secretados nos pulmões pelas células epiteliais alveolares tipo II. È uma mistura de lipídios (90%) e proteínas (10%) são codificadas nos cromossomos; 10 (hidrofílicas, SP-A, SP-D) 2, 8 (hidrofóbicas, SP-B, SP-C). Reduzem a tensão superficial na interface ar-líquido e impedem a atelectasia expiratória.

Complacência pulmonar

A **complacência** mede a distensibilidade pulmonar, enquanto a **elastância** é a propriedade de resistir à deformação. Nessa relação, a complacência é o inverso da elastância:

Complacência = 1/elastância

A **complacência pulmonar (CL)** é definida como a variação de volume por unidade de pressão, medida em litros por centímetro de água. É geralmente determinada sob condições estáticas (sem fluxo de ar). Quando não há fluxo de ar, a pressão alveolar se iguala a zero e sob condições estáticas o gradiente de pressão transpulmonar iguala a pressão intrapleural. Sendo assim, a complacência pulmonar pode ser expressa como segue:

CL = ΔV (litros)/ΔP (cmH$_2$O)

Onde:

Δ**V** = volume inspirado a uma pressão de insuflação conhecida;

Δ**P** = pressão de insuflação, obtida pela diferença entre as pressões alveolar e pleural.

A complacência de um pulmão adulto saudável varia 0,2 L/cmH$_2$O.

Um gráfico de variação do volume pulmonar *versus* a variação da pressão intrapleural (Figura 1.3A) é a curva de complacência pulmonar (normalmente medida como uma curva de desinsuflação).

A Figura 1.3B compara uma curva de complacência normal àquela que pode ser observada em pacientes com enfisema ou fibrose pulmonar.

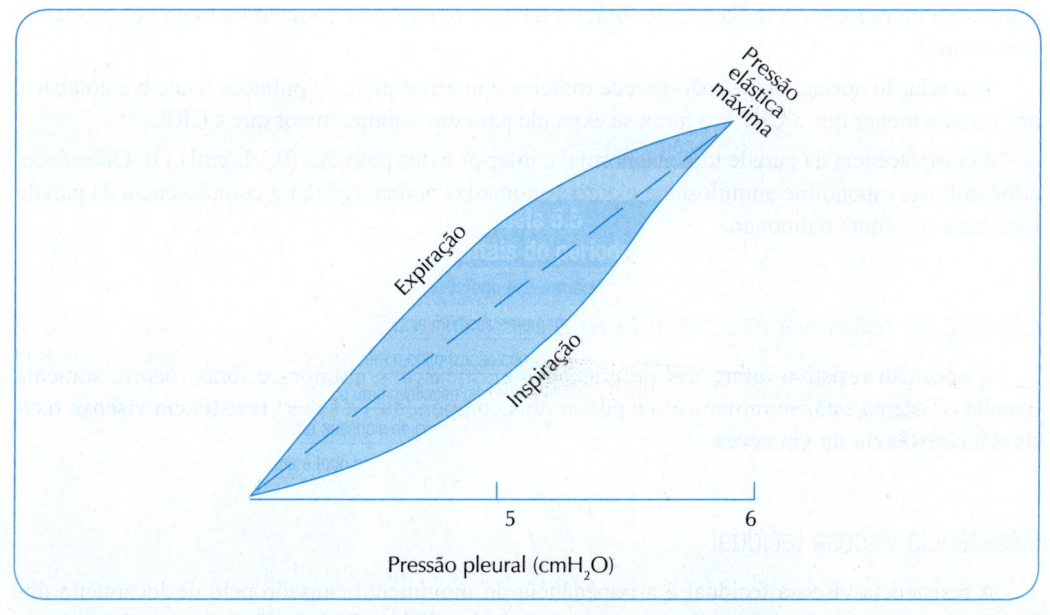

Pressão elástica máxima

Expiração

Inspiração

5   6

Pressão pleural (cmH$_2$O)

Figura 1.3A: Representação de curva de pressão x volume.

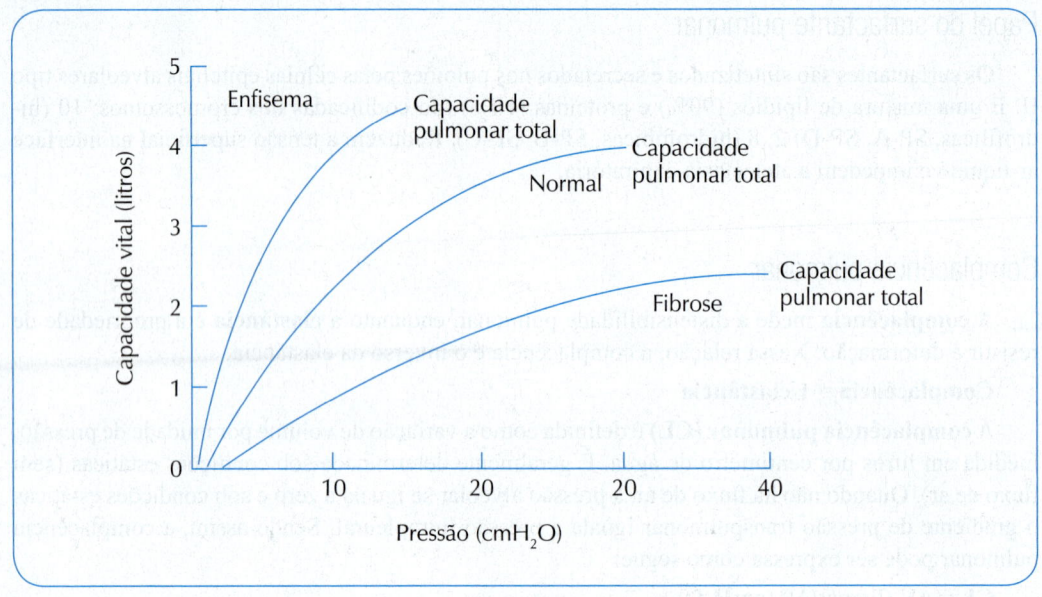

Figura 1.3B: Curva pressão X capacidade vital.

Complacência da parede torácica

A insuflação e desinsuflação do pulmão ocorrem com mudanças nas dimensões da parede torácica. No tórax intacto, os pulmões e a parede torácica recuam um contra o outro. O ponto onde essas duas forças opostas se equilibram determina o volume de repouso dos pulmões, ou a **capacidade residual funcional (CRF).**

Esse também é o ponto onde a pressão pulmonar se iguala à pressão atmosférica. O sistema pulmão-parede torácica pode ser comparado a duas molas que se empurram uma contra a outra e se equilibram no repouso. A mola parede torácica tende a se expandir enquanto a mola pulmão tende a se contrair.

Se a relação normal de pulmão-parede torácica é interrompida, os pulmões tendem a colabar a um volume menor que a CRF e o tórax se expande para um volume maior que a CRF.

A complacência da parede torácica normal é inferior à dos pulmões (0,1 L/cmH₂O). Obesidade, cifoescoliose, espondilite anquilosante e outras anomalias podem reduzir a complacência da parede torácica e o volume pulmonar.

Oposição resistiva (não elástica) à ventilação

A oposição resistiva difere das propriedades elásticas dos pulmões e tórax, ocorre somente quando o sistema está em movimento e possui dois componentes a saber: **resistência viscosa tecidual** e **resistência da via aérea**.

Resistência viscosa tecidual

A resistência viscosa tecidual é a impedância do movimento causado pelo deslocamento dos tecidos durante a ventilação, que incluem os pulmões, gradil costal, diafragma e órgãos abdominais.

A resistência dos tecidos contribui para somente cerca de 20% da resistência total à insuflação pulmonar e pode ser aumentada por obesidade, fibrose e ascite.

Resistência da via aérea

O fluxo de gás pela via aérea também causa resistência friccional.

A impedância à ventilação pelo movimento de gás através da via aérea é chamada de **resistência da via aérea (Raw)** e corresponde a 80% da resistência à ventilação.

Em outras palavras, é a taxa de pressão propulsora responsável pelo movimento gasoso sobre o **fluxo aéreo (V°)**, calculado a seguir:

Raw = ΔP/V°

ou

Raw = (Palv – Pao) / V°

A resistência da via aérea (Raw) é geralmente medida em um laboratório de função pulmonar, onde o **fluxo** é medido com um **pneumotacógrafo** (Figura 1.4A) e as **pressões alveolares** são determinadas em um **pletismógrafo** (Figura 1.4B). Ao obstruir momentaneamente a via aérea do paciente e medir a pressão na boca, a pressão alveolar pode ser estimada (Palv = Pao na ausência de fluxo). Ao se relacionar o fluxo e a pressão alveolar às variações na pressão do pletismógrafo, a resistência da via aérea pode ser calculada.

Fatores que afetam a resistência da via aérea

O fluxo de ar através das vias aéreas depende da relação entre a pressão transaérea dividida pelo raio da estrutura anatômica relacionada. Assim, o fluxo aéreo pode se apresentar de diferentes tipos: lamina**r** (vias aéreas de menor calibre), **turbilhonar** (grandes vias aéreas, como traqueia e brônquios) e **transicional** (primeiramente laminar que se transforma em turbilhonar quando atinge uma deformação, estreitamento ou bifurcação).

A lei de Poseuille define fluxo laminar através de um tubo reto, não ramificado, de dimensões fixas (comprimento e raio). A pressão requerida para ocasionar um fluxo específico de gás através de um tubo é calculada como segue:

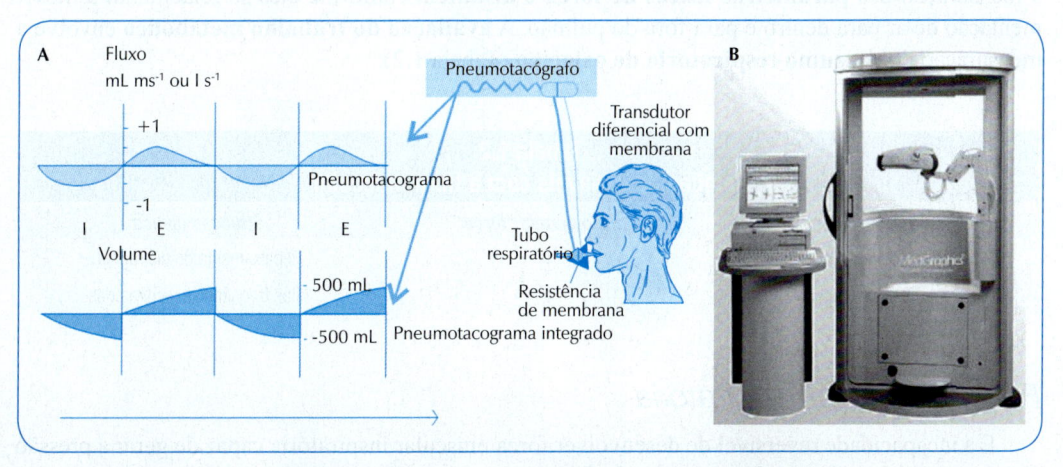

Figura 1.4: A – Pneumotacógrafo; B – Pletismógrafo.

$\Delta P = \eta 81V^\circ / \pi r^4$

Onde: ΔP = pressão propulsora (dina/cm²)

η = coeficiente de viscosidade gasosa;

1 = comprimento do tubo (cm);

V° = fluxo de gás (mL/s);

r = raio do tubo (cm);

π **e 8** = constantes.

Se eliminarmos os fatores que permanecem constantes, tais como viscosidade, comprimento e constantes conhecidas, esta equação pode ser reformulada para se determinar a pressão ou o fluxo:

$\Delta P = V^\circ / r^4$

$V^\circ = \Delta P\, r^4$

Essa equação é particularmente útil quando aplicada nas seguintes situações clínicas envolvendo as vias aéreas:

- Para o fluxo aéreo permanecer constante, a pressão deve variar inversamente a um quarto da potência do raio da via aérea. Isso implica dizer que reduzir o raio de um tubo pela metade requer um aumento de pressão em 16 vezes para manter o fluxo constante, e que para manter a ventilação na presença de estreitamento das vias aéreas, grandes aumentos na pressão propulsora podem ser necessários. O problema é que a energia necessária para gerar essas pressões pode aumentar demasiadamente o trabalho respiratório.

- Se a pressão que ventila o pulmão permanece constante, o fluxo de gás oscilará diretamente com um quarto da potência do raio da via aérea. Assim, reduzir o raio da via aérea pela metade implicará em uma redução do fluxo em 16 vezes para uma pressão constante. Pequenas variações no diâmetro brônquico podem acentuadamente mudar o fluxo de gás pela via aérea.

Trabalho respiratório

Os músculos respiratórios fazem o trabalho de respiração, que requer energia para superar as forças elásticas e resistivas em oposição à insuflação. A **avaliação do trabalho mecânico** envolve a mensuração dos **parâmetros físicos de força e distância** conforme eles se relacionam à movimentação de ar para dentro e para fora do pulmão. A **avaliação do trabalho metabólico** envolve a mensuração do **consumo respiratório de oxigênio** (Tabela 1.2).

Tabela 1.2		
Relação de variáveis com a fibra muscular		
Fibra muscular	*Tensão gerada "força"*	*Situação clínica*
↓Comprimento	↓	Rebaixamento do diafragma
↑Velocidade	↓	Altas frequências respiratórias

Fadiga muscular respiratória

É a incapacidade reversível de desenvolver força muscular inspiratória capaz de gerar a pressão suficiente para manter a ventilação alveolar[1,2].

Orientação geral para o tratamento da fadiga muscular

- Repouso muscular;
- Diminuir carga de trabalho (resistência das vias aéreas, complacência, etc.);
- Correção dos distúrbios acidobásicos e hipoxemia;
- Nutrição adequada;
- Correção de distúrbios eletrolíticos (magnésio, potássio, fósforo, cálcio).

Fraqueza muscular

É a incapacidade de um músculo descansado gerar força, que, portanto não é reversível com o repouso muscular (desnutrição, polineuropatia do paciente grave).

De maneira prática a força é medida através das pressões máximas (PiMáx, PeMáx) e a endurância (capacidade de resistência a fadiga pela capacidade ventilatória máxima.

Mecânico

Na mecânica, TRABALHO pode ser definido como a resultante de forças aplicadas a um corpo e o deslocamento a ele transmitido.

$$W = F . d . cos\Theta$$

Imagine um homem portando um aspirador a 30 graus e o deslocando por 3 metros de distância.

$W = 50(N). 3(m) . cos 30 = 130$ N.m (Joules)

Na ventilação mecânica, e no sistema respiratório, vamos considerar trabalho, a pressão positiva exercida para deslocar o volume de gás para insuflar o sistema.

O trabalho mecânico da respiração pode ser calculado como o produto da pressão por meio do sistema respiratório e da variação resultante do volume:

Trabalho respiratório = $\Delta P \times \Delta V$

O trabalho mecânico da respiração não pode ser medido facilmente durante a respiração espontânea, porque os músculos respiratórios contribuem para a resistência oferecida pela parede torácica. Logo, o trabalho mecânico total pode ser medido durante a ventilação artificial, com os músculos respiratórios completamente em repouso, correspondendo à soma do trabalho que supera ambas as forças elásticas e resistivas opostas à insuflação.

Em adultos sadios, aproximadamente dois terços do trabalho respiratório podem ser atribuídos às forças elásticas de oposição à ventilação e o terço restante é o resultado da resistência friccional ao gás e movimento tecidual.

Nos indivíduos saudáveis, o trabalho mecânico da respiração depende do padrão ventilatório, onde grandes volumes correntes aumentam o componente elástico do trabalho e altas frequências respiratórias (e, portanto, fluxos altos) aumentam o trabalho resistivo. A mudança de ventilação tranquila para ventilação de exercício promove um ajuste nos volumes correntes e nas frequências respiratórias desses indivíduos, com o intuito de minimizar o trabalho respiratório.

Metabólico

Os músculos respiratórios consomem oxigênio para realizar trabalho. A taxa de **consumo de oxigênio (VO_2)** pelos músculos respiratórios reflete suas necessidades energéticas e fornece uma medida indireta do trabalho respiratório.

O consumo respiratório de O_2 é avaliado pela mensuração da VO_2 em repouso e em níveis aumentados de ventilação e está intimamente relacionado às pressões inspiratórias geradas pelo diafragma. Na ausência de outro fator que aumente o consumo de oxigênio, a captação adicional de O_2 é resultante do metabolismo dos músculos respiratórios. O consumo respiratório de oxigênio em indivíduos saudáveis varia de 0,5 a 1,0 mL de O_2 por litro de ventilação aumentada, representando menos que 5% do consumo corporal de O_2; aumentando acentuadamente em níveis elevados de ventilação (mais altos que 120 L/min).

Conceito de índice tensão tempo (ITT)

ITT =Ti/Ttot x Pi/Pimáx (duração) x (intensidade)

T – tempo de contração muscular inspiratória

Ttot – tempo total do ciclo respiratório

Pi – pressão gerada pela contração muscular inspiratória

PiMáx – pressão máxima capaz de ser gerada pelo músculo na inspiração

Se aceita que índices superiores a 0,15 associam-se a fadiga muscular respiratória em cerca de 60 minutos.

Quando a intensidade (Pi/PiMáx) da contração é muito alta (80%), o fluxo sanguíneo cai com o aumento do tempo inspiratório.

Esse índice, mais especificamente quando calculamos Pdi (pressão transdiafragmática na ventilação) e PdiMáx (pressão transdiafragmática máxima) avalia a ENDURÂNCIA, capacidade de resistência a fadiga.

Eficiência da ventilação

Mesmo em pulmões saudáveis, a ventilação não é completamente eficiente. Um volume considerável de gás inspirado é desperdiçado a cada respiração, ou permanece retido nas vias de condução e não atinge os alvéolos ou atinge alvéolos que têm pouca ou nenhuma perfusão. **A ventilação ocorrendo sem perfusão define o espaço morto.** Essa relação pode ser descrita pela seguinte equação:

VE = VA – VD, onde:

VE = ventilação minuto; **VA** = ventilação alveolar por minuto; **VD** = ventilação desperdiçada por minuto ou espaço-morto.

O volume corrente corresponde a um volume de gás que não penetra totalmente nos alvéolos e fica localizado nas vias aéreas (fossas nasais, boca, faringe, laringe, traqueia, brônquios e bronquíolos terminais), em áreas onde não ocorre trocas gasosas. Por este motivo, este compartimento é denominado **espaço morto anatômico.**

O **volume do espaço morto (VEM)** corresponde a cerca de um terço do volume corrente basal e pode ser calculado, em pessoas de estatura normal, como sendo 2,2 vezes o peso corporal em quilos (cerca de 150 mL em um adulto de 70 kg). Entretanto, para indivíduos obesos e crianças, a aplicação deste cálculo foge do valor real. O VEM pode diminuir após traqueostomia ou pneumectomia e aumentar nas situações em que os alvéolos são hiperventilados e não perfundidos, caracterizando o **espaço morto alveolar**.

Finalmente, temos o chamado **espaço morto fisiológico**, que compreende todo volume de ar que não participa do processo de hematose; não ocorrendo assim troca gasosa. Corresponde à soma dos espaços mortos anatômico e alveolar.

O **volume alveolar (VA)** tem fundamental importância no processo de ventilação pulmonar e compreende a fração do volume corrente (cerca de dois terços do VC basal) que penetra nos alvéolos e consequentemente participa da hematose. Pode ser determinado pela equação **VA = VC - VEM**.

Volume corrente minuto (VCM) ou ventilação pulmonar é definido como o volume de ar inspirado ou expirado em um minuto, cujo valor é resultado do volume corrente multiplicado pela frequência respiratória (FR). Considerando-se a FR de repouso de 12 a 20 movimentos/min, a ventilação pulmonar de repouso é de cerca de 7,5 L/min.

Utilizando-se o mesmo cálculo, chega-se a **ventilação alveolar** ou **volume alveolar minuto (VAM)**, que corresponde ao volume de ar que penetra nos alvéolos por minuto: **VAM = VA x FR**.

Efetividade da ventilação

A ventilação é efetiva quando remove o dióxido de carbono a uma velocidade que mantenha o pH normal. Sob condições metabólicas de repouso, um adulto normal produz ao redor de 200 mL de CO_2 por minuto. A ventilação precisa equilibrar a produção de dióxido de carbono por minuto para garantir o balanço acidobásico. O equilíbrio entre a produção de CO_2 (VCO_2) e a VA determina a PCO_2 nos pulmões e sangue arterial. Esse balanço também tem um papel fundamental na determinação do pH do sangue arterial. A pressão parcial do CO_2 nos alvéolos e sangue segue em proporção direta à sua produção e inversa a sua taxa de remoção pela ventilação alveolar (VA):

$$PCO_2 = VCO_2/VA$$

As pressões parciais de CO_2 alveolar e arterial normalmente se equilibram em torno de 40 mmHg. Se a VA cai, o VCO_2 excede a velocidade de sua remoção pelos pulmões, fazendo com que a $PaCO_2$ suba acima de seu valor normal de 40 mmHg e o nível de pH arterial caia. Assim, a ventilação que não supre as necessidades metabólicas (resultando em acidose respiratória) é denominada **hipoventilação;** indicada pela presença de uma $PaCO_2$ elevada e um nível de pH abaixo da variação normal (7,35 a 7,45).

Ao contrário, se a VA aumenta, os pulmões podem remover o CO_2 mais rapidamente do que é produzido. Nesse caso, a $PaCO_2$ cai abaixo do valor normal de 40 mmHg e o pH se eleva (alcalose respiratória). A ventilação além das necessidades metabólicas é chamada de **hiperventilação**; caracterizada por uma $PaCO_2$ mais baixa que a normal e pH acima da variação normal.

A hiperventilação é frequentemente confundida com a ventilação aumentada que ocorre em resposta ao metabolismo aumentado, como durante um exercício leve ou moderado; definida como **hiperpneia**. Nesse caso, a ventilação aumenta proporcionalmente ao aumento do VCO_2 decorrente do exercício, permanecendo a $PaCO_2$ na variação normal de 35 a 45 mmHg e o pH entre 7,35 e 7,45.

Conclusão

A efetividade da ventilação é determinada pela pressão parcial de CO_2 e o pH resultante, especificamente no sangue arterial. A ventilação é efetiva quando a **PaCO₂** é mantida em um nível que mantenha o **pH** dentro dos limites normais.

Referências bibliográficas

1. Calabrese P, Baconnier P, Laouani A, et al. A simple dynamic of respiratory pump. Acta Biotheor. 2010; 58:265-75.
2. Pierce LNB. Weaning from mechanical ventilation. In: Pierce LNB. Mechanical ventilation and intensive respiratory care. Philadelphia: WB Saunders, 1995. P.288-311.
3. Light RW. Mechanics of respiration. In: George RB, Light RW, Matthay MA et al. Chest Medicine. Essentials of pulmonary and critical care medicine. 2nd ed. Baltimore: Willians & Wilkins, 1990.
4. Egan's Fundamentals Respiratory Care, 9th edition Authors: Robert L. Wilkins, James K. Stoller, & Robert M. Kacmarek Mosby / Elsevier, 2009.
5. Harris RS: Pressure-volume curves of the respiratory system. Respir Care 2005; 50:78-98.
6. Wert SE, Whitsett JA, Nogee LM. Genetic disorders of surfactant dysfunction. Pediatr Dev Pathol. 2009; 12:253–274.
7. West JB: Respiratory physiology: the essentials, 7ed, Baltimore, 2004, Lippincott Williams & Wilkins.
8. Lumb AB: Nunn's applied respiratory physiology, 6ed, London, 2005, Butterworth – Heinemann Medical.
9. Ruppel GL. Ventilation, Egan's Fundamentals Respiratory Care, 9th edition,
10. Bydlowski SP; Douglas CR. Fisiologia da Mecânica Ventilatória, in Tratado de Fisiologia Aplicada à Saúde, 5ª Edição, Robe Editorial – 2002.

Capitulo 2

Alterações da Mecânica Respiratória Normal e Influência das Vias Artificiais na Ventilação Mecânica

◀ Fernando Sabia Tallo

Introdução

Depois de uma atenta leitura do primeiro capítulo, você já possui noções básicas da mecânica respiratória normal, necessárias para o bom entendimento das alterações da mecânica respiratória que, normalmente, estão associadas à doenças de pacientes que necessitam de ventilação mecânica.

Pacientes com doenças respiratórias crônicas, frequentemente, necessitam de ventilação mecânica, particularmente os pacientes com doença pulmonar obstrutiva crônica (DPOC). Por isso, a mecânica respiratória desses doentes foi estudada por muitos investigadores[1]. No entanto, outros grupos de pacientes com alterações potenciais na mecânica respiratória possuem poucos estudos, o obeso é um exemplo, tipo de paciente cada vez mais presente nas Unidades de Terapia Intensiva sob ventilação mecânica.

O presente capítulo tem o objetivo proporcionar ao leitor conhecimentos dos aspectos particulares da mecânica respiratória de grupos específicos de pacientes para facilitar o entendimento da abordagem em sua ventilação mecânica.

Hiperinsuflação pulmonar e seus efeitos indesejáveis

No paciente saudável o volume ao final da expiração normal (VRF – volume residual funcional) representa o volume de relaxamento (Vr) do sistema respiratório (volume pulmonar determinado pelo equilíbrio estático entre as forças de recolhimento elástico e de expansão da parede torácica).

A hiperinsuflação pulmonar que é a incapacidade do volume pulmonar retornar ao valor do volume residual funcional após expiração normal, pode ocorrer devido ao aumento do volume de relaxamento pela diminuição das forças de recolhimento elástico do pulmão (enfisema) ou a hiperinsuflação pulmonar pode ser chamada, dinâmica, (HD) causada sempre que há "obstáculos" ao fluxo expiratório (aumento da resistência das vias aéreas) ou, que o tempo expiratório seja insuficiente para o esvaziamento do pulmão até o volume de relaxamento antes da próxima inspiração.

A limitação ao fluxo expiratório corrente, no DPOC, com a consequente hiperinsuflação dinâmica, pode estar presente até mesmo ao repouso possuindo papel central na dispneia, intolerância ao exercício e insuficiência respiratória.

Como consequência desse aumento de volume da caixa torácica e rebaixamento do diafragma há a diminuição tensão-comprimento da fibra muscular e diminuição da capacidade de gerar força. Lembre-se que o produto Pmed x Ti / Pmáx x Ttot (índice de pressão tempo) maior que 0,15 identifica um paciente com grande esforço inspiratório com níveis propícios para fadiga muscular. Quando uma pessoa respira, rapidamente, os ciclos respiratórios são mais curtos, e para manter a ventilação alveolar aumenta as pressões diafragmáticas.

Com um aumento da demanda para a respiração (obstrução das vias aéreas, diminuição da complacência do sistema respiratório, aumento do *drive* respiratório), diminuição das condições ótimas para funcionamento da musculatura (oferta de oxigênio, nutrição), alterações metabólicas (distúrbios eletrolíticos, acidobásicos), processos patológicos e/ou inflamatórios na musculatura ou associação dessas situações pode ocorrer a "falência" muscular com a necessidade de ventilação mecânica.

Esse volume represado "cria uma pressão interna" que costuma ser chamada de auto-PEEP, ou PEEP intrínseco. (veja item abaixo)

Caso o paciente esteja em modos ventilatórios nos quais ele inicia o ciclo, assistidos, ou espontâneos, seu esforço deverá "vencer essa pressão interna" até atingir a sensibilidade do ventilador podendo ser necessário grande esforço inspiratório, e eventualmente, até mesmo não atingirá a pressão necessária para "sensibilizar" o aparelho e iniciar o ciclo.

Outra consequência é a hemodinâmica, o aumento da pressão intrapulmonar causa diminuição da pós-carga e diminuição do retorno venoso e da pré-carga podendo haver na dependência de outros fatores (estado funcional, nível de pressões intratorácicas geradas, níveis da pré-carga, pressões transmurais) alterações graves no débito cardíaco.

Limitação ao fluxo expiratório

A limitação ao fluxo expiratório (LFE) é um termo utilizado para descrever a condição na qual o fluxo expiratório não pode ser aumentado, a despeito de aumentos progressivos na pressão transpulmonar e alveolar. Os principais mecanismos que promovem essa condição é a redução do fluxo expiratório máximo e o aumento da demanda ventilatória[2,3].

A avaliação da limitação do fluxo expiratório é feito construindo curvas Volume X tempo e fluxo X volume através da espirometria.

A relação do volume expiratório forçado no primeiro segundo (VEF$_1$) em relação à capacidade vital forçada (CVF) se reduz nos pacientes com doenças obstrutivas e a magnitude da obstrução se relaciona com o grau de redução do VEF$_1$.

Veja as figuras a seguir de uma expiração em paciente saudável, e outro com obstrução das vias aéreas.

Comparação entre a curva **fluxo X volume, e volume X tempo** em um paciente normal e outro com obstrução da via aérea.

Observe na Figura 2.1, que o fluxo expiratório máximo é atingido rapidamente. A partir do seu pico, o esforço expiratório feito pelo paciente não vai reproduzir aumentos no fluxo, por isso, a segunda parte da curva é chamada de esforço independente. Observe à representação das forças nas pequenas vias aéreas indicando à tendência a compressão das vias aéreas proximais aos alvéolos no paciente normal.

Observe na Figura 2.2 que pacientes com obstrução das vias aéreas, como é o caso de pacientes DPOC, possuem diminuição importante do fluxo expiratório máximo (linha tracejada).

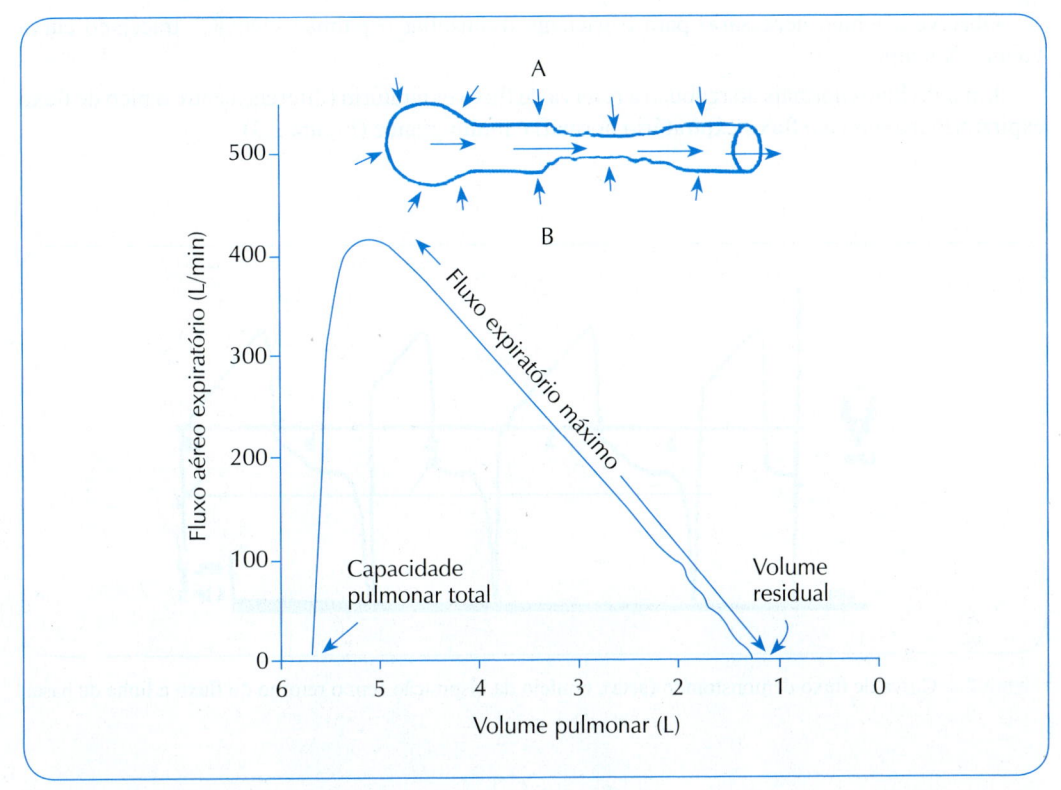

Figura 2.1: Relação entre fluxo aéreo expiratório e volume pulmonar.

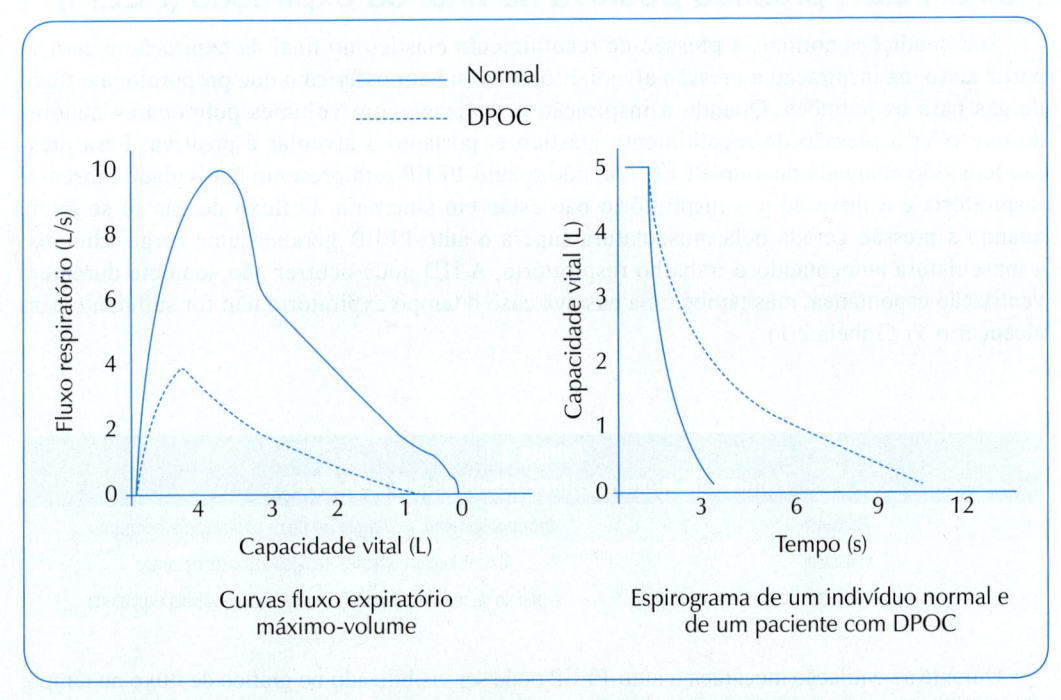

Curvas fluxo expiratório máximo-volume

Espirograma de um indivíduo normal e de um paciente com DPOC

Figura 2.2: Comparação entre a curva convencional (volume-tempo) e a curva fluxo-volume de um indivíduo normal e de um paciente com obstrução ao fluxo aéreo.

Observe o tempo necessário para o paciente desinsuflar o pulmão "DPOC" tracejado curva volume X tempo.

Em indivíduos normais ao repouso a reserva de fluxo expiratório (diferença entre o pico de fluxo expiratório máximo e o fluxo expiratório normal) é muito grande (Figura 2.3).

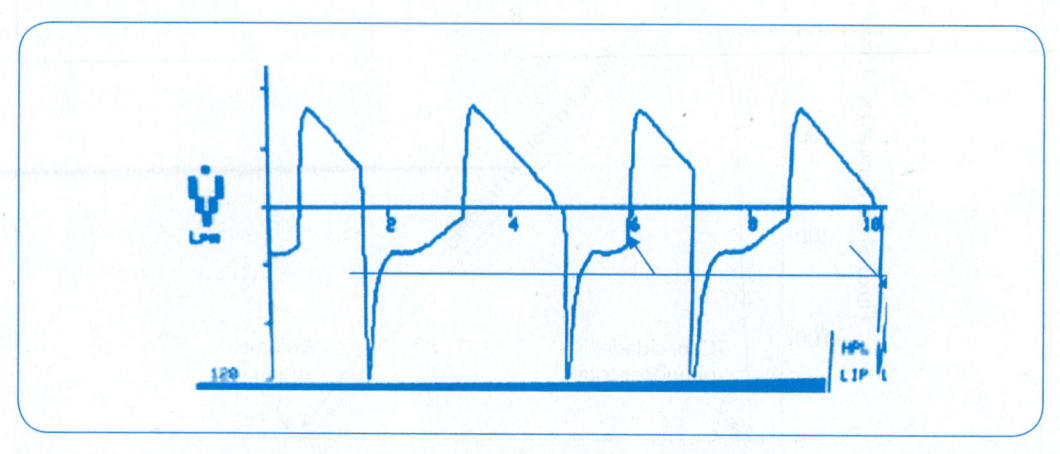

Figura 2.3: Curva de fluxo demonstrando (seta), o início da inspiração sem o retorno do fluxo a linha de base.

AUTO-PEEP, pressão positiva no final da expiração (PEEPi)

Sob condições normais a pressão de recolhimento elástico no final da expiração é zero. A partir disso, na inspiração a pressão alveolar torna-se subatmosférica o que proporciona o fluxo de gás para os pulmões. Quando a inspiração é realizada com volumes pulmonares maiores do que o Vr a pressão de recolhimento elástico e, portanto a alveolar é positiva. Essa pressão tem sido chamada de auto-PEEP. Quando o auto-PEEP está presente a atividade muscular inspiratória e o fluxo de gás inspiratório não estão em sincronia. O fluxo de gás só se inicia quando a pressão gerada pela musculatura supera o auto-PEEP, gerando uma carga adicional a musculatura aumentando o trabalho respiratório. A HD pode ocorrer não somente durante a ventilação espontânea, mas também na passiva caso o tempo expiratório não for suficiente para alcançar o Vr (Tabela 2.1).

Tabela 2.1	
Fatores da hiperinsuflação dinâmica e auto-PEEP	
Paciente	*Broncoespasmo, limitação ao fluxo expiratório, secreção*
Ventilador	Altos volumes correntes, tempos expiratórios curtos
Circuito	Aumento da resistência ao tubo endotraqueal, válvula expiratória

Durante a ventilação mecânica o auto-PEEP pode ser visibilizado no gráfico de fluxo no tempo, disponibilizado na maioria dos ventiladores modernos. Com a HD o fluxo não retorna a zero no final da expiração. Observe a Figura 2.4.

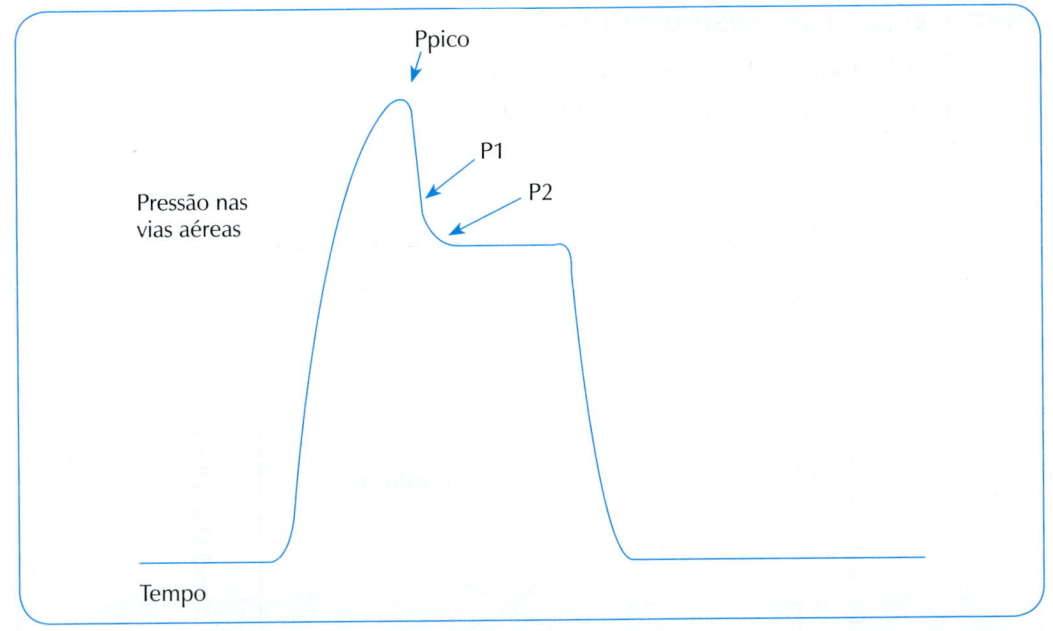

Figura 2.4: Curva de pressão em função do tempo nas vias aéreas. (VCV, fluxo com onda quadrada e constante com interrupção do fluxo, pausa inspiratória).

Ppico = representa todas as forças envolvidas na movimentação do gás nas vias aéreas; P1 = representa a pressão imediatamente após a interrupção do fluxo inspiratório. Como não há fluxo, o componente resistivo é eliminado. Portanto, P1 representa as pressões elásticas, viscoelásticas e as pressões das diferentes constantes de tempo; P2 = representa as pressões elásticas após o equilíbrio do sistema respiratório com a pausa.

Influência do circuito na medida da auto-PEEP

No ventilador quando medimos o AUTO-PEEP passivo, na verdade ele é uma função do volume de gás aprisionado e da complacência total.

$$AUTO-PEEP_{medido\ pelo\ ventilador} = VOL_{aprisionado}/\,C_{total}$$

Porém, nosso interesse é no gás aprisionado no sistema respiratório e não no circuito.

Dessa forma, o ventilador deve fazer a seguinte correção:

$$AUTO-PEEP_{verdadeiro} = C_{sr} + C_{circuito}/C_{sr} \times AUTO\text{-}PEEP_{medida}$$

Resistência do sistema respiratório

Nas doenças obstrutivas como no DPOC há aumento importante das resistências das vias aéreas com as possíveis consequências expostas acima (hiperinsuflação dinâmica, auto-PEEP, limitação do fluxo expiratório).

A resistência do sistema respiratório pode ser dividida em resistência mínima do sistema respiratório, que reflete a resistência das vias aéreas e a resistência adicional que é essencialmente determinada pela desigualdade nas constantes de tempo e propriedades viscoelásticas do sistema. Em ventilação mecânica com pacientes devidamente relaxados ambas as resistências são maiores nos pacientes DPOC[6-8] em relação a grupos controle[4,5].

Para calcular as resistências

Resistência máxima = pressão de pico - P2/fluxo

Resistência mínima = pressão de pico - P1/fluxo

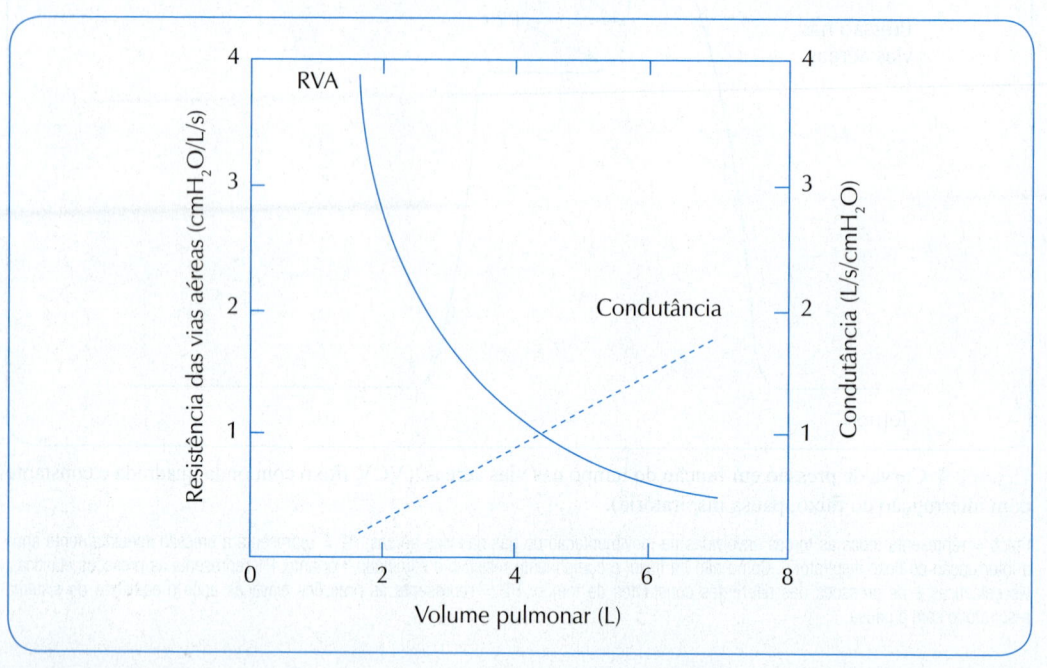

Figura 2.5: Observe que a resistência das vias aéreas (RVA) é maior na expiração quando as vias aéreas são mais estreitas. (Condutância = 1/RVA.)

Resistência das vias aéreas na ventilação mecânica

Para determinar a Rva durante a ventilação mecânica usamos o artifício de manter o fluxo inspiratório constante (onda quadrada), então determinamos a pressão de pico e através de uma pausa a chamada pressão platô.

Rva = Ppic - Pplatô/Fluxo Ins

Não há estudos adequados para determinação de valores de resistência das vias aéreas normais. Com base em alguns estudos consideramos de 0,5 a 2,5 cmH$_2$O/L/s.

Influência das vias artificiais na mecânica respiratória

Antes de iniciarmos os conceitos que devem ser lembrados nos pacientes em ventilação mecânica com doenças respiratórias, ou com implicações na mecânica respiratória, lembremos as implicações das vias artificiais na fisiologia respiratória.

Os tubos traqueais possuem uma resistência maior que as vias aéreas superiores. O tubo traqueal aumenta a resistência da via aérea em aproximadamente 200%. Cada milímetro de redução do diâmetro do tubo aumenta em cerca de 25% a 100% a resistência. Os principais determinantes da resistência do tubo são: seu diâmetro, comprimento, a densidade e a viscosidade do gás.

Assim o profissional envolvido com a ventilação mecânica deve ter em mente que o diâmetro do tubo deve ser o maior possível para reduzir o turbilhonamento do fluxo aéreo (lembre que quando o fluxo não é laminar há aumento da resistência) e por consequência a resistência e o trabalho respiratório do paciente.

Observe na Tabela 2.2, a diminuição da resistência para dado fluxo, em relação a diferentes diâmetros de tubos endotraqueais. Observe que a medida que o diâmetro do tubo aumenta a diminuição da resistência para o mesmo fluxo.

Tabela 2.2
Resistência em $cmH_2O.s.L^{-1}$ à passagem de diferentes fluxos de gases ($L.s^{-1}$) pelas cânulas de comprimento padrão

Cânulas (mm)	Fluxo ($L.s^{-1}$)					
	0,07	0,01	0,2	0,3	0,5	1
7	2,61	2,5	3,43	4,19	5,44	8,58
7,5	1,89	1,86	1,9	3,28	4	6,49
8	1,35	1,8	2,08	2,78	3,29	5,34
8,5	2,4	1,68	1,52	2,08	2,51	4,23
9	1,35	1,18	1,23	1,57	1,90	3,21
9,5	0,90	0,96	0,92	1,53	1,68	2,59

Fonte: Revista Brasileira de Anestesiologia, 2004;54:2:212-217.

Deve ser levado em consideração que o circuito, portanto possui a sua resistência e sua complacência. É preciso então, levar em consideração quando realizado os cálculos de resistência e complacência do sistema respiratório essas variáveis do equipamento[6-8].

CTotal = Csr + Cequ (Ctotal = complacência total; Csr = complacência do sistema respiratório; Cequ = complacência do equipamento).

Requ = Pres,que / Fl (Requ = resistência do equipamento; Pres,equ = pressão resistiva do equipamento, Fl = fluxo).

Referências bibliográficas

1. Papadakos PJ, Lachmann B. Lachmann. Mechanical Ventilation: Clinical Aplications and Pathophysiology. 1Ed. Philadelfia.Saunders Elsevier, 2008.
2. Decramer M, Derom E, Gosselink R: Respiratory muscle mechanics in chronic obstructive pulmonary disease and acute respiratory failure. In Lenfant C (ed): Acute Respiratory Failure in Chronic Obstructive Pulmonary Disease. Bethesda, MD: Marcel Dekker, 1996, pp 47-64.
3. Ferris Jr BG, Pollard, Mead J, Opie LH. Partitioning of respiratory flow resistence in man. J Appl Physiol 19:653,1964.
4. Tuxen DV: Detrimental effects of positive end-expiratory pressure during controlled mechanical ventilation of patients with severe airflow obstruction. Am Rev Respir Dis1989;140:5-9.
5. Ninane V, Rypens F, Yernault JC, De Troyer A: Abdominal muscle use during breathing in patients with chronic airflow obstruction. Am Rev Respir Dis 1992;146:16-21.
6. Maltais F, Reissmann H, Navalesi P, et al: Comparison of static and dynamic measurements of intrinsic PEEP in mechanically ventilated patients. Am J Respir Crit Care Med 1994;150:1318-1324.
7. Tantucci C, Corbeil C, Chassé M, et al: Flow resistance in patients with chronic obstructive pulmonary disease in acute respiratory failure: Effects of flow and volume. Am Rev Respir Dis 1991;144:384-389.
8. Broseghini C, Brandolese R, Poggi G, et al: Respiratory mechanics during the first day of mechanical ventilation in patients with pulmonary edema and chronic airway obstruction. Am Rev Respir Dis 1988;138:355-361.
9. Tobin MJ. Principles and Practices of mechanical ventilation,3rd ed. New York, MacGraw-Hill,2013,pp 72.

Capitulo 3

Monitorização Respiratória Básica – Oximetria de Pulso e Capnometria

◀ Fernando Sabia Tallo

A capnometria e a oximetria são amplamente utilizadas em anestesia geral e nas unidades de terapia intensiva (UTIs). Demonstraram ser fundamentais no monitoramento do paciente sob ventilação mecânica. No estudo de Dull[1] no paciente anestesiado, o seu uso conseguiu impedir 93% dos acidentes considerados evitáveis.

A monitorização da hipoventilação através apenas da oximetria de pulso é adequada apenas quando o paciente respira em ar ambiente[13], neste estudo, verificou-se que a suplementação de O_2, frequentemente, atrapalha a capacidade de se detectar anormalidades respiratórias, uma vez que a queda da saturação arterial de oxigênio (SaO_2) ocorre principalmente nos pacientes que respiravam em ar ambiente e menos nos pacientes que receberam suplementação de O_2 (mesmo com FiO_2 de 0,25 e 0,30).

A SaO_2 foi registrada a cada minuto, por um período superior a 40 minutos na recuperação pós-anestésica. A dessaturação arterial ($SpO_2 < 90\%$) foi mais elevada nos pacientes que respiravam em ar ambiente do que nos pacientes com suplementação de O_2 (9% de 155 vs. 2,3% de 133, p = 0,02) (Figura 3.1).

Oximetria de pulso

As recomendações publicadas (*) exigem que todo paciente, em qualquer nível de sedação, deva ter a sua oxigenação monitorada continuamente pela oximetria de pulso. (*) ex.: Technology Assesment Task Force of the Society Critical Care Medicine[3].

A oximetria de pulso oferece uma monitorização não invasiva contínua da **saturação arterial de oxigênio (SaO_2)** através de sensores posicionados em extremidades como dedos (quirodáctilos ou pododáctilos), orelha, bochecha e eventualmente nariz.

O oxímetro compreende um diodo emissor de luz, que mede a absorção de um comprimento de onda específico, que difere entre a hemoglobina oxigenada e desoxigenada, a luz com o comprimento de onda de 660 nm (vermelha) é seletivamente absorvida pela hemoglobina oxigenada e a luz

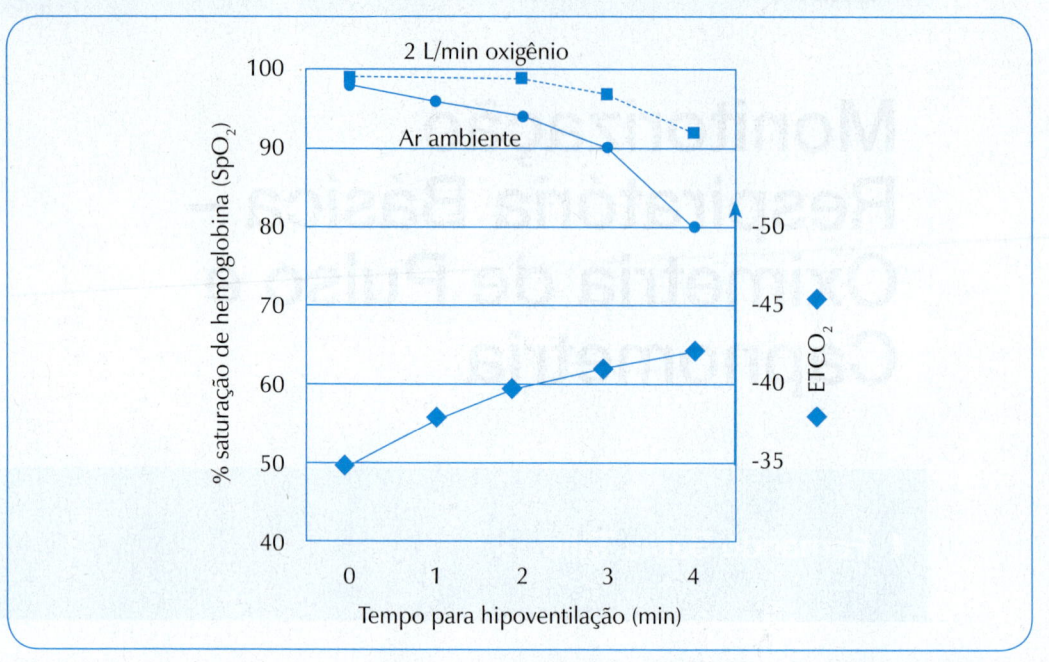

Figura 3.1: Relação entre oxigênio suplementar e detecção de hipoventilação.

Fonte: Modificado de Fu E.S, Downs J.B, Schweiger J.W, Miguel R.V, Smith R.A. Supplemental oxygen impairs detection of hypoventilation by pulse oximetry. Chest. 2004;126:1552-1558.

com comprimento de onda de 940 nm (infravermelho) é absorvida pela hemoglobina desoxigenada, a relação entre as absorções é calculada através de um algoritmo em um processador interno no oxímetro de pulso para dar então a leitura da saturação arterial de oxigênio do paciente.

A leitura depende do fluxo sanguíneo pulsátil uma vez que a leitura é realizada no ponto de maior intensidade da onda luminosa, isso permite ao monitor exibir a frequência cardíaca também.

O oxímetro de pulso mede a porcentagem da saturação da hemoglobina e não a PaO_2, a saturação de 95% reflete uma PaO_2 aproximada de 80 mmHg que é, por definição, o limite inferior normal da oxigenação.

Existe uma relação não linear entre a SpO_2 e a PaO_2, demonstrado na curva de dissociação da oxiemoglobina, SpO_2 = ou > 95% assegura uma PaO_2 de ou maior que 80 mmHg, prevenindo hipoxemia. No ponto da curva onde se tem uma SpO_2 de 90% a curva começa a declinar e em curto espaço da curva verifica-se uma queda acentuada da PaO_2 (Figura 3.2).

A oximetria de pulso sofre a influência de vários artefatos:

• Pacientes agitados ou mal sedados.

• Pacientes mal perfundidos, ou com isquemia periférica acentuada secundária ao uso de vaso-constritores potentes como a norepinefrina no paciente em choque séptico.

• Os pigmentos de esmalte na unha (principalmente nas cores de esmalte que absorvem a luz emitida pelo oxímetro nos comprimentos de onda entre 660 nm e 940 nm alterando a mensuração da SpO_2, ambas as colorações azul e verde aumentam a absorbância (absorbância é capacidade intrínseca dos materiais em absorver radiações em frequência especifica) no comprimento de onda de 660 nm diminuindo a leitura da SpO_2, na coloração preta aumenta a absorbância no comprimento de 660 e 940 nm, esmalte vermelho geralmente não apresenta absorbância no comprimento do oxímetro e pode não afetar a leitura do oxímetro, porém todo

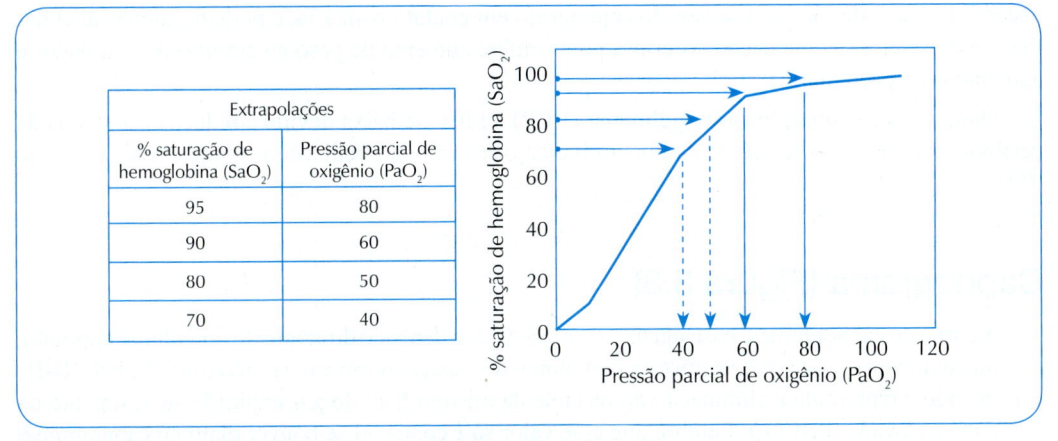

Extrapolações	
% saturação de hemoglobina (SaO_2)	Pressão parcial de oxigênio (PaO_2)
95	80
90	60
80	50
70	40

Figura 3.2: Curva da oxihemoglobina.

esmalte e unha postiça deveram ser removidos antes do uso oxímetro). Obs.: Curiosamente na icterícia o pigmento de bilirrubina afeta a gasometria, mas não afeta a SpO_2.

- Luz ambiente.
- Carboxihemoglobina.
- Efeito penumbra[4] é a captação de um pulso venoso em uma zona onde o pulso arterial é fraco, resultando em uma enganosa baixa SpO_2 (orientamos a checagem e a recolocação do sensor do oxímetro sempre que se verifique uma queda súbita da SpO_2, caso mantido verificar outras causas, vide adiante). No choque **não** séptico o bloqueio do tronco digital com lidocaína a 1% sem vasoconstritor poderá ser suficiente para se obter um bom pulso por um período como demonstrado por Freund[10], não orientamos a prática deste procedimento, mas sim a utilização de outras formas de monitoramento e de avaliação do paciente crítico.

Capnometria

Definição: A capnometria á a medida da pressão parcial de CO_2 na saída da via aérea durante o ciclo ventilatório. A representação gráfica da curva da pressão parcial de CO_2 na mistura gasosa expirada em relação ao tempo é denominada capnografia.

Através do capnógrafo, a medida do CO_2 ao final da expiração ($EtCO_2$) permite a monitorização contínua e não invasiva do gás alveolar, refletindo indiretamente seus níveis circulantes[1], o CO_2 exalado ($EtCO_2$) não é a $PaCO_2$.

Capnógrafo mais comum em UTIs: espectroscopia por infravermelho

Lufft[2] (1943) e Dubois[3] (1953) descreveram o método de absorção de luz infravermelha preferencial no comprimento de onda de comprimento de 4,3 μm pelo CO_2 e assim a maior absorção de luz infravermelha denota uma maior concentração de CO_2 na mistura analisada, sofre interferência de outros gases (O_2 e agentes anestésicos) pressão atmosférica, pressão na via aérea e PEEP, mas é automaticamente corrigida pelos aparelhos, porém necessita de calibrações frequentes, a precisão (0,1 vol %) e rapidez de resposta (0,25 seg) permitem a determinação do CO_2 em todo o ciclo respiratório (Salientamos que a condensação de vapor d'água e secreções interferem na medida do capnógrafo, por este motivo os sensores são aquecidos, há a desumidificação antes da leitura e é necessário o uso de filtros, o sensor do capnógrafo em contato com a face pode ocasionar queimaduras e deve ter a sua indicação criteriosa pois confere aumento de peso ao circuito do ventilador e aumento do espaço morto).

Durante a ressuscitação cardiopulmonar (RCP) a $EtCO_2$ é baixa devido à redução acentuada da perfusão pulmonar e o seu rápido aumento indica o retorno da circulação e adequada liberação do CO_2 alveolar[5-7.]

Capnograma (Figura 3.3)

A curva do capnograma è baseada na expiração CO_2 e depende diretamente do volume expirado, o rápido aumento (F-G) reflete a mistura do volume do espaço morto e o gás alveolar. O platô (G-H) é alcançado e representa a eliminação do restante da mistura final do gás expirado até seu ponto na curva mais elevada ($PetCO_2$). Lembre que esse valor só é confiável se houver platô no capnograma.

A fase H-I representa a fase inspiratória. A fase E-F representa o gás expirado das vias aéreas superiores que não possuem CO_2.

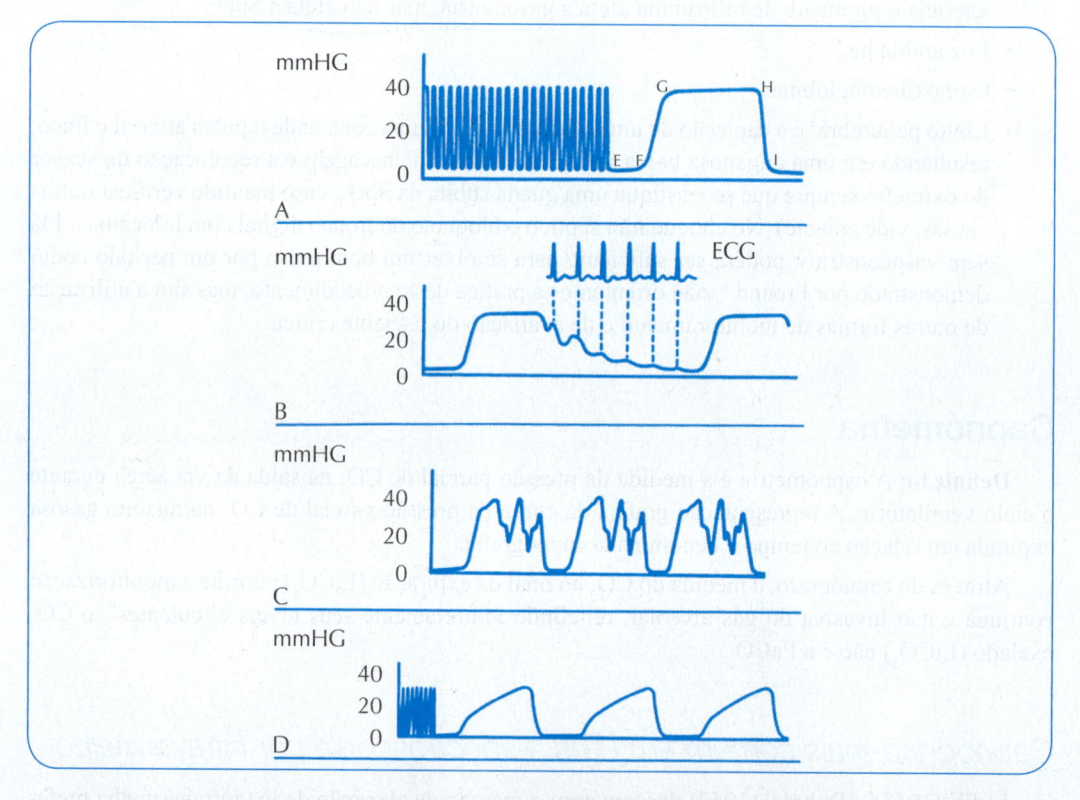

Figura 3.3: Capnogramas normal e anormal: A) Capnograma normal, a direita do traçado, a velocidade do papel foi aumentada. O segmento EF corresponde á inspiração, o segmento FG reflete o início da expiração com a exalação do gás do espaço morto, o segmento GH é o platô alveolar, os valores da expiração final (*end tidal*) no ponto H, HI corresponde ao início da inspiração. Nos capnogramas anormais, em (B) o platô é distorcido e o ponto da expiração final (*end tidal*) não pode ser claramente definido devido a oscilações cardíacas, em C verifica-se respiração errática e em D, diminuição ou ausência da fase de platô pode ser por doença obstrutiva ou excesso de secreções, tubo obstruído, ou mau funcionamento da válvula de exalação.

Fonte: Modificado de Stock MC: Noninvasive carbon dioxide monitoring. Crit Care Clin 4:511, 1988.

O final do platô reflete os últimos 20% do ar exalado no final da expiração Nos indivíduos saudáveis a diferença entre a $EtCO_2$ no final da expiração (*end tidal*) e a $PaCO_2$ é de $\pm$ 1,5 mmHg, devido a presença do espaço morto e do *shunt* fisiológico normal.

Tabela 3.1
Importância clínica da análise da onda capnográfica

Descrição da curva	Hipóteses diagnósticas
Diminuição rápida (1 a 2 minutos) da altura e dos valores do capnograma	Hipotensão arterial súbita Parada cardiorrespiratória Tromboembolismo pulmonar
Diminuição súbita, desaparecimento da onda, não surgimento da onda esperada	Obstrução do circuito respiratório Apneia Intubação esofágica Desconexão do aparelho
Diminuição da magnitude da onda	Intubação seletiva
Ondulações negativas (analisar fase em que ocorre)	Escape de fluxo, vazamento, ruptura do *cuff*, tubo endotraqueal inadequado
Ausência ou diminuição da fase de platô Figura 3.2 D	Secreções Doença obstrutiva (asma, DPOC) Tubo endotraqueal obstruído Mal funcionamento da válvula expiratória
Angulação súbita inferior Figura 3.2 C	Esforço respiratório do paciente "Briga com o respirador" Diminuição da atividade de bloqueio neuromuscular
Curva de platô com aumentos finais do CO_2	Hipoventilação
Distanciamento da fase A-B da linha de base	Reinalação (problema do circuito, válvula expiratória, tempo expiratório insuficiente, um valor de fluxo inadequado, hiperinsuflação dinâmica

Referências bibliográficas

1. Dull et al, Efficacy of Pulse Oximetry and Capnometry in Postoperative Ventilatory Weaning, Survey of Anesthesiology: 1989; 33:1-4.
2. Fu E.S, Downs J.B, Schweiger J.W, Miguel R.V, Smith R.A. Supplemental oxygen impairs detection of hypoventilation by pulse oximetry. Chest. 2004;126:1552-1558.
3. Jastremski M, Jastremski C, friedman V, et al. A model for technology assessment as applied to closed loop infusion systems. Technology Assessment Task Force of the Society of critical care Medicine. Crit Care Med 1995; 23(10): 1745-55.
4. Kelleher JF, Ruff RH: The penumbre effect: vasomotor-dependente pulse oxymeter artifact due to probe malposicion. Anestesiology 7:787-791, 1988.
5. Sanders A B - Capnometry in Emergency Medicine. Ann Emerg Med, 1989:18:1287-90.
6. Krisovic-Horber R - Place de la capnographie dans le monitorage anesthésique. Ann Fr Anesth Réanim, 1989:8:175-81.
7. Dubois AB, Fowler RC, Soffer A, Fenn WO - Alveolar CO_2 measured by expiration into the rapid infrared gas analyzer. J Appl Physiol,
8. Grmec S. Comparison of three different methods to confirm tracheal tube placement in emergency intubation. Intensive Care Med 28:701, 2002.
9. Falk JL, Rackow EC, Weil MH. End tidal carbon dioxide concentration during cardiopulmonary resuscitation. N Engl J Med 318:607, 1988.
10. Steedman DJ, Robertson CE. Measurement of end-tidal carbon dioxide concentration during cardiopulmonary resuscitation. Arch Emerg Med 7:129, 1990.
11. Garnett AR, Ornato JP, Gonzalez ER, et al. End-tidal carbon dioxide monitoring during cardiopulmonary resuscitation. JAMA 257:512, 1987.
12. Peter R. Freund: A prospective study of intraoperative pulse oximetry failure, Journal of Clinical Monitoring and Computing Volume 7, Number 3, 253-258.
13. Keats A.S. The effects of drugs on respiration in man. Ann Rev Pharmacol Toxicol. 1985;25:41-65.

14. Becker D.E. The respiratory effects of drugs used for conscious sedation and general anesthesia. JADA. 1989;119:153-156.
15. Fu E.S, Downs J.B, Schweiger J.W, et al: Supplemental oxygen impairs detection of hypoventilation by pulse oximetry. Chest. 2004;126:1552-1558.
16. Kellum JA. Determinants of plasma acid-base balance. Crit Care Clin. 2005;21(2):329-46.
17. Laffey JG, Engelberts D, Kavanagh BP. Buffering hypercapnic acidosis worsens acute lung injury. Am J Respir Crit Care Med. 2000;161(1):141-6.
18. Cardenas VJ, Zwischenberger JB, Tao W, et al. Correction of blood pH attenuates changes in hemodynamics and organ blood flow during permissive hypercapnia. Crit Care Med. 1996;24(5):827-34.
19. Taylor FH, Roos A. Disturbances in acid-base during anesthesia. J Thorac Surg 1950; 20:289-95.
20. Beecher HK, Murphy AJ. Acidosis during thoracic surgery. J Thorac Surg 1950; 19:50-70.
21. Ellison RG, Ellison LT, Hamilton WF. Analysis of respiratory acidosis during anesthesia. Ann Surg 1955; 141:375-82.
22. Frumin MJ, Epstein RM, Cohen G. Apneic oxygenation in man. Anesthesiology 1959; 20:789-98.
23. Hornbein TF. Respiratory obstruction with oxygenation apnea. Anesthesiology 1963; 24:880-83.
24. Prys-Roberts C, Smith WDA, Nunn JF. Accidental severe hypercapnia during anaesthesia. Br J Anaesth 1967; 39:257-66.
25. Goldstein B, Shannon DC, Todres ID. Supercarbia in children: clinical course and outcome. Crit Care Med 1990; 18:166-68.
26. Nik Hisamuddin NA, Rashidi A, Chew KS, et al. Correlations between capnographic waveforms and peak flow meter measurement in emergency department management of asthma. Int J Emerg Med. 2009 Feb 24;2(2):83-9.
27. Human Behavior: Anxiety, Human Behavior: Panic Attacks, stress.
28. Bernard Landis and Patricia M. Romano Human Behavior: Anxiety, Human Behavior: Panic Attacks, stress Volume 23, Number 2, 75-91.

Capitulo 4

Desequilíbrio Acidobásico nos Distúrbios Respiratórios

◖ Renato Delascio Lopes

Distúrbios primários respiratórios

Os distúrbios primários respiratórios são aqueles relacionados a alterações na pressão parcial de gás carbônico $PaCO_2$ e, que se não corrigidos levarão a alterações de Ph.

Acidose respiratória

As acidoses respiratórias resultam da hipoventilação pulmonar, com a retenção de gás carbônico (CO_2). Quando isso ocorre há uma reação com a H_2O, formando H_2CO_3, e posteriormente, com sua dissociação a formação do ácido (H+).

Na verdade, há uma incapacidade de eliminar o CO_2, por um desequilíbrio entre o volume minuto (frequência respiratória x volume corrente) e a produção do CO_2.

Equação da acidose respiratória:

$PaCO_2 = K.VCO_2/VA$

K = constante; VCO_2 = produção de dióxido de carbono; VA = ventilação alveolar.

Sendo a ventilação alveolar: VA = VM - VD

VM = ventilação minuto; VD = ventilação do espaço morto.

Na acidose respiratória a diminuição da (VA) pode ser resultado de uma diminuição do volume minuto como na depressão do centro respiratório, disfunção neuromuscular, obstrução das vias aéreas, aumentos do VD como na doença pulmonar obstrutiva crônica, tromboembolismo pulmonar e na maioria das formas agudas de insuficiência respiratória. Pode haver aumento na produção de CO_2 (alimentação parenteral rica em carboidratos, aumento do metabolismo, sepse, crise tireotóxica, hipertermia maligna, estados febris) (Tabela 4.1).

Tabela 4.1 Causas de acidose respiratória	
Central	Fármacos (drogas anestésicas) Acidente vascular cerebral Infecção
Vias respiratórias	Doenças obstrutivas
Parênquima pulmonar	Enfisema Pneumoconiose Edema pulmonar Pneumonias Síndrome do desconforto respiratório agudo Bronquiolite
Neuromuscular	Poliomielite Cifoescoliose Miastenia gravis Distrofias musculares Lesão medular Paralisia do nervo frênico Síndrome de Guillain Barré
Outras	Obesidade, hipoventilação

Lembre-se da equação de Henderson Hasselbalch:

$Ph = pK + \log base/ácido \leftrightarrow Ph = pk + \log HCO_3/CO_2$

Lembre-se da equação do tampão ácido carbônico:

$CO_2 + H_2O \leftrightarrow H_2CO_3 \leftrightarrow HCO_3^- + H^+$

É fácil entender que aumentos de CO_2 causarão aumentos da "acidez", diminuição do Ph.

Estudos de biologia molecular revelaram grandes quantidades de canais de H+ voltagem-dependentes nas membranas das células alveolares que poderiam estar envolvidos na eliminação de ácidos pelos pulmões. Estes canais seriam ativados durante o período de acidose severa e sobrecarga de CO_2 no epitélio alveolar, como durante o exercício físico, quando a taxa de produção de CO_2 pode superar a capacidade de eliminação. Dessa forma, a deficiência no funcionamento desses canais poderia agravar o quadro de acidose respiratória.

A acidose respiratória primária é definida por uma $PaCO_2 > 45$ mmHg, independentemente do Ph. Esses distúrbios podem ser classificados como agudos (> 24 horas) ou crônicos (< 24 horas). A elevação do CO_2 e a acidose respiratória estimulam o mecanismo de compensação renal com a reabsorção de bicarbonato. A compensação renal tem início em 12 a 24 horas e se completa em torno do quinto dia.

Na acidose respiratória aguda existe uma elevação compensatória imediata de bicarbonato devido a mecanismos de tamponamento celular, que aumenta 1 mEq/L para cada 10 mmHg da $PaCO_2$. Nos distúrbios crônicos, devido a adaptação renal, o bicarbonato aumenta em 4 mEq/L para cada aumento de 10 mmHg de $PaCO_2$. O bicarbonato não costuma ultrapassar 38 mEq/L (Tabela 4.2).

Tabela 4.2 Compensação na acidose respiratória		
Aguda	↑ 1 mEq HCO_3	Para cada ↑10 mmHg $PaCO_2$
Crônica	↑ 4 mEq HCO_3	Para cada ↑10 mmHg $PaCO_2$

A acidose respiratória aguda geralmente é decorrente de uma doença pulmonar grave, que já levou à fadiga a musculatura respiratória. Pode estar associada a obstruções da via aérea como por corpo estranho, edema de glote, secreções e outros.

O grupo das acidoses respiratórias crônicas tem como principal representante o paciente com DPOC avançado com elevações de $PaCO_2$. Estados avançados de doenças restritivas também podem evoluir com acidose respiratória crônica por hipoventilação.

Tratamento

As acidoses respiratórias agudas devem ser prontamente revertidas. Busca-se a reversão das causas de base e uma terapêutica para restaurar a ventilação alveolar, bem como, a garantia de adequada oxigenação.

Essa situação, muitas vezes, implica em iniciar a ventilação mecânica, a não ser que uma causa possa ser rapidamente revertida (reversão do efeito de superdosagem de opioide).

Como na maioria das vezes o uso de bicarbonato nos distúrbios acidobásico não está indicado, seu uso pode ser necessário com a associação de acidose metabólica grave ou em raros casos de hipercapnia aguda. Considera-se, no entanto Ph $\leq$ 7,20, e sobretudo $\leq$ 7,10 associado à diminuição da contratilidade cardíaca, diminuição da resposta vasoconstritora, diminuição da resposta broncodilatadora, vasoconstrição pulmonar, hiperpotassemia, arritmias, alterações do nível de consciência e parada cardíaca necessitando uma ação imediata.

O problema da hipercapnia

Em algumas situações de Ventilação mecânica que você verá nesse livro podemos estar diante da situação hipercapnia aguda.

Elevações de $PaCO_2$ superiores a 80-100 mmHg podem causar repercussões ameaçadoras a vida em diversos órgãos e sistemas e deve ser acompanhada atentamente pela equipe.

Das situações geradas mais graves citamos:

Sistema nervoso central – vasodilatação com aumento de fluxo sanguíneo cerebral, aumento da pressão intracraniana, coma, excitação do centro respiratório.

Sistema cardiovascular – diminuição da contratilidade miocárdica, com possível piora da perfusão miocárdica em coronarianos, vasoconstrição arteriolar pulmonar, aumento da resistência vascular pulmonar com possíveis repercussões em ventrículo direito, arritmias.

Por outro lado, há taquicardia, aumento de volume sistólico e débito cardíaco por excitação do sistema nervoso autônomo.

A função da equipe é manter uma boa perfusão de órgãos e tecidos, evitando hipoxemia, aumentando a oxigenação, na maioria das vezes elevando a fração inspirada de oxigênio e evitando as pressões elevadas na via aérea. Em determinadas situações, o uso de TGI pode ser considerado (insuflação de gás traqueal).

Já, a acidose respiratória crônica, é na maioria dos casos, difícil de ser revertida e, raramente é tratada com ventilação mecânica. Procura-se medidas de reabilitação, fisioterapia e abandono de tabagismo e prevenir fatores de agudização da doença.

Alcalose respiratória

As alcaloses de origem respiratória são decorrentes da diminuição do CO_2 arterial. Portanto, o seu mecanismo é hiperventilação alveolar. Esse mecanismo diminui a $PaCO_2$ e aumenta a relação $HCO_3/PaCO_2$, elevando assim o Ph. A hipocapnia surge quando um estímulo suficientemente forte faz com que o débito de CO_2 dos pulmões ultrapasse a produção metabólica de CO_2 dos tecidos. A alcalose respiratória primária é definida por uma $PaCO_2 < 35$ mmHg independentemente do Ph (Tabela 4.3).

Tabela 4.3 Causas de alcalose respiratória	
Aguda	*Crônica*
Quadros de ansiedade	Alta altitude
Dor	Doença hepática crônica
Acidente vascular cerebral	Trauma, tumores, infecção do SNC
Insuficiência hepática	Intoxicação crônica por salicilatos
Tromboembolismo pulmonar	Gravidez
Edema pulmonar	Anemia grave
Hiperventilação na ventilação mecânica	
Outras: febre, sepse, hipóxia	

Os salicilatos são a causa mais comum de alcalose respiratória induzida por fármacos, atuando por meio de estimulação direta nos quimiorreceptores bulbares do centro respiratórios. Outros fármacos que estimulam a ventilação são teofilina e aminofilina. A gravidez estimula a ventilação através da progesterona no centro da respiração.

A síndrome da hiperventilação, presente em alguns casos de ansiedade, pode apresentar parestesia, dormência perioral, dor ou sensação de desconforto torácico, tontura incapacidade de encher completamente os pulmões e, em alguns casos, até tetania. Muitas dessas manifestações são explicadas pela diminuição do cálcio ionizado na alcalose respiratória.

Tratamento

O único tratamento satisfatório para a alcalose respiratória é a resolução da causa básica do distúrbio. Com Ph $\geq 7,60$ associa-se alterações do nível de consciência, convulsões, hipopotassemia, arritmias, contrações musculares involuntárias (diminui Ca ionizado).

Deve-se, portanto, suspender ou tratar o fator desencadeante sempre que possível. Alguns autores indicam, em determinados casos de hipocapnia grave a ventilação mecânica. Os pacientes com síndrome de hiperventilação se beneficiam com a tranquilização, respiração em saco de papel durante os sintomas, para reinalação de CO_2, e controle do estresse emocional.

A alcalose respiratória pode ser classificada como a aguda (< 24 h) e crônica (> 24 h), estimulando o mecanismo de compensação rena em proporções diferentes.

Em geral, a concentração de HCO_3 cai em 2 mEq/L para cada redução de 10 mmHg da $PaCO_2$ (Tabela 4.4).

Tabela 4.4 Compensação na alcalose respiratória		
Aguda	$HCO_3 \downarrow 2$ mEq/L	Para cada $\downarrow$ 10 mmHg CO_2
Crônica	$HCO_3 \downarrow 5$ mEq/L	Para cada $\downarrow$ 10 mmHg CO_2

Referências bibliográficas

1. Lopes RD. Equilíbrio Ácido-Base e Hidroeletrolítico, 3ª Ed, São Paulo, Atheneu, 2009.
2. Marini JJ, Wheeler AP. Acid-base disorders In: Marini JJ, Wheeler AP. Critical care Medicine the essentials. Baltimore: Willians & Wilkins, 1997. P. 209-40.
3. Du Bose TD Jr. Acidose e Alcalose. In: Braunwald E, Kasper DL, Hauser SL, Longo DL, Jameson JL, Fauci AS. Harrison medicina interna. 17ª ed. Rio de Janeiro: McGraw Hill Interamericana; 2009.
4. Kellum JA. Disorders of acid-base balance. Crit Care Med. 2007; 35(11):2630-6.
5. Évora PRB, Garcia LV. Equilíbrio ácido-base. Medicina (Ribeirão Preto). 2008; 41(3):301-11.
6. Du Bose TD Jr. Acidose e Alcalose. In: Braunwald E, Kasper DL, Hauser SL, Longo DL, Jameson JL, Fauci AS. Harrison medicina interna. 17ª ed. Rio de Janeiro: McGraw Hill Interamericana; 2009.

Capítulo 5

Acesso às Vias Aéreas na Emergência

◀ Fernando Sabia Tallo

Introdução

O problema

Todo médico que trabalha na emergência estará muitas vezes diante da necessidade de acesso a via aérea de seus pacientes. Quase sempre em situações que podem dificultar o procedimento: presunção de estômago cheio, instabilidade hemodinâmica, vítima de trauma de face e outras situações de urgência e emergência.

A via aérea difícil é definida como uma situação clínica, na qual um anestesiologista treinado tem dificuldade na ventilação com mascara facial com a intubação orotraqueal, ou ambos[1].

O médico responsável pela assistência respiratória no pronto-socorro deve procurar antecipar dificuldades no procedimento. Uma avaliação cuidadosa das vias aéreas nos permite estimar o risco de possíveis dificuldades de assistência respiratória na grande maioria dos pacientes. O emergencista deve lembrar que o verdadeiro risco nem sempre está associada a dificuldade de intubação orotraqueal, muitas vezes, haverá dificuldade, inclusive, para ventilação dos pacientes o que trará ameaça direta a vida. Portanto, faz parte do procedimento do acesso a via aérea uma avaliação prévia do paciente.

O emergencista deve perguntar-se antes de acessar a via aérea de um paciente:

- Vou conseguir ventilar esse paciente com o sistema, bolsa inflável, mascara, válvula unidirecional?
- Caso necessário serei capaz de realizar a intubação orotraqueal do paciente?
- Tenho uma alternativa, dispositivo supraglótico (mascara laríngea, combitubo, outro), para acessar a via aérea se necessário?
- Serei capaz de realizar um acesso cirúrgico a via aérea se necessário?

Mesmo no pronto-socorro, na maioria das vezes, temos tempo de realizar essa avaliação. Alertamos que outra coisa muito importante no pronto-socorro é o registro dessa avaliação. Não é incomum que outro colega realize a assistência respiratória e será necessária a consulta ao prontuário do paciente.

As grandes complicações associadas à assistência respiratória na urgência e emergência são: a intubação esofágica, a impossibilidade de ventilação manual e a dificuldade de intubação endotraqueal[1]. A grande maioria das dificuldades de intubação endotraqueal pode ser antecipada, com uma minuciosa avaliação prévia das vias aéreas[2-4].

Algumas características são comuns aos pacientes que presumivelmente possuem as vias aéreas próprias para o procedimento da IOT sem dificuldades. Serão apresentadas na Tabela 5.1.

Tabela 5.1
História e exame físico para avaliação da via aérea. Características normais
1. História de intubações anteriores sem intercorrências
2. Aparência normal da face sem "irregularidades"
3. Arcada dentária projeção dos incisivos superiores, relação entre incisivos maxilares e mandibulares durante o fechamento durante a protusão da mandíbula
4. Região de cabeça e pescoço (sem características larga e curta), sem hematomas, edemas, tumores, queimaduras, radiações, cicatrizes, espondilites, artrites.
5. Sem história de apneia do sono, em posição supina assintomático
6. Narinas patentes, voz clara e normal
7. Não há obesidade[5]
8. Mallampati/Samsoon classe I (Figura 5.1)
9. Distância tireomentoniana com o pescoço em extensão > 6,5 cm (três dedos)
10. Movimento de extensão da cabeça sobre o pescoço 80° e flexão do pescoço 35° sobre o tórax
11. Protusão voluntária da mandíbula
12. Laringe móvel com a deglutição e deslocável manualmente para as laterais 1,5 cm
13. Habilidade de abertura da boca, pelo menos 4 cm (três dedos)
14. Ausência de alterações mandibulares a. Micrognatia b. Diminuições de mobilidade c. Menos que 9 cm do angulo da mandíbula a sínfise mandibular d. Aumento anterior ou posterior da profundidade da mandíbula
15. Ausência de macroglossia
16. Ausência de anormalidades toracoabdominais: a. Cifoescoliose b. Tórax proeminente aumento das mamas c. Gestante a termo (3 a 10 vezes mais difícil a intubação)[6]
17. Faixa etária > 59 anos, ou < 40 anos, sexo feminino
18. Palato sem alterações (ogiva, estreito, arqueado, etc.) 19. Distância tireomentoniana > 6,5 cm com o pescoço em extensão 20. Distância esterno-mento[7] > 13,5 cm. 21. Distância entre o osso hioide e a sínfise mandibular

Preditores de dificuldade de intubação endotraqueal

O teste Mallampati, o mais conhecido entre os clínicos, possuem um baixo valor preditivo positivo. Um Mallampati grau III tem uma reduzida porcentagem de dificuldade de laringoscopia (4,7% a 21%). Uma recente metanálise[10] envolvendo 55 estudos e 177.088 pacientes avaliou o teste de Malampati, como teste de prognóstico para dificuldade de intubação. A conclusão é que o teste não pode ser utilizado isoladamente, mas como um componente de um modelo multivariado de preditores. Quando uma laringoscopia é reconhecidamente difícil, a conduta seria o acesso à via aérea com técnicas de intubação acordado. Portanto, diversas vezes essas técnicas seriam utilizadas desnecessariamente. Outros testes também possuem um baixo valor preditivo positivo para dificuldade de intubação. Além disso, há uma baixa confiabilidade na realização dos testes, ou seja, a reprodutibilidade é pequena e varia muito de observador para observador. Um estudo envolvendo 10.507 pacientes encontrou 1% de dificuldade de intubação endotraqueal e 0,07% de dificuldade em ventilação pós-induções de anestesias gerais. Utilizando métodos de regressão logística sete critérios foram identificados como fatores independentes preditores de dificuldade de laringoscopia: abertura da boca < 4 cm, distancia tireomentoniana < 6 cm, Mallampati grau III e IV, movimento restrito do pescoço, prognatismo, > 110 kg de peso, história de dificuldade de intubação prévia. Observe a Tabela 5.2.

Outra forma prática de avaliação da via aérea é o chamado risco de Wilson[9] (Tabela 5.3).

Tabela 5.2 Confiabilidade dos preditores de intubação difícil[8]			
Fator de risco	Grau de laringoscopia	Sensibilidade (%)	Especificidade (%)
Abertura da boca < 4 cm	≥ III, IV	26,3 46,7	94,8 93,8
Distancia Tireomentoniana < 6 cm	≥ III, IV	7 16,8	99,2 99,0
Mallampati classe III	≥ III, IV	44,7 59,8	89,0 87,4
Movimento do pescoço < 80°	≥ III, IV	10,4 16,8	98,4 97,9
Prognatismo Inabilidade de movimento da mandíbula	≥ III, IV	16,5 26,2	95,8 95,3
> 110 kg	≥ III, IV	11,1 13,1	94,6 94,3
História prévia de dificuldade de IOT	≥ III, IV	4,5 9,3	99,8 99,7

Tabela 5.3		
Fator de risco	Escore (pontos)	Características
Peso	0 1 2	< 90 kg 90 - 110 kg > 110 kg
Movimento da cabeça e do pescoço	0 1 2	< 90° = 90° > 90°
Movimentos da articulação temporomandibular	0 1 2	Distâncias Interincisivos centrais < 5 cm Interincisivos centrais = 5 cm Interincisivos > 5 cm
Mandíbula	0 1 2	Normal Retrognata moderada Retrognata severa
Incisivos centrais	0 1 2	Normal Protusão moderada Protusão severa

Fonte: Wilson ME, Br J Anaesth 1988.

O **médico da emergência** deve realizar uma anamnese dirigida antes do acesso à via aérea. Geralmente há tempo para rápidas perguntas.

- Já foi entubado antes? Houve algum problema? Você viu que isso representa um alto valor preditivo positivo.
- Alterações na arcada dentária (dentaduras, ausência de dentes, protusão dentária, etc.).
- Doença respiratória (síndrome da apneia do sono, asma, DPOC, etc.).
- "Artrites" (doença da junção temporomandibular, espondilite anquilosante, artrite reumatoide, outras).
- Anormalidades de coagulação.
- História de refluxo gastroesofágico.
- Anormalidades congênitas sindrômicas de cabeça e pescoço.
- Diabetes tipo I: A dificuldade de IOT pode ser até dez vezes mais alta em pacientes com história de diabetes de longa data em relação à população normal[13]. Uma síndrome de mobilidade articular (Figura 5.1) pode acometer até 40% dos pacientes com hiperglicemia crônica por glicosilação de proteínas. Alterações semelhantes poderiam estar presentes na coluna cervical na junção temporomandibular e na laringe.

Uso racional de fármacos na emergência

Muitas vezes o médico emergencista deverá realizar o procedimento com pacientes em estômago potencialmente cheio. O uso de associação de fármacos adequados é essencial para o sucesso do procedimento.

As condições ideais para a realização da técnica de sequência rápida incluem analgesia, hipnose, bloqueio neuromuscular e a resposta autônoma à laringoscopia[10]. O laringoespasmo, broncoespasmo e a instabilidade hemodinâmica devem ser evitados. Na técnica de sequência rápida é desejável que os fármacos tenham rápido início e duração de ação[11]. A combinação de opioides como o alfentanil (30 µg/kg), fentanil (2-10 µg/kg) associado ao propofol (2,5 mg/kg) ou tiopental[12,13] tem permitido boas condições de intubação orotraqueal com bom controle de resposta hemodinâmica. Medicação na pré-indução como lidocaína[14] (1 mg/kg) pode ser usada para melhorar ainda mais as condições de intubação, suprimindo os reflexos da tosse e reduzindo a resposta simpática. A succinilcolina (1 mg/kg) também pode ser associada com a técnica de propofol (2,5 mg/kg) e alfentanil (10 µg/kg) com resultados considerados ainda melhores[15-17]. Um fator que limita, no entanto, o uso de propofol é seu possível efeito hipotensor nos pacientes hipovolêmicos, idosos e com doenças cardiovasculares. O uso de etomidato (0,3 mg/kg) associado a alfentanil (40 µg/kg) é uma alternativa com menores mudanças na pressão arterial com condições similares de intubação ao propofol a não ser pelo prolongamento do tempo para realização da laringoscopia em torno de 90 segundos. Agentes como midazolam[18] não são considerados boa escolha como fármaco hipnótico usado isoladamente para a sequência rápida já que possuem lento início de ação. A cetamina[19] (1,5 mg/kg) pode ser usada como fármaco hipnótico na técnica principalmente para pacientes com instabilidade hemodinâmica sem hipertensão intracraniana. Os maiores avanços na técnica de sequência rápida estão sendo realizados com o uso de remifentanil[20,21] (5 µg/kg), pois o fármaco possui rápido início de ação (pico de ação em 1 minuto), duração ultrarrápida e pouco efeito na duração de ação pela dose utilizada. Confere profunda analgesia sem prolongamento da depressão respiratória e consciência. O uso de remifentanil (3 - 4 µg/kg) associado ao propofol (2,5 mg/kg) sem o uso de bloqueadores neuromusculares conferiu excelentes condições de intubação. Para alguns autores, a sequência rápida sem o uso de bloqueadores neuromusculares (succinilcolina[22], rocurônio) deve ser reservada a pacientes com contraindicações ao bloqueador, levando-se em consideração que condições não ideais para laringoscopia, que podem levar a trauma da via aérea, falha de intubação e dificuldade de ventilação.

A Tabela 5.4 descreve os principais fármacos utilizados na sequência rápida para a IOT.

As doses variam de acordo com a associação de drogas escolhidas e conforme situação clínica: idade, estado hemodinâmico, processos patológicos associados, etc.

Tabela 5.4		
Fármacos utilizados na técnica de sequência rápida para intubação orotraqueal		
Fármacos	*Doses sugeridas*	*Latências*
Propofol	1 - 2,5 mg/kg	45 segundos
Alfentanil	10 - 30 µg/kg	30 segundos
Fentanil	2 - 10 µg/kg	1 a 2 minutos
Remifentanil	3 - 5 µg/kg	30 segundos
Etomidato	0,3 mg/kg	30 a 60 segundos
Cetamina	1,5 mg/kg	1 a 2 minutos
Rocurônio	0,6 - 1 mg/kg	60 a 90 segundos
Succinilcolina	1 mg/kg	1 minuto
Tiopental	5 mg/kg	30 segundos

Planejamento para o acesso à via aérea: algoritmo na UTI ou sala de emergência

Parece recomendável a adoção de um protocolo de ação institucional. Em um estudo que foi disponibilizado a beira do leito material específico de acesso avançada da via aérea e equipamento para checar a intubação uma diminuição nos eventos de PCR de nos primeiros cinco minutos após a IOT de 50%. (2.8 - 1,4%).

As diretrizes e a força tarefa do ASA, para abordagem da via aérea, relacionam-se mais com o ambiente do centro cirúrgico, não sendo específico da sala de emergência. Na sala de emergência não será possível, por exemplo, o adiamento do procedimento na grande maioria das vezes.

Sugestão de um roteiro para o acesso da via aérea na sala de emergência

Dividiremos em período pré-intubação, durante a intubação e pós-intubação orotraqueal (Tabela 5.5).

Tabela 5.5
Aspectos fundamentais do período pré-intubação
Período pré-intubação
Dois médicos emergencistas na sala
Não realize o procedimento sem monitorização com oximetria de pulso, pressão arterial e cardioscopia
Faça uma avaliação clínica da via aérea previamente a IOT
Na ausência de contraindicações 250 - 500 mL de cristaloides
Prepare todo material antes do procedimento (aspirador, tubos, guias, etc.)
Prepare-se para alternativas, caso não consiga o acesso à via aérea (dispositivos alternativos e cirúrgicos preparados, mascara laríngea material de cricotireoidostomia)
Escolha racional dos fármacos segundo avaliação do quadro clínico e farmacocinética e farmacodinâmica das drogas
Avaliar a pré-óxigenação por pelo menos três minutos, caso seja possível, com ventilação não invasiva, caso não haja contraindicação (nível de consciência, estados de choque, etc.)

Intubação orotraqueal

- A forte recomendação para o médico utilizar equipamentos de proteção pessoal para o procedimento.
- Monitorize o paciente (oximetria de pulso, pressão arterial, cardiografia), é desejável a disponibilidade de um capnógrafo.
- Avaliação da via aérea, preparação do equipamento, posicionamento (acima).
- Sugerimos a oferta de oxigênio durante três minutos (100%), compressão da cartilagem cricoide, se indicado, facultativa, e utilização de uma droga indutora, depois uma droga opioide, e finalmente, utilização de bloqueador neuromuscular na ausência de reflexo ocular. O início do procedimento se dará, nessa ocasião, guiado por estimulador de nervos periféricos. Se ausente, após cessar fasciculações (caso usado succinilcolina).
- Escolha da técnica que irá ser utilizada e drogas preparadas e diluídas.
- O médico deve se colocar atrás da cabeça do paciente e segurar o cabo do laringoscópio com a mão esquerda. A mão direita é utilizada para abrir a boca do paciente. O dedo polegar realizando a depressão dos dentes inferiores e o dedo indicador e, ou, médio elevando os superiores. Essa manobra de pressão sobre os dentes estende a articulação atlanto-occipital. ("manobra da tesoura", Figura 5.2). Já nos pacientes com bloqueio neuromuscular, geralmente a mandíbula se desloca para baixo o que permite a introdução do laringoscópio sem utilização dos dedos do médico no paciente (Figura 5.3). Essas manobras expõem a via aérea.
- Introdução da lâmina do laringoscópio dentro da boca com a porção côncava arqueada sobre a língua na linha média para autores que argumentam possíveis lesões de mucosas das tonsilas. Quando a úvula e as tonsilas são visibilizadas, move-se a lâmina para a direita, deslocando a língua para esquerda e avança a ponta da lâmina até a valécula. Então com um movimento para frente e para cima se expõe a glote. (espaço entre as pregas vocais) permanecendo o mento, firme, e em posição.
- O tubo endotraqueal deve ser inserido do lado direito da boca, abaixo e a direita da lâmina do laringoscópio, com sua porção côncava direcionada para cima. Pode ser necessário rodar o tubo 90° para direita ou para esquerda.
- Uma vez visibilizada a passagem do balonete além das pregas vocais avançar uns 3 cm. Eventualmente os dentes podem lesar o balonete na passagem. Caso seja possível um auxiliar pode ajudar abrindo a boca do paciente. Insufla-se o balonete e se verifica se há vazamentos imprimindo uma pressão de 20 cmH$_2$O com bolsa inflável-válvula unidirecional conectada ao tubo e fonte de oxigênio. A insuflação de ar deve ser suficiente para não haver vazamento impondo menores pressões a parede traqueal. Se o vazamento persistir verifique se tamanho do tubo e adequado ao paciente e se não houve danos ao balonete.
- Depois de realizado, o procedimento deve ser confirmado. O método auscultatório deve ser realizado, mas o médico deve lembrar que ele pode ser impreciso para confirmar a IOT[35]. A capnometria (medida dos níveis de CO$_2$ expirados durante o ciclo expiratório), capnografia (são as formas das ondas do CO$_2$ exalado durante o ciclo). É a forma mais confiável de se verificar o correto posicionamento do tubo endotraqueal (Tabela 5.6).
- Apesar da monitorização disponível, se permanecer qualquer dúvida em relação a IOT, não hesite em realizar a extubação, e o novo procedimento, o mais rapidamente possível. Muitos sinais podem sugerir uma intubação esofágica[36]: mínimo movimento da caixa torácica, CO$_2$ não detectado pelo capnógrafo, cianose, aumento da distensão abdominal, ausência de condensação do ar expirado.
- As alternativas nesse momento podem ser o uso de dispositivo auxiliar para a intubação orotraqueal, o *bogie*[37] (Figura 5.3) trata-se de um introdutor que pode ser utilizado como guia,

ou para verificar a intubação pode ser utilizado como via de aspiração e fornecimento de oxigênio. Caso o médico sinta resistência após uns 30 cm de introdução do dispositivo no adulto (Carina) possivelmente o introdutor esta na traqueia. O algoritmo de via aérea difícil a partir desse ponto via aérea não presumivelmente difícil teria a alternativa do uso da máscara laríngea. (vide capítulo específico)

- O tubo deve ser fixado adequadamente com fita altamente adesiva. Prefira a maxila, já que a mandíbula é muito móvel.

Tabela 5.6
O emergencista deve lembrar no período pós-intubação
Período pós-intubação
Confirme imediatamente a intubação orotraqueal após a insuflação do *cuff* (recomendamos o uso do capnógrafo quando possível)
Solicite uma radiografia de tórax para verificação do posicionamento do tubo endotraqueal
Mantenha a vigilância estrita a beira do leito nos próximos (0-15 minutos) período em que é comum a instabilidade hemodinâmica pós-IOT

Máscara Laríngea (ML)[23-25]

Características, utilidade e situação anatômica

Segundo seu idealizador, "O objetivo do seu uso é formar uma conexão direta com as vias aéreas do paciente, permitindo uma maior segurança e comodidade que a máscara facial." Quando a ML é inserida corretamente, sua ponta encosta no esfíncter superior do esôfago, suas bordas aderem nas fossas piriformes e a borda superior fica voltada para a base da língua.

O posicionamento adequado da ML promove um alinhamento entre a glote e a abertura das vias aéreas, formando uma vedação em torno da laringe (Figura 5.2).

Um dos aspectos práticos da ML é que ela fornece uma via aérea muito mais confiável do que a máscara facial e foi concebida, inicialmente, para ser usada em pacientes com respiração espontânea e naqueles cuja ventilação foi controlada. Atualmente, seu uso foi estendido para outras situações de

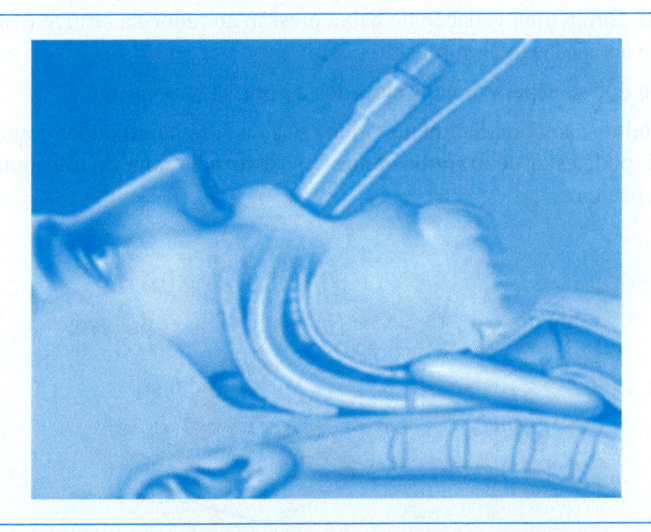

Figura 5.2: Máscara laríngea adequadamente posicionada.

emergência, inclusive durante as manobras de ressuscitação cardiopulmonar, em virtude da rapidez e facilidade em sua inserção.

Dr. Brain alertou que a ML não é um substituto para um tubo endotraqueal, quando este último é claramente indicado; uma vez que não existem evidências inequívocas de que a ML protege o paciente de aspiração do conteúdo gástrico regurgitado e o esfíncter da glote ainda pode fechar apesar da ML posicionada, especialmente se o paciente é anestesiado de maneira inadequada ou a via aérea é acessada por socorristas com pouca ou nenhuma experiência no método.

Indicações

- Alternativa à máscara facial para acessar e manter um controle das vias aéreas durante procedimentos anestésicos de rotina ou de emergência.
- Situação de via aérea difícil conhecida ou inesperada.
- Como um método de estabelecer uma via aérea patente no paciente profundamente inconsciente, com reflexos glossofaríngeo e laríngeo ausentes, que podem precisar de ventilação artificial. Nestes casos, deve ser usada somente na impossibilidade de intubação traqueal.
- Como alternativa à bolsa-valva-máscara e a outros dispositivos avançados de via aérea na ressuscitação cardiopulmonar.
- Não é indicada para ser utilizada como um substituto ao tubo endotraqueal, sendo mais adequada em cirurgias eletivas onde a intubação traqueal não é necessária.

Contraindicações

- Devido ao potencial risco de regurgitação e aspiração, não use a ML como um substituto ao tubo endotraqueal em pacientes eletivos ou com via aérea difícil não emergencial:
  - Que não se encontram em jejum, incluindo pacientes cujo jejum não pode ser confirmado.
  - Com obesidade mórbida; gestação com mais de 14 semanas; lesão aguda, maciça ou múltipla de abdômen ou tórax; distensão gástrica importante; em uso de opiáceos antes do jejum ou diante de qualquer situação que prejudique o esvaziamento gástrico.
- Pacientes com grave diminuição da complacência pulmonar, como na fibrose pulmonar, uma vez que a ML forma uma vedação de baixa pressão ao redor da laringe e pode ocorrer escape de ar durante a ventilação com pressão positiva.
- Pacientes em que se esperam picos elevados de pressão na via aérea.
- Pacientes adultos não completamente orientados ou com baixo poder cognitivo, uma vez que o uso da ML pode estar contraindicado nesses casos pela falta de informações adequadas do histórico do paciente.

Técnica de inserção

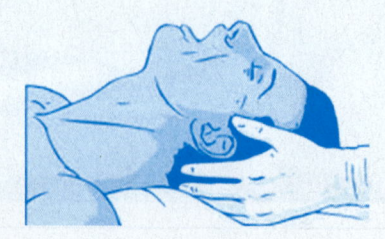

O socorrista deve se posicionar atrás da cabeça do paciente, mantendo-a em posição neutra.

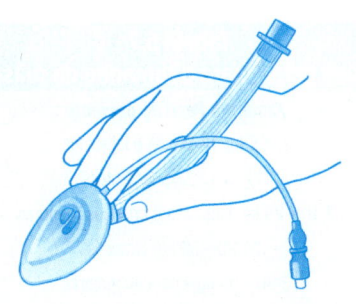

Segurar a máscara como se fosse uma caneta, com o dedo indicador na inserção do manguito no *cuff*.

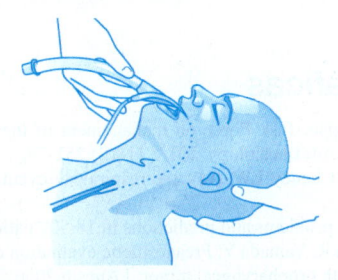

Voltar a abertura da máscara para a frente, ao mesmo tempo que seu dorso desse estar em contato com os dentes incisivos do paciente.

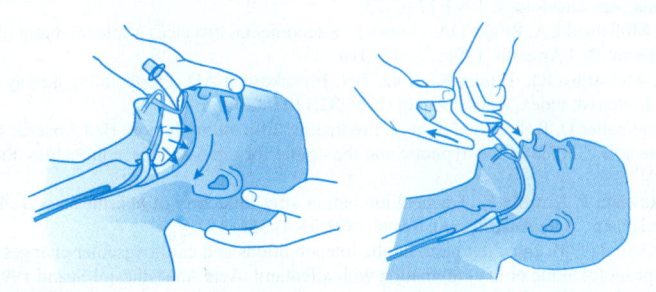

Deve ser introduzida na faringe, guiada pelo dedo indicador e pressionada contra o palato do paciente, até encontrar resistência na hipofaringe.

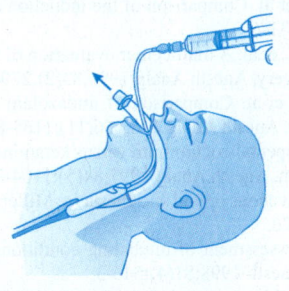

Assim que o balonete é insuflado com o volume indicado na máscara, a mesma é empurrada contra a abertura esofágica, proporcionando uma vedação efetiva e uma via aérea patente para a passagem do ar até o interior da traqueia.

É inserida às cegas, sem necessidade de laringoscopia. Além disso, por não invadir a traqueia, não proporciona o risco fatal de se ventilar apenas o esôfago com a traqueia obstruída (Tabela 5.7).

Tabela 5.7
Recomendações gerais para o tamanho da máscara laríngea
Tamanho Peso do paciente
1 < 5 kg: Neonatos e lactentes
1½ 5 - 10 kg: lactentes
2 10 - 20 kg: lactentes e crianças menores
2½ 20 - 30 kg: crianças
3 30 - 50 kg: crianças maiores
4 50 - 70 kg: adultos menores e mulheres em geral
5 70 - 100 kg: adultos e maioria dos homens
6 > 100 kg: adultos

Referências bibliográficas

1. American Society of Anesthesiologists Task Force on management of the Difficult Airway. Practice guidelines for management of the difficult airway. Anesthesiology. 2013; 118(2):251-70.
2. Caplan RA, Posner KL, Ward RJ, Cheney FW. Adverse respiratory events in anesthesia: a closed claims analysis. Anesthesiology. 1990;72:828-833.
3. Rose DK, Cohen MM. The airway: problems and predictions in 18,500 patients. Can J Anaesth. 1994;41(5):372-383.
4. Aoi Y, Kamiya Y, Shioda M, Furuya R, Yamada Y: Preanesthetic evaluation can play a crucial role in the determination of airway management in a child with oropharyngeal tumor. J Anesth 2006; 20:215-9
5. Juvin P, Lavaut E, Dupont H, Lefevre P, Demetriou M, Dumoulin JL, Desmonts JM: Difficult tracheal intubation is more common in obese than in lean patients. Anesth Analg 2003; 97:595-600.
6. Rocke DA, Murray WB, Rout CC, Gouws E. Relative risk analysis of factors associated with difficult intubation in obstetric anesthesia. Anesthesiology. 1992;77:67-73.
7. Al Ramadhani S, Mohamed LA, Rocke DA, Gouws E. Sternomental distances a sole predictor of difficult laryngoscopy in obstetric anesthesia. Br J Anaesth. 1996;77:312–316.
8. El-Ganzouri AR, McCarthy RJ, Tuman KJ, Tank EN, Invankovich AD. Preoperative airway assessment: predictive value of a multivariate risk index. Anesth Analg. 1996;82:1197-1204.
9. Wilson ME, Spiegelhalter D, Robertson JA, et al. Prediciting difficult intubation. Br J Anaesth 1988;61:211.
10. Lavazais S, Debaene B. Choice of the hypnotic and the opioid for rapid-sequence induction. Eur J Anaesthesiol Suppl 2001;23:66-70.
11. Hovorka J, Honkavaara P, Korttila K. Tracheal intubation after induction of anesthesia with thiopentone or propofol without muscle relaxants. Acta Anaesthesiol Scand 1991;35(4):326-8.
12. Saarnivaara L, Klemola UM. Injection pain, intubation conditions and cardiovascular changes following induction of anaesthesia with propofol alone or in combination with alfentanil. Acta Anaesthesiol Scand 1991;35(1):19-23.
13. Davidson JA, Gillespie JA. Tracheal intubation after induction of anaesthesia with propofol, alfentanil and i.v. lignocaine. Br J Anaesth 1993;70(2):163-6.
14. Harsten A, Gillberg L. Intubating conditions provided by propofol and alfentanil-- acceptable, but not ideal. Acta Anaesthesiol Scand 1997;41(8):985-7.
15. Purcell-Jones G, Yates A, Baker JR, et al. Comparison of the induction characteristics of thiopentone and propofol in children. Br J Anaesth 1987;59(11):1431-6
16. Hogue CW Jr, Bowdle TA, O'Leary C, et al. A multicenter evaluation of total intravenous anesthesia with remifentanil and propofol for elective inpatient surgery. Anesth Analg 1996;83(2):279-85.
17. Bland BA, Lawes EG, Duncan PW, et at. Comparison of midazolam and thiopental for rapid sequence anesthetic induction for elective cesarean section. Anesth Analg 1987;66(11):1165-8.
18. Baraka AS, Sayyid SS, Assaf BA. Thiopental-rocuronium versus ketamine-rocuronium for rapid-sequence intubation in parturients undergoing cesarean section. Anesth Analg 1997;84(5):1104-7.
19. Bailey PL, Egan TD, Stanley TH. Intravenous opioid anesthesia In: Miller RD, (editor). Anesthesia. 5th ed. Philadelphia: Churchill Livingstone; 2000. p. 273-376.
20. Grant S, Noble S, Woods A, et al. Assessment of intubating conditions in adults after induction with propofol and varying doses of remifentanil. Br J Anaesth 1998;81(4):540-3.
21. Stevens JB, Wheatley L. Tracheal intubation in ambulatory surgery patients: using remifentanil and propofol without muscle relaxants. Anesth Analg 1998;86(1):45-9.
22. Almeida MCS. Succinilcolina: 50 anos de soberania. Rev Bras Anestesiol 2002;52(6):513-6.
23. Miller DM. A proposed classification and scoring system for supraglottic sealing airways: a brief review. Anesth Analg. 2004;99:1553–1559.
24. Brain AIJ. The Intravent Laryngeal Mask: Instruction Manual. Tidmarsh: Brain Medical; 1992:1.
25. Brimacombe J. A proposed classification system for extraglottic airway devices. Anesthesiology. 2004;101(2):559.

Capitulo 6

Ventilação Mecânica Não Invasiva na Urgência

◖ Cristina Prata Amendola, Eliana Fazuoli Chubaci, Saint-Clair Bernardes Neto

Introdução

A ventilação mecânica (VM) propicia melhora das trocas gasosas e diminuição do trabalho respiratório em casos de insuficiência respiratória aguda ou crônica. Quando é feita através de uma interface externa, geralmente uma máscara facial, é chamada de ventilação não invasiva (VNI)[1].

A VNI vem sendo cada vez mais utilizada nos departamentos de urgência e emergência, pois deve ser parte do arsenal dos profissionais que cuidam de pacientes com Insuficiência Respiratória Aguda (IRpA)[2]. Seu uso cresceu muito nos últimos cinco anos em razão das fortes evidências científicas sobre seus efeitos positivos em situações de disfunções respiratórias[3].

A ventilação não invasiva com pressão positiva (VNIPP) consiste em método de assistência ventilatória em que uma pressão positiva é aplicada à via aérea do paciente através de máscaras ou outras interfaces sem a utilização da intubação endotraqueal (IE)[4-9].

São usados os termos CPAP e BIPAP como sinônimos, porém são técnicas distintamente diferentes[2,9]. Define-se como CPAP não invasivo, a aplicação de uma pressão maior do que a atmosférica para a via aérea proximal, através de uma máscara facial ou outra interface, proporcionando abertura das vias aéreas, aumento do volume pulmonar e da pressão intratorácica, sem descarga muscular inspiratória. O recrutamento de pulmão hipoventilado é similar ao uso da PEEP em pacientes intubados ventilados mecanicamente[9].

Já a BIPAP fornece suporte respiratório completo, através da aplicação de pressão inspiratória maior que a expiratória[6,7,10]. A ventilação é produzida pela pressão positiva inspiratória na via aérea (IPAP), enquanto que a pressão positiva expiratória na via aérea (EPAP) recruta áreas pulmonares hipoventiladas e oferece PEEP (com efeitos benéficos no início do ciclo respiratório)[9].

Os diagnósticos mais comuns associados com VNI na emergência são edema pulmonar agudo, pneumonia, insuficiência respiratória aguda de origem obscura, exacerbação de doença pulmonar obstrutiva crônica e asma[11,12].

A insuficiência respiratória aguda (IRpA), é uma ocorrência comum nos serviços de urgência e emergência[12]. É definida como a incapacidade de manter adequada troca gasosa e é caracterizada por anormalidades nas tensões dos gases sanguíneos arteriais[9].

A IRpA hipercápnica, é aquela em que o paciente não apresenta evidência de doença respiratória preexistente e a gasometria do sangue arterial irá mostrar uma alta $PaCO_2$, baixo pH, e bicarbonato normal. Na insuficiência respiratória crônica, há evidências de doença respiratória crônica, alta $PaCO_2$, pH normal, bicarbonato alto no sangue arterial. Na Insuficiência respiratória crônica agudizada, há uma deterioração aguda com significativa hipercapnia preexistente, insuficiência respiratória, alta $PaCO_2$, pH baixo, e bicarbonato alto[9].

A VNI tem sido considerada uma alternativa eficaz para a IRpA, especialmente por reduzir a necessidade da intubação endotraqueal (IE) e seus riscos pertinentes, tornando esse procedimento cada vez mais frequente e seguro[7], além de garantir maior conforto, comodidade e redução de custos do tratamento[13].

O impacto do início de um protocolo de VNI, para casos de insuficiência respiratória, por diversas etiologias em serviço de urgência foi analisado e evidenciaram que ela foi responsável por diminuir a necessidade de transferência para UTI[14].

É uma técnica que pode ser usada fora de uma Unidade de Cuidados Intensivos, porém, a implementação prática de VNI nesses locais, deve ser precedida de preparação e motivação das equipes[15].

De acordo com o *guideline* da *Canadian Critical Care Society* (2011), a VNI deve ser a primeira opção de suporte ventilatório para pacientes com exacerbação grave de doença pulmonar obstrutiva crônica (DPOC) ou edema pulmonar cardiogênico (EAP)[7].

Efeitos fisiológicos da VNI

A VNI permite o aumento da ventilação alveolar, diminuindo a $PaCO_2$, melhorando assim a acidose respiratória. Melhora a oxigenação, aumentando a relação PaO_2/FiO_2 e consequentemente, a frequência respiratória e cardíaca. Também, diminui o trabalho respiratório, levando a redução da atividade excessiva do diafragma e melhora da sensação de dispneia[8,16].

Indicações da VNI

Para que a VNI seja indicada, primeiramente o paciente deve apresentar sinais de necessidade de ventilação mecânica, como desconforto respiratório, taquipneia, uso da musculatura acessória e/ou acidose respiratória aguda ($PaCO_2$ menor que 50 mmHg e pH menor que 7,25) além de um diagnóstico em que a evidência mostrou benefício para uso de VNI (Tabela 6.1)[1,2,11,12].

Tabela 6.1
Indicações da VNI em departamento de emergência
Presença de desconforto respiratório, taquipneia e/ou acidose respiratória e um dos diagnósticos abaixo
Exacerbação de doença pulmonar obstrutiva crônica
Edema pulmonar agudo
Asma
SARA
Insuficiência respiratória aguda hipoxêmica
Imunodeprimido
Pneumonia adquirida na comunidade

Posteriormente, deve-se excluir as contraindicações (Tabela 6.2) e em seguida inicia-se a VNI. O sucesso não só depende dos equipamentos, mas também, da seleção adequada de candidatos ao seu uso, da escolha da modalidade e interface a ser aplicada, além de uma equipe bem treinada[6,17,18].

A seleção criteriosa de pacientes aumenta a chance de sucesso da VNI, pois não são todos os pacientes que podem se favorecer desta técnica[17,19].

Tabela 6.2 Contraindicações a VNI
Absolutas (sempre evitar)
Necessidade de intubação de emergência Parada cardíaca ou respiratória
Relativas (analisar caso a caso risco x benefício)
Incapacidade de cooperar, proteger as vias aéreas, ou secreções abundantes Rebaixamento de nível de consciência (exceto acidose hipercápnica em DPOC) Falências orgânicas não respiratórias (encefalopatia, arritmias malignas ou hemorragia digestivas graves com instabilidade hemodinâmica) Cirurgia facial ou neurológica Trauma ou deformidade facial Alto risco de aspiração Obstrução de vias aéreas superiores Anastomose de esôfago recente (evitar pressurização acima de 20 cmH_2O)

Fonte: Referência 1.

A VNI durante o episódio de IRpA, resulta em economia nos custos hospitalares e redução no tempo de internação[6,7,19,20].

As indicações mais discutidas na atualidade são DPOC e EAP[1,2,9].

VNI na exacerbação da doença pulmonar obstrutiva crônica (DPOC)

Vários estudos ajudaram a definir que a VNI deve ser usada como primeira opção de tratamento, nos casos de agudização da doença pulmonar obstrutiva crônica[2,10,19,21-26].

A descompensação da DPOC resulta em quadro de insuficiência respiratória, pois, acarreta em aumento da carga elástica, ocasionada pela hiperinsuflação pulmonar, além do aumento da carga resistiva no sistema respiratório causada pela obstrução das vias aéreas, prejudicando assim, a ventilação alveolar. Consequentemente, ocorre piora da hipoxemia, hipercapnia e acidose[18].

A VNI deve ser utilizada como tratamento de primeira escolha entre os pacientes portadores de DPOC, principalmente para aqueles com exacerbação grave da doença, caracterizada por acidose respiratória (pH < 7,35), e preconizam que deve ser instalada antes da piora da acidose[27].

O uso de VNI aumentou significativamente ao longo do tempo entre os pacientes hospitalizados por exacerbações da DPOC, enquanto a necessidade de entubação e mortalidade intra-hospitalar diminuiu[2,27-30].

Um grande número de ensaios prospectivos controlados e randomizados têm sido publicados em pacientes com agudização da DPOC, pois fazem parte de uma categoria que se beneficia com a técnica de VNI[13,18,19,28,30,31].

Além da diminuição da mortalidade e menor necessidade de intubação, a VNI leva a melhoria rápida na primeira hora do pH, $PaCO_2$ e frequência respiratória (FR), além de diminuir o tempo de internação hospitalar[28,32].

De acordo com o *Guideline* da *Canadian Critical Care Society,* para o uso de VNI, esta deve ser recomendada em adição ao tratamento medicamentoso convencional da exacerbação grave da DPOC[2,7].

O tratamento convencional tem como objetivo assegurar a adequada oxigenação e tratar a causa da exacerbação, geralmente utilizando broncodilatadores, corticosteroides, antibióticos e oxigeno-terapia controlada[27].

A utilização da VNI, associada a tais procedimentos, são mais efetivos e menos dispendiosos que o tratamento convencional realizado apenas com medicamentos[29].

O tratamento com a VNI, quando bem indicado, melhora a $PaCO_2$, o pH e função pulmonar[33], assim, evita a IE, diminui o fracasso do tratamento da DPOC exacerbada, e reduz a mortalidade nestes pacientes[21,28,30].

A *Canadian Critical Care Society* (2011), **não** recomenda o uso de pressão positiva contínua (CPAP) por máscara em pacientes que têm uma exacerbação grave da DPOC, devido à falta de ensaios clínicos randomizados[7].

Após revisão realizada em 2013, ficou constatado que o uso da VNI para pacientes com exacerbação do DPOC é considerado um padrão de atendimento, após evidência estabelecida em duas metanálises[2].

VNI no edema agudo de pulmão (EAP)

O edema agudo do pulmão (EAP) é um problema médico frequente no serviço de urgência e emergência[15]. Vários estudos têm demonstrado a eficácia da VNI no seu tratamento[13,19,34-39].

No EAP, há elevação das pressões pulmonares, como resultado da diminuição do débito cardíaco e/ou aumento da pressão atrial esquerda. Com isso, há extravasamento de líquido em nível interstícial e, posteriormente, alveolar, que leva a piora da dispneia, pelo aumento do trabalho respiratório[40].

A utilização de pressão positiva neste caso promove a redistribuição do líquido alveolar e o recrutamento de alvéolos colapsados, diminuindo a dispneia, normalizando o metabolismo e favorecendo a oxigenação[5,17,35].

A VNI é importante terapia adjuvante ao tratamento do EAP, pois tem como efeitos fisiológicos importantes, a melhora do fornecimento de O_2 e a redução do trabalho respiratório[15,41].

Tanto a CPAP quanto a BiPAP são consideradas modalidades seguras, pois ambas diminuem a necessidade de intubação nos casos de EAP e devem ser associados à terapia medicamentosa convencional[5,17,35,42].

O uso de CPAP pode resultar em importantes melhorias fisiológicas, tais como uma redução na FR e $PaCO_2$, além de melhoria na relação PaO_2/FIO_2.

Um estudo recente sobre os fatores preditores de sucesso da VNI em pacientes com Insuficiência cardíaca, recomenda que a CPAP deve ser a primeira opção de tratamento, incluindo diuréticos, nitroglicerina e dobutamina[42].

Já outro estudo do mesmo ano, recomenda o uso de qualquer tipo de VNI, seja CPAP ou outro tipo de VNI com pressão positiva por máscara, para estes pacientes[7].

De acordo com o estudo de Gray, et al. (2008), que envolveu 26 serviços de emergência e avaliou 1.069 pacientes admitidos por IRpA causada por EAP, não houve relação entre a modalidade da VNI. Concluíram que a VNI produziu resolução mais rápida das anormalidades metabólicas e do desconforto respiratório, mas não teve efeito sobre a mortalidade[35].

Alguns estudos também mostraram benefício na sobrevida e redução na necessidade de intubação com o uso do CPAP[43-45].

Outro recente estudo multicêntrico, mostrou evidências dos mesmos efeitos da BiPAP comparada a CPAP em relação a IE, mas a BiPAP estava associada à melhora mais rápida da insuficiência respiratória em casos de EAP[34].

As Diretrizes Brasileiras de VM de 2013 recomendam usar BIPAP com EPAP 5-10 e IPAP até 15 cmH$_2$O e ou CPAP de 5 a 10 cmH$_2$O nos pacientes com EAP de origem cardiogênica, visando diminuição da necessidade de IE e mortalidade hospitalar[1].

VNI na asma

Apesar da falta de provas suficientes sobre os benefícios da VNI na exacerbação da asma[7], é considerada opção de tratamento, juntamente com terapia medicamentosa.

Um estudo comparou grupo de VNI com BIPAP ao tratamento com oxigenoterapia em pacientes com asma, mostrando que o grupo de VNI apresentou melhora da dispneia e aumento do FEV1[46].

Deve ser utilizada em conjunto com terapia medicamentosa, objetivando melhorar a obstrução ao fluxo aéreo e diminuir o esforço respiratório em pacientes em crise asmática moderada e acentuada[1].

Em estudo com grupos de terapia convencional para asma comparado a um grupo com VNI, concluíram que, em pacientes com asma aguda grave, a adição de VNI ao tratamento convencional, melhora a função pulmonar, alivia a exacerbação mais rapidamente, e reduz a necessidade de hospitalização[47].

Pela taxa de mortalidade na asma ser muito baixa, ainda faltam evidências para que a VNI seja recomendada na asma[2], porém estudos sugerem que na crise, a VNI reduz a sensação de dispneia, do trabalho respiratório e do grau de hiperinsuflação dinâmica (auto-PEEP)[46,47].

Estudo recente demonstrou uma rápida melhora da troca gasosa, da função pulmonar e do broncoespasmo nos pacientes que utilizaram a VNI associada à medicação convencional[46].

O início precoce da VNI, em conjunto com beta agonistas de curta duração e esteroides sistêmicos, é seguro, bem tolerado e efetivo no manejo de crianças com *status* asmático[47].

Outras pesquisas relataram que o uso da VNI já pode ser recomendado e sugerido em departamentos de emergência[6,17].

VNI na síndrome da angústia respiratória aguda (SARA)

A VNI na SARA pode ser opção de tratamento em sua fase mais precoce, especialmente na SARA leve[1,8,36,48]. Foi associada com uma menor frequência respiratória e uma melhor PaO$_2$/FiO$_2$ ao longo do tempo, além de uma proporção significativamente menor de pacientes que necessitaram de intubação[48].

O único fator associado com falha da VNI, entre pacientes com insuficiência respiratória hipoxêmica por SDRA ou por outras causas foi a PaO$_2$/FiO$_2$ de base[49].

A evidência disponível sugere cautela no uso NIV na SARA[2], já que a maior taxa de falha da VNI foi observada em pacientes com SDRA[50].

As Diretrizes Brasileiras de VM de 2013, recomendam observar as metas de sucesso de 0,5 a 2 horas e nos casos de não sucesso evitar retardar a IE[1].

VNI na insuficiência respiratória hipoxêmica

Nos casos de insuficiência respiratória hipoxêmica, os estudos do uso da VNI apresentam resultados conflitantes, afinal a hipoxemia pode apresentar etiologias distintas como pneumonia, síndrome da angústia respiratória aguda (SARA), influenza A/H1N1 etc., as quais são doenças com evoluções clínicas diferentes[51].

VNI em imunodeprimidos

Pacientes imunodeprimidos que desenvolvem insuficiência respiratória, frequentemente necessitam de suporte respiratório. Em tais pacientes a intubação endotraqueal é associada com mortalidade substancial[52].

Pacientes tratados com VNI, tiveram melhor oxigenação e taxas mais baixas de reintubação e mortalidade[53].

Em imunodeprimidos hipoxêmicos, há redução da necessidade de intubação endotraqueal e mortalidade hospitalar para o grupo utilizando VNI[54].

VNI na pneumonia comunitária

Não recomenda-se o uso da ventilação não invasiva em pacientes que têm pneumonia grave e sem história prévia de DPOC, devido à insuficiência de provas[7].

As Diretrizes Brasileiras de VM de 2013, permite a VNI em pneumonia adquirida na comunidade com IRp hipoxêmica, portadores de DPOC, devendo-se observar as metas de sucesso de 0,5 a 2 horas, sempre evitando retardar a intubação[1].

Modalidades da VNI

Dentre as modalidades mais discutidas, encontra-se a CPAP que apresenta como característica a utilização de um único nível de pressão contínua nas vias aéreas. Essa modalidade tem como principais efeitos, o aumento da pressão das vias aéreas, o recrutamento de alvéolos pouco ventilados e o aumento da ventilação minuto, sem aumentar a ventilação alveolar[6,7,10]. Também pode ser aplicado através de geradores de fluxo[1].

Outra modalidade de VNI é a BiPAP (pressão positiva em dois níveis nas vias aéreas) que é diferenciada por apresentar, uma pressão positiva inspiratória conhecida por IPAP (pressão positiva inspiratória nas vias aéreas) e uma Pressão Positiva Expiratória nas Vias Aéreas, a EPAP. Através dessas duas pressões, a BiPAP aumenta proporcionalmente a pressão média das vias aéreas, o suporte inspiratório, a ventilação alveolar e, consequentemente, oferece um descanso para a musculatura respiratória fadigada[9].

Material necessário

Interfaces

A VNI melhora os gases sanguíneos e os índices de esforço respiratório, independentemente do tipo de máscara utilizada[55,56], porém a escolha da interface é um importante determinante do sucesso ou fracasso da VNI, principalmente porque ela será responsável pelo conforto do paciente[4].

Deve-se eleger a máscara ideal para cada paciente, mesmo que a utilização seja a curto prazo para prevenir problemas como vazamento de ar, claustrofobia, eritema cutâneo, danos da pele e irritação dos olhos[57].

Máscaras nasais

A máscara nasal pode ser completa, quando abrange todo o nariz ou as chamadas de *slings* nasais, aplicada externamente às narinas (Figura 6.1).

As vantagens da máscara nasal são interferir menos na fala e alimentação, permitir tosse, menor perigo com vômitos, prevenir claustrofobia, evitar risco de asfixia em caso de mau funcionamento do ventilador, menor propensão a causar distensão gástrica[58]. Além disso, é de fácil manuseio e tem menor espaço morto[1].

Vazamentos através da boca são comuns, e ainda tem como desvantagens, a despressurização oral, irritação nasal, limitação do uso em obstrução nasal e resultar em boca seca e em ventilação menos eficaz[1].

Máscaras oronasais ou faciais

A máscara oronasal deve ser a estratégia de primeira linha no tratamento inicial da IRpA com VNI[9,59], porque esses pacientes geralmente respiram pela boca para contornar a resistência nasal[58,59]. São utilizadas nesses casos, pois permitem um maior volume corrente quando comparada com a máscara nasal, corrigindo mais rapidamente as trocas gasosas e visando melhora rápida dos parâmetros fisiológicos[1,5].

Têm como desvantagens, maior chance de úlcera por pressão nasal ou pontos de apoio, maior claustrofobia, maior risco de aspiração, dificultar a alimentação, atrapalhar a comunicação, risco de asfixia e de broncoaspiração[1] (Figura 6.2).

Talvez a abordagem mais importante para evitar ruptura da pele seja evitar amarrar a máscara muito apertada. Também pode-se utilizar uma máscara com espaçador na testa ou um apoio ajustável, para reduzir a pressão sobre a região do nariz. Pode se aplicar placa no nariz, mas será menos eficiente após ocorrência do descolamento da pele[2].

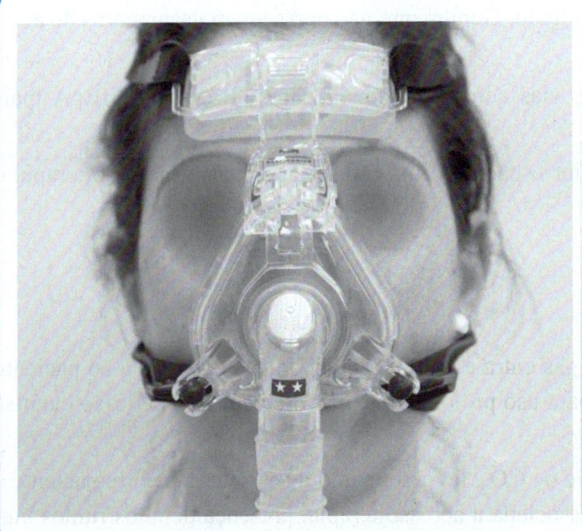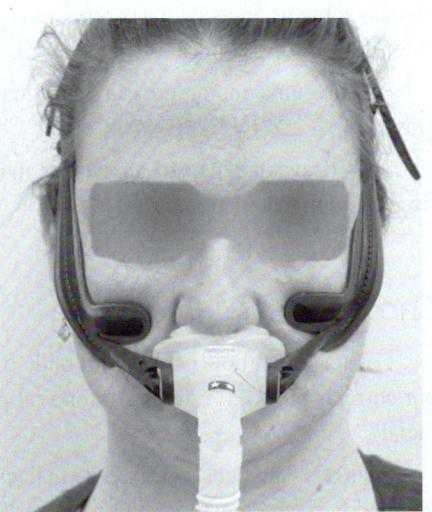

Figura 6.1: Mascara nasal e *sling* nasal.

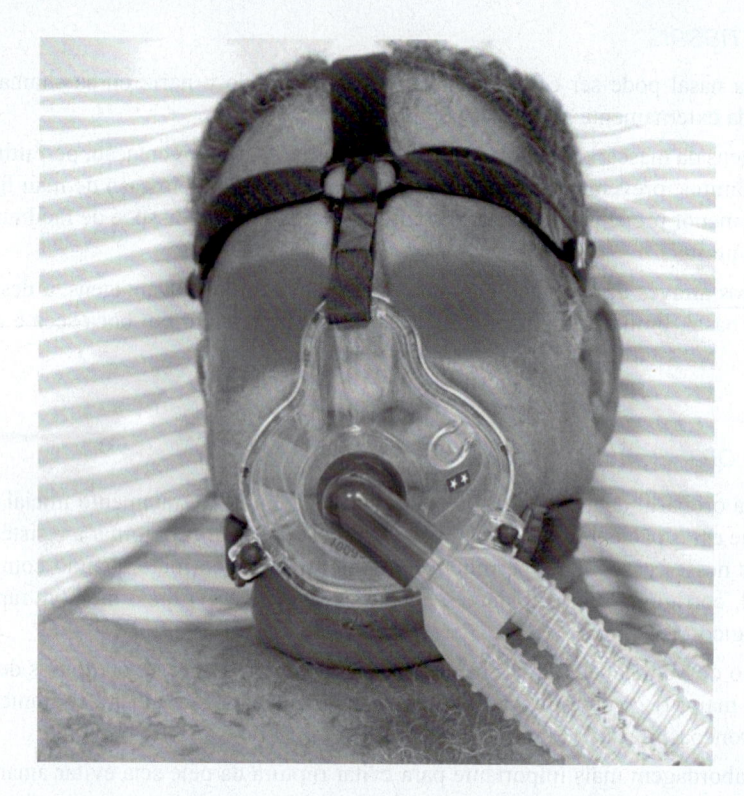

Figura 6.2: Exemplo de máscara facial.

Máscara facial total

Uma máscara facial total cria um selo macio ao redor do perímetro do rosto, por isso não há pressão sobre as áreas do nariz propensas a lesão. Geralmente não apresentam vazamentos de ar ao redor dos olhos e da boca[2].

Permite uma maior pressurização das vias aéreas, sendo indicada em casos de IRpA mais graves[1].

Suas desvantagens são apresentar maior espaço morto, não ser associada a aerossolterapia e risco de aspiração[1] (Figura 6.3).

Capacete

Capacete tem dois pontos, um onde o gás entra e outro de saída de gás, e é fixada ao paciente por correias na axila. É mais confortável para uso prolongado e não oferece risco de lesão cutânea facial[1].

Suas desvantagens são risco de inalação de CO_2, favorecimento de assincronia entre paciente e ventilador, risco de asfixia, não pode ser associada a aerossolterapia, presença de altos ruídos, necessidade de pressões mais altas para compensação do espaço morto e possibilidade de desenvolver lesões cutâneas nas axilas[1] (Figura 6.4).

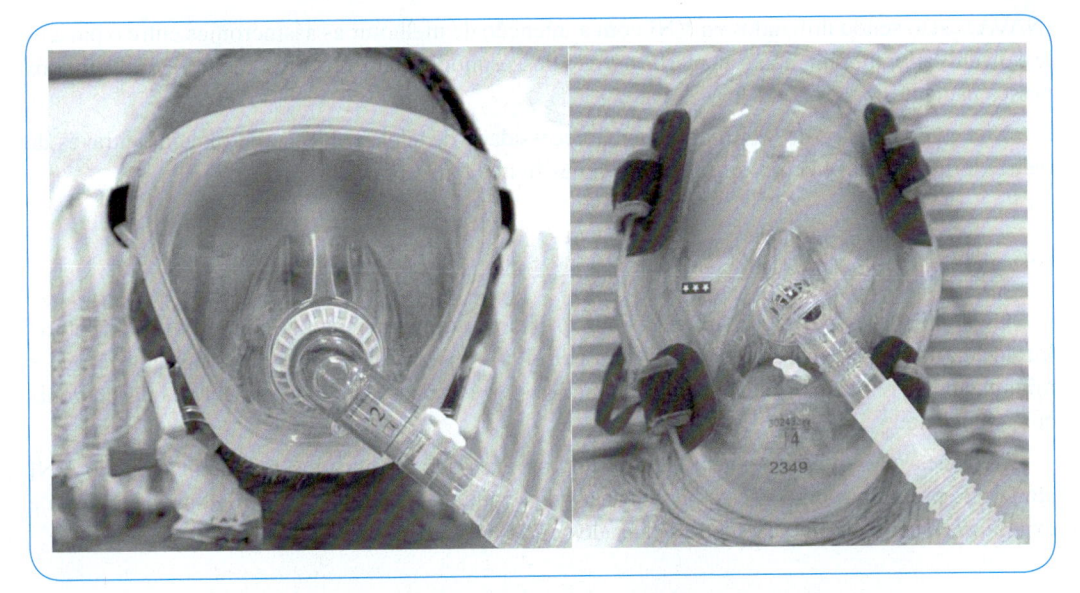

Figura 6.3: Exemplos de máscara facial total.

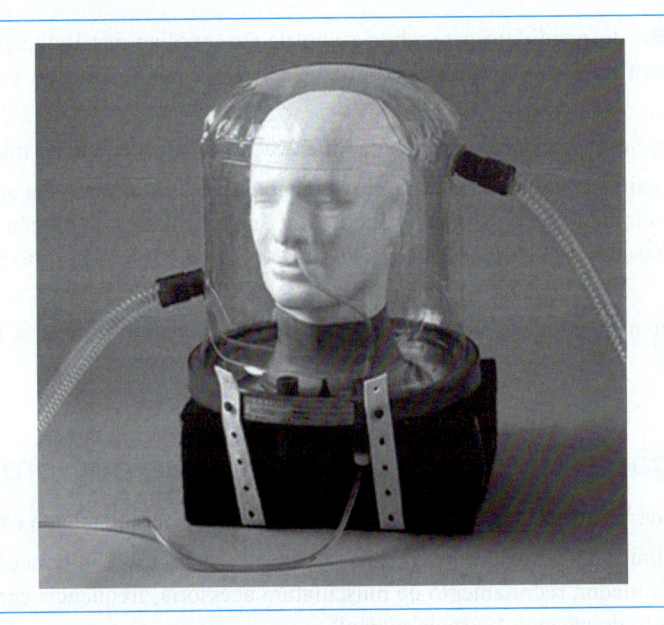

Figura 6.4: Exemplo de capacete.

Fonte: Referência 2.

Equipamentos

Ventiladores

Qualquer ventilador mecânico, que não tenha seu funcionamento prejudicado pela presença de vazamento, pode ser utilizado para a VNI[17].

O Modo PSV ainda é o mais comumente usado para aplicações de VNI em pacientes com IRpA. Modos como Ventilação Proporcional Assistida (PAV) e Ventilação Neural Assistida

(NAVA) estão sendo utilizados na VNI com a intenção de melhorar as assincronias entre o paciente e o ventilador, porém, não está claro se o uso desses modos mais recentes, melhora os resultados nesses pacientes[2].

Nos equipamentos de VNI portáteis, há necessidade de suplementação de oxigênio através de rede externa, que deve ocorrer diretamente no orifício da máscara[2].

Circuitos

Os ventiladores próprios para a VNI apresentam um circuito único, com válvula exalatória localizada na própria máscara. Este orifício permite um vazamento de ar contínuo, eliminando e minimizando a reinalação do CO_2, apresentando assim, compensação do vazamento e boa sincronia com o paciente[1,17].

Gerações mais novas de ventiladores microprocessados avançados permitem o modo VNI através de programas específicos. Nestes casos os circuitos são duplos, têm válvulas inspiratória e expiratória e compensam vazamentos causados pelas interfaces.

Aplicação da VNI

Após a seleção do candidato a receber a ventilação, análise das indicações e contraindicações, deve-se avaliar a melhor interface que se adapte à condição e ao contorno facial do paciente.

O paciente deve estar em decúbito dorsal com elevação da cabeceira a, no mínimo 45°.

Inicialmente, para adaptar-se à mascara previamente selecionada, caso seja aparelho específico para VNI, montar circuito único, com adaptações para suplementação de oxigênio. Caso seja ventilador microprocessado avançado para uso invasivo dotado de módulo próprio para VNI, montar circuito duplo.

Após escolher a modalidade ventilatória e ajustar o ventilador, aplicar a máscara e iniciar monitorização.

Monitorização e cuidados da manutenção pós-procedimento

Com o início da VNI, este paciente deve ser constantemente acompanhado e monitorizado.

A avaliação clínica deve conter: movimentação da caixa torácica, coordenação do esforço respiratório com o ventilador, recrutamento de musculatura acessória, frequência cardíaca, frequência respiratória, conforto do paciente e estado mental[9].

Esta vigilância será fundamental para o sucesso e/ou fracasso da aplicação da VNI[8], já que sinais como acidose respiratória severa, baixo nível de consciência, idade avançada, hipoxemia grave e alta frequência respiratória após a instalação da VNI, são sugestivos de falha[2].

Existe uma grande preocupação em relação ao tempo prolongado de VNI, quando a terapia está falhando. Os pacientes que deterioram ou não melhoram, de 0,5 a 2 horas, devem ser imediatamente entubados pelo risco de perda de proteção da via aérea inferior e parada respiratória[1].

As complicações estão listadas na Tabela 6.3.

Tabela 6.3 Complicações da VNI	
Graves	Ruptura da pele facial Distensão gástrica Regurgitação e aspiração Efeitos hemodinâmicos da pressão positiva intratorácica
Leves	Desconforto relacionado a máscara Assincronia leve devido a vazamentos Desconforto em vias aéreas superiores devido à umidificação inadequada Insuflação gástrica suave

Resumo

A VNI é uma técnica que vem sendo utilizada nas últimas décadas na prática de medicina de emergência para tratar IRpA. É responsável por diminuir a dispneia e o trabalho respiratório, além de melhorar a troca gasosa, tendo como consequência uma necessidade menor de intubação[6,8,16,17]. É indicada quando o paciente apresentar sinais de necessidade de VM e ter um dos diagnósticos que a evidência mostrou benefícios com a VNI (Tabela 6.1). O uso da VNI deve ser monitorado por profissional da saúde treinado, de 0,5 a 2 horas. Para ser considerado sucesso, deve ser observado diminuição da frequência respiratória, aumento do volume corrente, melhora do nível de consciência, diminuição ou cessação de uso de musculatura acessória, aumento da PaO_2 e/ou da SpO_2 e diminuição da $PaCO_2$ sem distensão abdominal significativa. Quando não há sucesso, recomenda-se imediata IOT e ventilação invasiva[1].

Referências bibliográficas

1. Associação de Medicina Intensiva Brasileira. Diretrizes brasileiras de ventilação mecânica 2013. São Paulo, AMIB, 2013.
2. Hess DR. Noninvasive ventilation for acute respiratory failure. Respir Care. 2013 Jun;58(6):950-72. doi: 10.4187/respcare.02319.
3. Vega J, Luque A, Sarmento GJV, Moderno LFO. Tratado de fisioterapia hospitalar: assistência integral ao paciente. 2012; Ed Atheneu, São Paulo.
4. Mehta S, Hill NS. Noninvasive ventilation. Am J Respir Crit Care Med. 2001 Feb;163(2):540-77.
5. Schonhofer B, Kuhlen R, Neumann P, Westhoff M, Berndt C, Sitter H. Clinical practice guideline: non-invasive mechanical ventilation as treatment of acute respiratory failure. Dtsch Arztebl Int. 2008 Jun;105(24):424-33.
6. Crummy F, Naughton MT. Non-invasive positive pressure ventilation for acute respiratory failure: justified or just hot air? Intern Med J. 2007 Feb;37(2):112-8.
7. Keenan SP, Sinuff T, Burns KE, Muscedere J, Kutsogiannis J, Mehta S, et al. Clinical practice guidelines for the use of noninvasive positive-pressure ventilation and noninvasive continuous positive airway pressure in the acute care setting. CMAJ. 2011 Feb 22;183(3):E195-214.
8. Emmerich, JC – Suporte Ventilatório Não Invasivo em: Emmerich, JC – Suporte Ventilatorio Aplicação Pratica. 4ª ed, Rio de Janeiro: Revinter, 2011. p. 9-23.
9. British Thoracic Society Standards of Care Committee. Non-invasive ventilation in acute respiratory failure. Thorax. 2002 Mar;57(3):192-211.
10. Plant PK, Owen JL, Parrott S, Elliott MW. Cost effectiveness of ward based non-invasive ventilation for acute exacerbations of chronic obstructive pulmonary disease: economic analysis of randomised controlled trial. BMJ. 2003 May 3;326(7396):956.
11. Hotchkiss JR, Marini JJ. Noninvasive ventilation: an emerging supportive technique for the emergency department. Ann Emerg Med 1998;32(4):470–479.
12. Schneider AG, Calzavacca P, Mercer I, Hart G, Jones D, Bellomo R. The epidemiology and outcome of medical emergency team call patients treated with non-invasive ventilation. Resuscitation. 2011 Sep;82(9):1218-23.
13. Hess DR. The evidence for noninvasive positive-pressure ventilation in the care of patients in acute respiratory failure: a systematic review of the literature. Respir Care. 2004 Jul;49(7):810-29

14. Tomii K, Seo R, Tachikawa R, Harada Y, Murase K, Kaji R, et al. Impact of noninvasive ventilation (NIV) trial for various types of acute respiratory failure in the emergency department; decreased mortality and use of the ICU. Respir Med. 2009 Jan;103(1):67-73.

15. Carvalho L, Carneiro R, Freire E, Pinheiro P, Aragão I, Martins A. Ventilação Não Invasiva no Edema Audo do Pulmão no Serviço de Urgência. Rev Port Cardiol. 2008;27(2):191-8.

16. Masip J, Roque M, Sanchez B, Fernandez R, Subirana M, Exposito JA: Noninvasive ventilation in acute cardiogenic pulmonary edema: systematic review and meta-analysis. JAMA 2005, 294:3124-3130.

17. Schettino GP, Reis MA, Galas F, Park M, Franca S, Okamoto V. [Mechanical ventilation noninvasive with positive pressure]. J Bras Pneumol. 2007;33 Suppl 2S:S92-105

18. Elliott MW. Non-invasive ventilation for acute respiratory disease. Br Med Bull. 2004;72:83-97.

19. Pladeck T, Hader C, Von Orde A, Rasche K, Wiechmann HW. Non-invasive ventilation: comparison of effectiveness, safety, and management in acute heart failure syndromes and acute exacerbations of chronic obstructive pulmonary disease. J Physiol Pharmacol. 2007 Nov;58 Suppl 5(Pt 2):539-49.

20. Rocha E CE. Benefícios e complicações da ventilação mecânica não Invasiva na exacerbação aguda da doença pulmonar obstrutiva crônica. Revista Brasileira de Terapia Intensiva. 2008;20(2):184-89.

21. Aburto M, Esteban C, Moraza FJ, Aguirre U, Egurrola M, Capelastegui A. COPD exacerbation: mortality prognosis factors in a respiratory care unit. Arch Bronconeumol. 2011 Feb;47(2):79-84.

22. Rocker GM, Sinuff T, Horton R, Hernandez P. Advanced chronic obstructive pulmonary disease: innovative approaches to palliation. J Palliat Med. 2007 Jun;10(3):783-97.

23. O'Donnell DE, Hernandez P, Kaplan A, Aaron S, Bourbeau J, Marciniuk D, et al. Canadian Thoracic Society recommendations for management of chronic obstructive pulmonary disease - 2008 update - highlights for primary care. Can Respir J. 2008 Jan-Feb;15 Suppl A:1A-8A.

24. Haja Mydin H, Murphy S, Antunes G. Acidosis, non-invasive ventilation and mortality in hospitalised COPD exacerbations. Thorax. 2012 Jan;67(1):82; author reply 82-3. doi: 10.1136/thx.2011.160143.

25. Lightowler JV, Elliott MW. Predicting the outcome from NIV for acute exacerbations of COPD. Thorax. 2000 Oct;55(10):815-6.

26. Keenan SP, Sinuff T, Cook DJ, Hill NS. Which patients with acute exacerbation of chronic obstructive pulmonary disease benefit from noninvasive positive-pressure ventilation? A systematic review of the literature. Ann Intern Med. 2003 Jun 3;138(11):861-70.

27. Lightowler JV, Wedzicha JA, Elliott MW, Ram FS. Non-invasive positive pressure ventilation to treat respiratory failure resulting from exacerbations of chronic obstructive pulmonary disease: Cochrane systematic review and meta-analysis. BMJ. 2003 Jan 25;326(7382):185.

28. Ram FS, Lightowler JV, Wedzicha JA. Non-invasive positive pressure ventilation for treatment of respiratory failure due to exacerbations of chronic obstructive pulmonary disease. Cochrane Database Syst Rev 2003;(1):CD004104. Update in: Cochrane Database Syst Rev 2004;(1):CD004104.

29. Ram FS, Lightowler JV, Wedzicha JA. Non-invasive positive pressure ventilation for treatment of respiratory failure due to exacerbations of chronic obstructive pulmonary disease. Cochrane Database Syst Rev. 2003; (1): CD004104.

30. Plant PK, Owen JL, Elliott MW. Early use of non-invasive ventilation for acute exacerbations of chronic obstructive pulmonary disease on general respiratory wards: a multicentre randomised controlled trial. Lancet. 2000 Jun 3;355(9219):1931-5.

31. Ciledag A, Kaya A, Akdogan BB, Kabalak PA, Onen ZP, Sen E, et al. [Early use of noninvasive mechanical ventilation in patients with acute hypercapnic respiratory failure in a respiratory ward: a prospective study]. Arch Bronconeumol. 2010 Oct;46(10):538-42.

32. Celikel T, Sungur m, Ceyhan B, et al. Comparison of noninvasive positive pressure ventilation with standard medical therapy in hypercapnic acute respiratory failure. Chest. 1998; 114: 1636-42.

33. Windisch W, Haenel M, Storre JH, Dreher M. High-intensity non-invasive positive pressure ventilation for stable hypercapnic COPD. Int J Med Sci. 2009;6(2):72-6.

34. Nouira S, Boukef R, Bouida W, Kerkeni W, Beltaief K, Boubaker H, et al. Non-invasive pressure support ventilation and CPAP in cardiogenic pulmonary edema: a multicenter randomized study in the emergency department. Intensive Care Med. 2011 Feb;37(2):249-56.

35. Gray AJ, Goodacre S, Newby DE, Masson MA, Sampson F, Dixon S, et al. A multicentre randomised controlled trial of the use of continuous positive airway pressure and non-invasive positive pressure ventilation in the early treatment of patients presenting to the emergency department with severe acute cardiogenic pulmonary oedema: the 3CPO trial. Health Technol Assess. 2009 Jul;13(33):1-106.

36. Winck JC, Azevedo LF, Costa-Pereira A, Antonelli M, Wyatt JC. Efficacy and safety of non-invasive ventilation in the treatment of acute cardiogenic pulmonary edema--a systematic review and meta-analysis. Crit Care. 2006;10(2):R69.

37. He LR, Kuang JL. [Clinical advances in non-invasive ventilation and cardioagenic acute pulmonary edema]. Zhongguo Wei Zhong Bing Ji Jiu Yi Xue. 2011 Sep;23(9):574-6.

38. Collins SP, Mielniczuk LM, Whittingham HA, Boseley ME, Schramm DR, Storrow AB. The use of noninvasive ventilation in emergency department patients with acute cardiogenic pulmonary edema: a systematic review. Ann Emerg Med. 2006 Sep;48(3):260-9, 9 e1-4.

39. Rocha E CE. Benefícios e complicações da ventilação mecânica não Invasiva na exacerbação aguda da doença pulmonar obstrutiva crônica. Revista Brasileira de Terapia Intensiva. 2008;20(2):184-89.

40. Crespo ASC, A.F. Insuficiencia Respiratória Aguda. In: Carvalho CRR, editor. Ventilação Mecânica Volume I - Básico. São Paulo: Atheneu; 2000. p. 31-55.

41. Salman A, Milbrandt EB, Pinsky MR. The role of noninvasive ventilation in acute cardiogenic pulmonary edema. Crit Care. 2010;14(2):303

42. Shirakabe A, Hata N, Yokoyama S, Shinada T, Kobayashi N, Tomita K, Kitamura M, Nozaki A, Tokuyama H, Asai K, Mizuno K. Predicting the success of noninvasive positive pressure ventilation in emergency room for patients with acute heart failure. J Cardiol. 2011 Jan;57(1):107-14. doi: 10.1016/j.jjcc.2010.10.004.

43. Bersten AD, holt AW, vedig AE, et al. Treatment of severe cardiogenic pulmonary edema with continuous positive airway pressure delivered by face mask. N Engl J Med. 1991; 325: 1825-30.

44. Lin M, yang YF, Chiang HT, et al. Reappraisal of continuous positive airway pressure therapy in acute cardiogenic pulmonary edema. Short-term results and long-term follow-up. Chest. 1995; 107: 1379-86.

45. Rosanen J, Heikkila J, Downs J, et al. Continuous positive airway pressure by face mask in acute cardiogenic pulmonary edema. Am J Cardiol. 1985; 55: 296-300.

46. Soma T, Hino M, Kida K, Kudoh S. a prospective and randomized study for improvement of acute asthma by non-invasive positive pressure ventilation (NPPV). Intern Med. 2008;47(6):493-501.

47. Soroksky A, Stav D, Shpirer I. A pilot prospective, randomized, placebo-controlled trial of bilevel positive airway pressure in acute asthmatic attack. Chest. 2003; 123(4): 1018-1025.

48. Zhan Q, Sun B, Liang L, Yan X, Zhang L, Yang J, et al. Early use of noninvasive positive pressure ventilation for acute lung injury: a multicenter randomized controlled trial. Crit Care Med. 2012; 40(2): 455-60.

49. Agarwal R, Handa A, Aggarwal AN, Gupta D, Behera D. Outcomes of noninvasive ventilation in acute hypoxemic respiratory failure in a respiratory intensive care unit in north India. Respir Care. 2009; 54(12): 1679-87.

50. Antonelli M, Conti G, Moro ML, Esquinas A, Gonzalez-Diaz G, confalonieri m, et al. Predictors of failure of noninvasive positive pressure ventilation in patients with acute hypoxemic respiratory failure: a multicenter study. Intensive Care Med. 2001; 27(11): 1718-28.

51. Ambrosino N, Foglio K, Rubini F, Clini E, Nava S, Vitacca M. Non-invasive mechanical ventilation in acute respiratory failure due to chronic obstructive pulmonary disease: correlates for success. Thorax. 1995 Jul;50(7):755-7.

52. Bello G, De Pascale G, Antonelli M. Noninvasive ventilation for the immunocompromised patient: always appropriate? Curr Opin Crit Care. 2012; 18(1): 54-60.

53. Antonelli M, Conti G, Bufi M, Costa MG, Lappa A, Rocco M, et al. Noninvasive ventilation for treatment of acute respiratory failure in patients undergoing solid organ transplantation: a randomized trial. JAMA. 2000; 283(2): 235-241.

54. Hilbert G, Gruson D, Vargas F, Valentino R, Gbikpi-Benissan G, Dupon M, et al. Noninvasive ventilation in immunosuppressed patients with pulmonary infiltrates, fever, and acute respiratory failure. N Engl J Med. 2001; 344(7): 481-487.

55. Anton A, Tarrega J, Giner J, Guell R, Sanchis J. Acute physiologic effects of nasal and full-face masks during noninvasive positivepressure ventilation in patients with acute exacerbations of chronic obstructive pulmonary disease. Respir Care. 2003; 48(10): 922-925.

56. Fraticelli AT, Lellouche F, L'her E, Taille´ S, Mancebo J, Brochard L. Physiological effects of different interfaces during noninvasive ventilation for acute respiratory failure. Crit Care Med. 2009; 37(3): 939-945.

57. Schönhofer B, Sortor-Leger S. Equipment needs for noninvasive mechanical ventilation. Eur Respir J. 2002 Oct;20(4):1029-36.

58. Nava S, Navalesi P, Gregoretti C. Interfaces and humidification for noninvasive mechanical ventilation. Respir Care. 2009 Jan;54(1):71-84.

59. Girault C, Briel A, Benichou J, Hellot MF, Dachraoui F, Tamion F, et al. Interface strategy during noninvasive positive pressure ventilation for hypercapnic acute respiratory failure. Crit Care Med. 2009; 37(1): 124-131.

60. Basnet S, Mander G, Andoh J, Klaska H, Verhulst S, Koirala J. Safety, efficacy, and tolerability of early initiation of noninvasive positive pressure ventilation in pediatric patients admitted with status asthmaticus: a pilot study. Pediatr Crit Care Med. 2012; 13(4): 393-398.

Capítulo 7

Ventiladores Artificiais

◖ Fernando Sabia Tallo

Introdução

Os ventiladores artificiais são capazes de bombear os gases para dentro dos pulmões, vencendo as forças de oposição ao movimento de forma periódica, permitindo intervalos para a exalação passiva do volume inspirado[2].

O ventilador

De forma simplificada, o ventilador moderno é constituído de uma seção de entrada de gases, misturador ar/oxigênio, reservatório interno da mistura de gases, dispositivo de entrega de fluxo, dispositivos de segurança do ramo inspiratório, sensores de medição das variáveis respiratórias, sistema de expiração, painel de controle, seção de monitorização de dados, seção de alarmes, sistema de controle interno. Além dos sistemas de nebulização, interfaces de saída.

Habitualmente o fornecimento de gases em hospitais é feito por uma rede de gases de pressão nominal de trabalho. Os gases dessa rede deverão ter sistema de manometria de trabalho regulável entre 3,5 e 4,5 kgf.cm-2. (343 KPa -441Kpa).

O oxigênio e o ar comprimido entram no ventilador através de conexões rosqueadas, conforme norma NBR12188/2003 em uma pressão de alimentação que varia em diferentes ventiladores (pressão de trabalho do ventilador).

Os gases, oxigênio e ar comprimido, entram, então, na chamada seção de entrada de gases que tem como principal função reduzir os níveis pressóricos que chegam das fontes de alimentação para a chamada pressão de trabalho do ventilador. Isso é feito através de válvulas chamadas, válvulas reguladoras de pressão. Atenção! Essas válvulas, na verdade, são redutoras de pressão, não "criam pressão, logo pressões de alimentação abaixo da pressão de trabalho do aparelho impedem seu funcionamento adequado.

Depois, cada gás seguirá para o misturador de ar e oxigênio que tem como função primordial regular a porcentagem de oxigênio na mistura de gases. Habitualmente fazem parte de uma única estrutura funcional com dispositivos de entrega de fluxo (fração inspirada de oxigênio 21% - 100%).

Depois pode haver a presença de um reservatório interno da mistura de gases que teria como função a capacidade de geração de altos fluxos e manter níveis precisos de concentrações de oxigênio.

Na sequência, haverá a unidade funcional chamada unidade de entrega de fluxo. Um exemplo é a chamada servo válvula, que é uma estrutura controlada pelo microprocessador, eletromecânica e onde um sensor depressão diferencial mede a queda de pressão entre a entrada e saída da válvula e realimenta o microprocessador com a informação, esse adequa o fluxo de acordo com a programação do operador, em relação à modalidade de ventilação e seus parâmetros específicos configurados.

Os transdutores de pressão, e fluxo, espalhados por várias seções internas do ventilador, transformam os sinais pneumáticos em sinais elétricos. Eles informam a pressão das vias aéreas, volume corrente, etc., o microprocessador compara os dados coletados pelos sensores (transdutores) com aqueles que estão configurados pelo operador e corrige as possíveis diferenças automaticamente. As medidas de volume são obtidas através dos sinais de fluxo. Calculando a integral do fluxo em relação ao tempo.

A "oferta de gases", nos ventiladores modernos é controlada eletronicamente através de válvulas as quais se aplicam correntes elétricas que são reguladas para gerar fluxos proporcionais e finalmente proporcionando ao ramo inspiratório do circuito do paciente, o fluxo pretendido (modelo de válvula de fluxo Figura 7.1).

O ramo expiratório tem como função impedir o escape do ar durante a insuflação e criar pressões positivas na fase expiratória (modelo de válvula de exalação Figura 2.2).

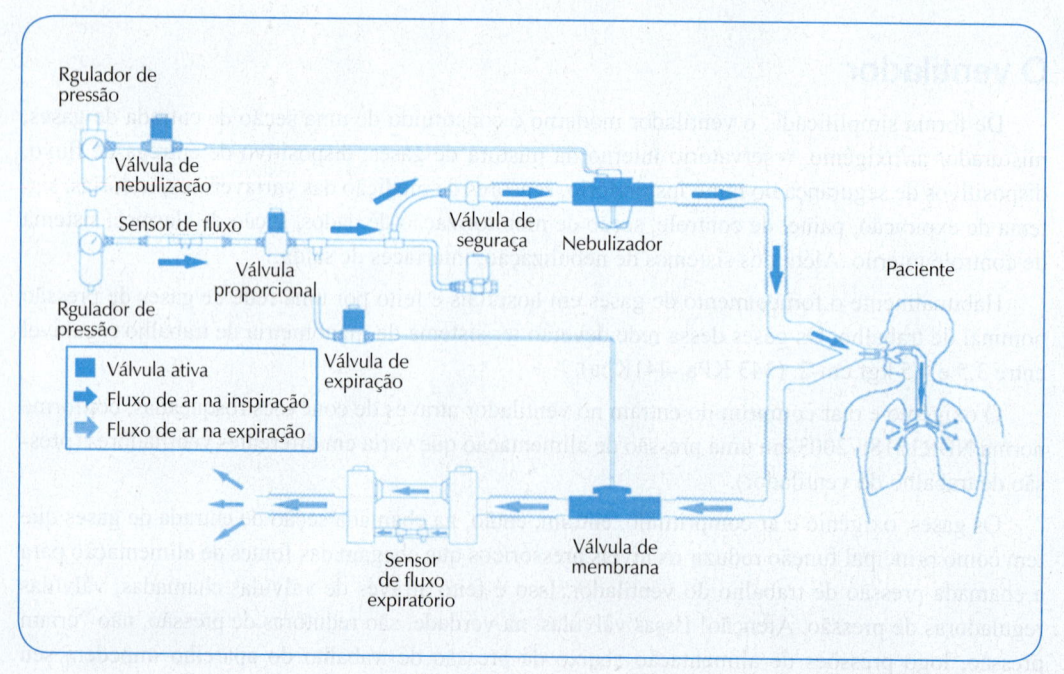

Figura 7.1: O ventilador.

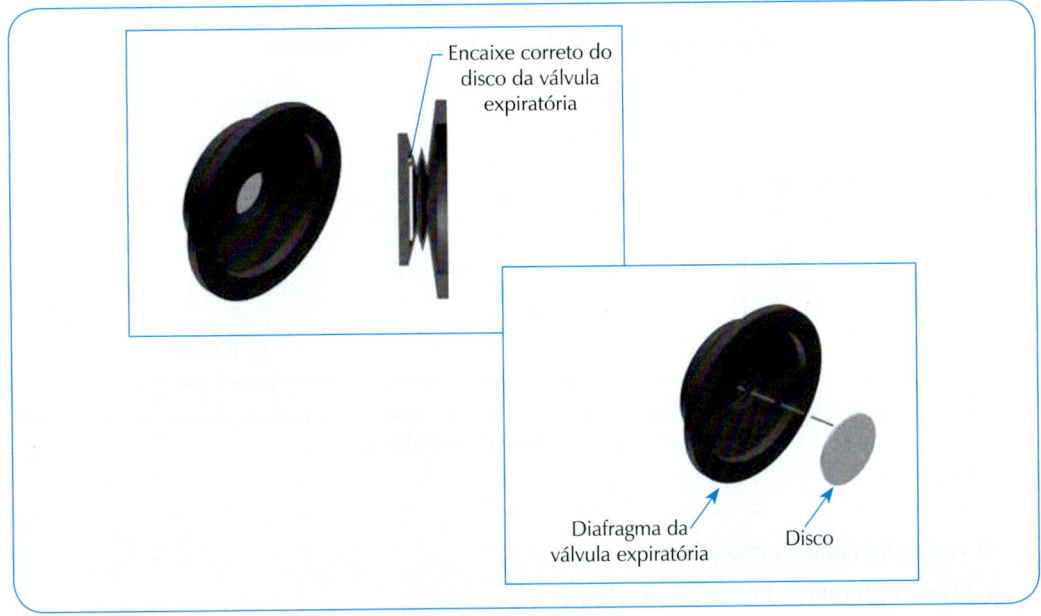

Encaixe correto do disco da válvula expiratória

Diafragma da válvula expiratória

Disco

Figura 7.2

Resumindo

Uma válvula de fluxo é alimentada por ar e/ou oxigênio, e sua saída é ligada ao ramo inspiratório do circuito respiratório do paciente. **O ventilador inicia a fase inspiratória abrindo essa válvula e fechando a de exalação (expansão pulmonar).**

Uma válvula de exalação é conectada a extremidade do ramo expiratório do circuito. **Fecha-se a válvula de fluxo e abre-se a de exalação (esvaziamento pulmonar, força elástica do próprio pulmão a favor do esvaziamento).**

Transdutores de pressão e fluxo são conectados ao sistema, o volume fornecido é medido através da integração do sinal de fluxo pelo microprocessador. "A taxa de fluxo nada mais é que a movimentação de determinado gás, em determinado tempo".

A Partir de possíveis mudanças em tempo real da mecânica respiratória, e informações apresentadas ao microprocessador através de um sistema de "realimentação" (sensores) os parâmetros são "realinhados" conforme configurados no painel de controle.

Classificação dos ventiladores mecânicos[1]

A ventilação mecânica basicamente é feita através do uso de pressão positiva nas vias aéreas, ao contrário do que se utilizava no início do seu uso clínico que era a pressão negativa. Desta forma, pode-se dividir a ventilação a pressão positiva em quatro fases:

- Fase inspiratória;
- Mudança da fase inspiratória para a fase expiratória;
- Fase expiratória;
- Mudança da fase expiratória para a inspiratória.

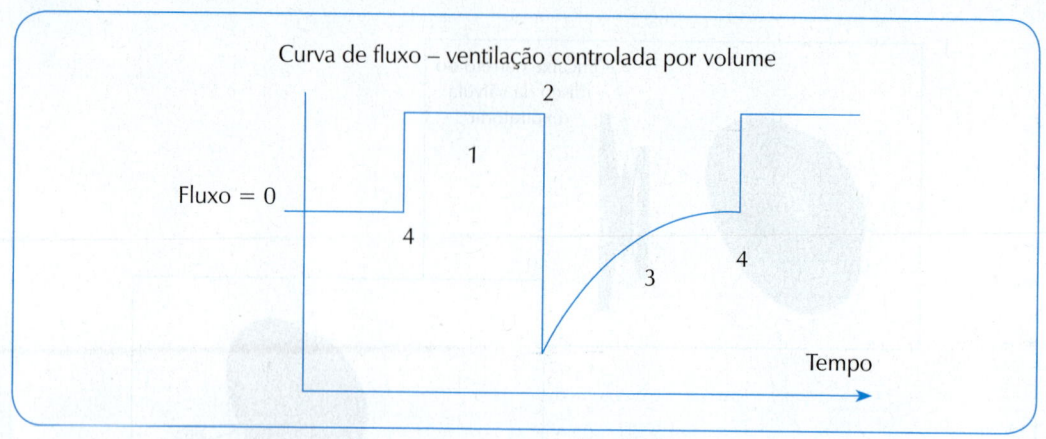

Curva de fluxo – ventilação controlada por volume

Figura 7.3: Fases do ciclo ventilatório.

O ventilador pode ser classificado:

• Quanto à forma de insuflação do gás

Gerador de fluxo constante: vence qualquer obstáculo e é interrompido apenas quando o volume desejado for alcançado, o fluxo não pode ser alterado durante a insuflação.

Gerador de força constante: o fluxo será variável com as condições de complacência e resistência estando vulneráveis as modificações da mecânica respiratória.

Obs.: Atualmente, o fluxo decrescente é obtido através de um sistema eletrônico aplicado diretamente na saída de um gerador de fluxo constante, fechando este último de modo estereotipado, sempre do mesmo modo, ciclo a ciclo. Desse jeito obtém-se eletronicamente um fluxo em desaceleração.

• Quanto à ciclagem (passagem da fase inspiratória para expiratória)

Volume: Transdutores de fluxo acoplados a circuitos eletrônicos monitoram o volume insuflado e interrompem a insuflação ao detectar o volume preestabelecido.

Pressão: um sistema de membrana acoplada a um dispositivo que interrompe a insuflação à medida que aumenta a pressão nas vias aéreas e circuito respiratório.

Tempo: nos aparelhos modernos a contagem de tempo é feita por circuitos eletrônicos que interrompem a insuflação.

Fluxo: através de transdutores de fluxo e circuitos eletrônicos interrompem a insuflação quando a velocidade de enchimento dos pulmões caem abaixo de um valor predeterminado.

• Quanto à forma de desinsuflação do gás

Passiva: não há intervenção do ventilador, ZEEP (*zero end expiratory pressure*)

Modulada: o aparelho permitirá a desinsuflação passiva até certo ponto, a partir do qual deixará um volume residual nos pulmões. PEEP (*positive end expiratory pressure*).

Ativa: aspiração de volume por mecanismo de Venturi. NEEP (*negative end expiratory pressure*).

• Classificação segundo a ciclagem E/I (disparo)

Assistores: dispositivo sensível à pressão, ou fluxo detecta esforço do paciente.

Controladores: mecanismo de tempo para início do ciclo pelo aparelho.

Assisto-controladores: funciona nos dois modelos descritos anteriormente.

Regulando os ventiladores artificiais

Os parâmetros fundamentais são: volume corrente, relação I/E e frequência respiratória.

- Frequência respiratória (Tabela 7.1)

Tabela 7.1	
Frequência respiratória para diferentes idades	
Neonatos (0 a 28 dias)	40 a 60 ciclos por minuto
Lactentes (29 dias a 1 ano)	30 a 40 ciclos por minuto
Crianças (1 a 12 anos)	20 a 30 ciclos por minuto
Adultos (acima de 12 anos)	20 ciclos por minuto

- Relação I/E sugerida:
  - Crianças 1:1;
  - Adultos 1:2;
  - Idosos 1:3.
- Volume corrente (varia com situações clínicas específica):
  - Adulto 10 mL/kg de peso;
  - Crianças 7 mL/kg de peso.

O ideal é encontrar esses parâmetros fundamentais no painel do ventilador. Porém, em muitos ventiladores é necessário regulá-los com parâmetros indiretos.

Esses parâmetros, obviamente são iniciais e devem ser modificados na evolução específica de cada paciente.

Exemplo:

Lactente com 11 meses de vida e 9 quilos necessita de ventilação mecânica.

Pelas nossas sugestões, os parâmetros fundamentais seriam:

Frequência respiratória: 30 ipm

Volume corrente: 7 mL/kg de peso (9 quilos), logo, 63 mL

Relação I/E = 1/1

Você saberia calcular o tempo inspiratório e o expiratório para colocar no painel de um respirador?

Acompanhe.

- Qual é o tempo total de cada ciclo?

Se a frequência é 30/minuto cada ciclo inteiro terá 2 segundos.

- A relação é 1/1 (lactente), logo, 1 segundo para o tempo inspiratório e 1 segundo para o tempo expiratório.

Você saberia calcular o fluxo inspiratório necessário para a ventilação dessa criança?

Acompanhe.

- Qual o volume corrente que devemos oferecer a criança?

7 mL/kg de peso, logo 63 mL. Sabemos que o tempo inspiratório é 1 segundo. Portanto precisamos ofertar 63 mL/s. Em 1 minuto (60 segundos) precisaremos ofertar 60 x 63 = 3.780 mL/min, ou seja, 3, 8 litros/minuto será o fluxo em L/min.

Controles de segurança dos ventiladores

São sistemas dos aparelhos para evitar hipoventilação e barotrauma.

Os ventiladores volumétricos possuem um controle de segurança que estabelece um limite para a pressão gerada na insuflação, esse dispositivo permite um vazamento do excesso de volume para evitar o barotrauma.

Diversos controles de segurança estão presentes nos ventiladores modernos como, por exemplo, o controle do tempo de apneia que faz o aparelho assumir o controle da ventilação quando paciente em modo assistida ou espontânea entra em depressão respiratória.

Apresentação gráfica dos sinais de pressão, fluxo e volume no tempo

Agora que você já entendeu o funcionamento básico de um ventilador artificial moderno acompanhe a representação gráfica do fluxo, da pressão e do volume de um paciente em ventilação mecânica.

Suponhamos um paciente em Ventilação mecânica controlada em que o fluxo constante ofertado pelo aparelho seja de 60 L/min de forma constante durante a fase da inspiração. Vamos fixar o tempo de duração da inspiração em 1 segundo. Vejamos como ficaria sua representação gráfica nessa fase.

Abre-se a válvula de fluxo, inicia a fase inspiratória (setas) (Figura 7.4).

Ao final da fase inspiratória a válvula de fluxo fecha-se, e então, é aberta a válvula de exalação. Nesse momento, o fluxo é zero (seta preta).

A própria força gerada pela entrada do gás no sistema respiratório e suas propriedades elásticas geram uma força motriz para o fluxo, o seu valor numérico vai depender da magnitude dessas propriedades no paciente e agora em sentido contrário (negativo na representação gráfica) abandona os pulmões, até atingir novamente o valor zero que indica o esvaziamento total dos pulmões do paciente.

Vamos agora representar o gráfico do volume ao longo do tempo.

O volume é a integral do fluxo em relação ao tempo, ou seja, é a área entre a curva do fluxo no tempo. Se o fluxo é de 60 L em 1 minuto, ou transformando em litros por segundo, o aparelho fornecerá 1 litro em 1 segundo para a fase da inspiração de forma constante.

O aumento do volume será, linear, constante ao longo da fase inspiratória de 1 segundo até atingir 1 litro nos pulmões do paciente (Figura 7.5).

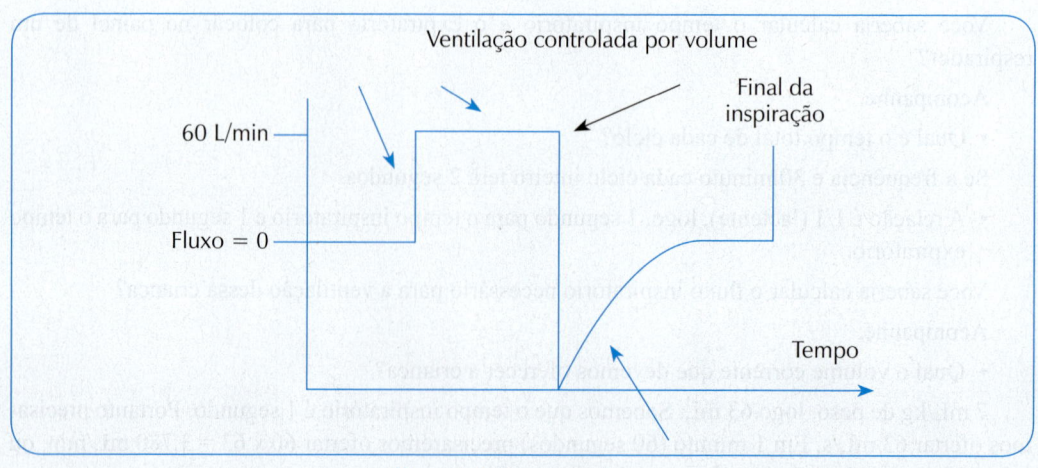

Figura 7.4: Curvas de fluxo.

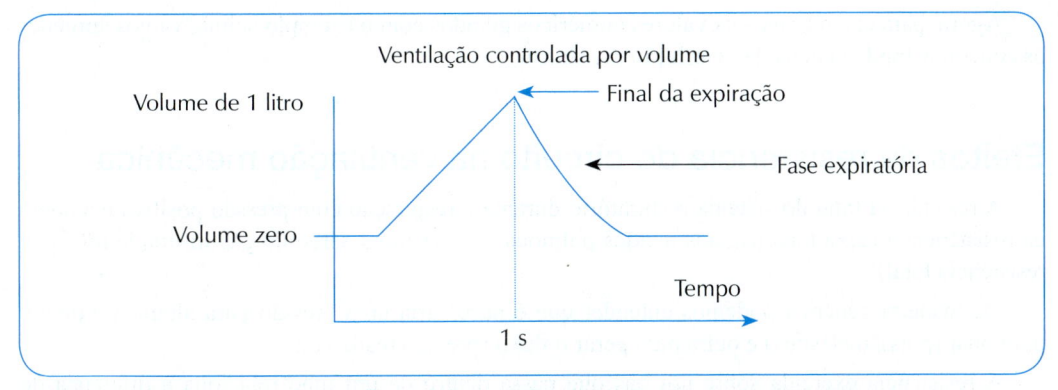

Figura 7.5: Curva de volume/tempo.

Ao final da fase inspiratória a válvula de fluxo fecha-se, e então, é aberta a válvula de exalação. Nesse momento o fluxo é zero (seta).

Com a abertura da válvula de exalação inicia-se o esvaziamento do pulmão, observe que a forma da curva de volume na fase expiratória (seta preta) não é linear. Durante a fase expiratória o volume diminui de forma exponencial.

Vamos agora representar o gráfico da pressão ao longo do tempo (Figura 7.6).

Quando da abertura da válvula de fluxo, no início do fluxo inspiratório há um aumento repentino da pressão que corresponde à pressão necessária para vencer as forças contrárias ao movimento dos gases através das vias aéreas (seta preta). À medida que o sistema respiratório se expande com suas estruturas elásticas há um aumento progressivo da pressão até atingir o seu ponto máximo (pressão de pico) ao final da fase inspiratória com o volume máximo no sistema.

Ao final da fase inspiratória a válvula de fluxo fecha-se, e então, é aberta a válvula de exalação. Nesse momento o fluxo é zero.

Observe que ao final da fase expiratória podemos manter uma pressão na via aérea, mantendo a válvula de exalação apenas parcialmente fechada, mantendo um pequeno volume de gás dentro dos pulmões. A pressão expiratória dessa forma é mantida positiva ao final da expiração e não com valor zero, PEEP (*positive end expiratory pressure*).

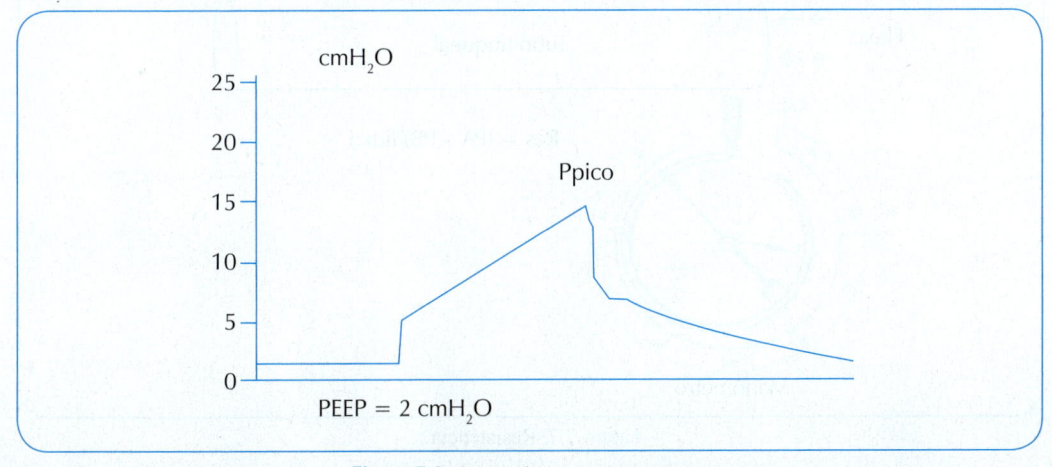

Figura 7.6: Curva de pressão × tempo.

Agora, para entendermos os valores numéricos gerados com o exemplo acima, vamos aprender os conceitos fundamentais da ventilação mecânica.

Efeitos da resistência do circuito na ventilação mecânica

A resistência total do sistema respiratório durante a respiração com pressão positiva é a soma da resistência a caixa torácica, aos tecidos pulmonares e ao fluxo aéreo do gás insuflado (80% da resistência total).

De maneira genérica podemos entender que é necessária uma pressão para alterar o volume pulmonar (pressão elástica) e outra para gerar o fluxo (pressão resistiva).

A resistência exercida sobre um gás que passa dentro de um tubo relaciona a diferença de pressão entre dois pontos distintos desse tubo e o fluxo do gás (Figura 7.7).

Nas vias aéreas do paciente em ventilação mecânica com uso do tubo endotraqueal, considera-se a pressão exercida no ponto "A", a pressão traqueal e a pressão intrapulmonar "alveolar" o ponto "B".

(Rv = (Pt - Palv)/Fluxo

Conhecendo as pressões traqueais e alveolar para um determinado fluxo calcula-se resistência das vias aéreas do paciente.

Atenção:

- Não esqueça que fluxos diferentes estarão relacionados a pressões em cada ponto diferentes e logo a resistências diferentes. Portanto cada fluxo tem sua resistência, mudou o fluxo do ventilador? Logo estamos diante de outra resistência.

- No caso de fluxos ofertados pelos ventiladores, não constantes, por exemplo, decrescentes, a resistência varia durante a fase inspiratória.

- Esse aumento da resistência com a elevação do fluxo é explicado pelo estabelecimento de um fluxo turbulento que se relaciona com a densidade do gás e o atrito com as paredes do tubo (tubo + via aérea)[6].

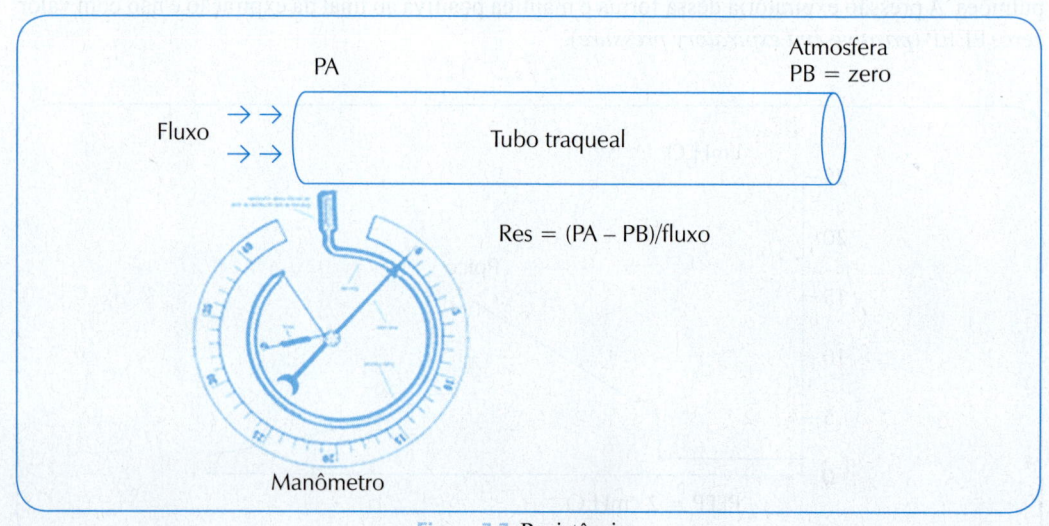

Figura 7.7: Resistência.

Rtubo = (PA - PB)/ Fluxo.

Lembre que a resistência total do paciente em ventilação mecânica a ser considerada é a resistência do tubo (circuito) somada à resistência da via aérea do paciente

Considerando a fase inspiratória relacionada a um fluxo constante, a resistência das vias aéreas medida da entrada do tubo endotraqueal até os alvéolos é a pressão resistiva das vias aéreas podendo ser traduzida em:

Lembre que a resistência exercida sobre um gás que passa dentro de um tubo (no caso tubo endotraqueal + via aérea do paciente) relaciona a diferença de pressão entre dois pontos distintos desse tubo e o fluxo do gás.

A diferença de pressão entre a entrada do tubo endotraqueal (ponto A) e os alvéolos (ponto B) é uma pressão resistiva.

Rva = Pre/Fluxo (RT = resistência vias aéreas; Pre = pressão resistiva).

Realizando uma pausa inspiratória e analisando a curva pressão/tempo, determinam-se os componentes da resistência do sistema respiratório.

O componente adicional da resistência reflete a viscoelasticidade e as variações nas constantes de tempo.

Valores normais da resistência do sistema respiratório

Como a resistência varia com o fluxo, os valores de 0,5 a 2,5 $cmH_2O/L/s$ são considerados normais para o adulto dependendo do fluxo considerado.

Há um cálculo para estimativa da resistência do sistema respiratório na criança de 7 a 12 anos.

$Rva = 16,9 - (0,089 \times H)$ $cmH_2O/L/s$

Outra consideração importante em relação à resistência das vias aéreas é que com a compressão dinâmica das vias aéreas na expiração com consequente diminuição do raio das vias aéreas, a resistência das vias aéreas é maior na expiração. Observe na Figura 7.9 que à medida que o volume pulmonar diminui a resistência tende ao infinito.

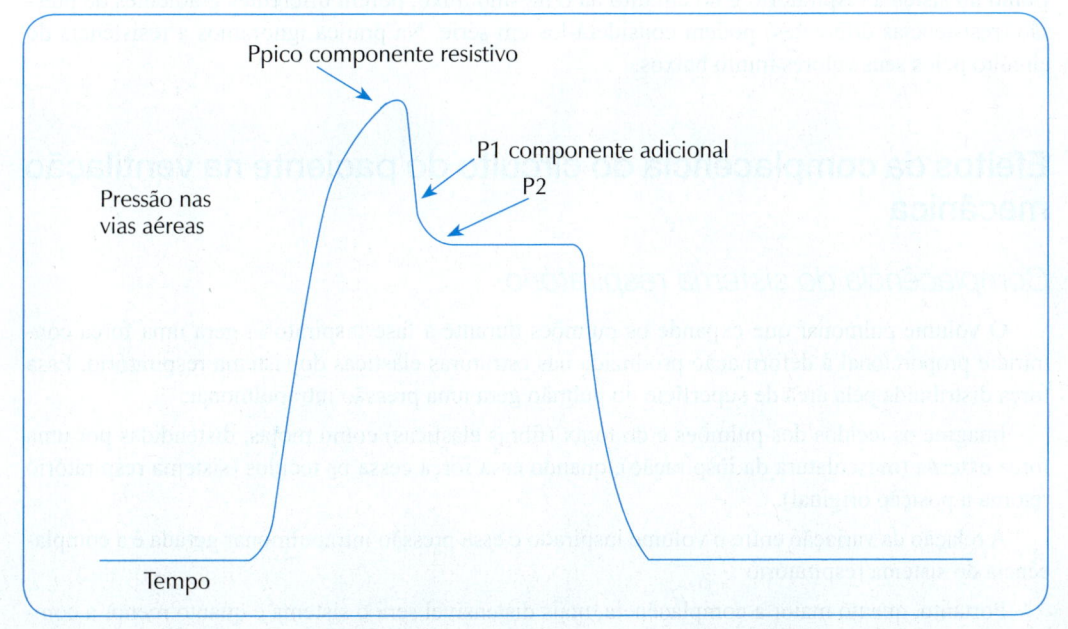

Figura 7.8: Curva pressão × tempo com pausa inspiratória.

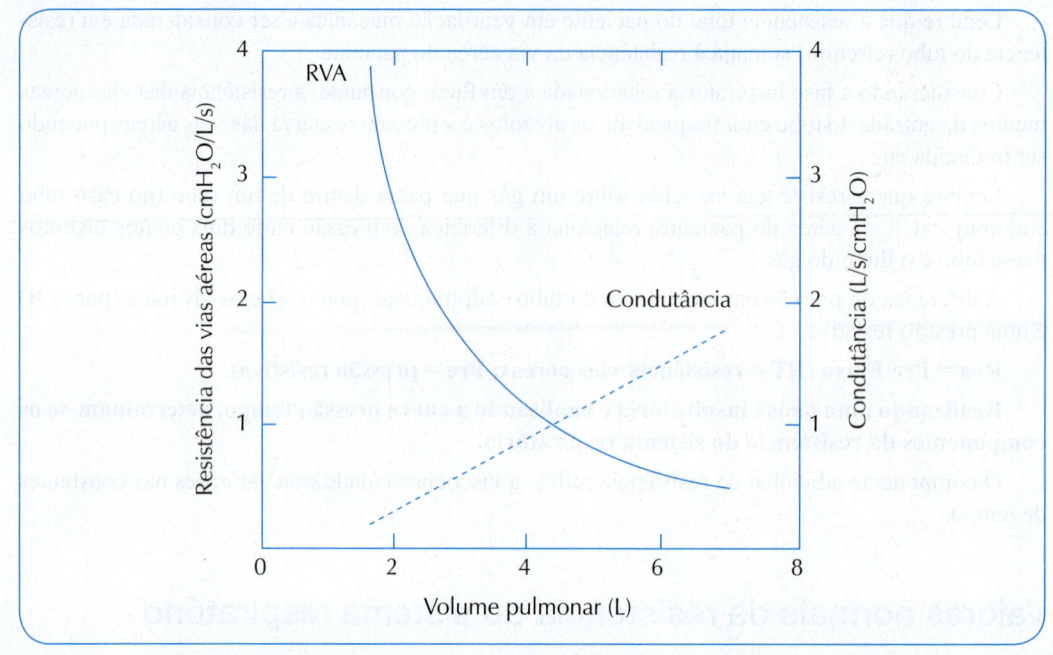

Figura 7.9: Curva da relação do volume pulmonar com a resistência das vias aéreas.

A pressão, volume e fluxo que o paciente realmente recebe são influenciados pelo circuito.

Devemos raciocinar como um circuito de resistência e outro de complacência entre o ventilador e o paciente

A resistência do circuito do ventilador está em série com a resistência do sistema respiratório. Como no sistema respiratório e no circuito há o mesmo fluxo, porém diferentes gradientes de pressão (resistências diferentes) podem considerá-los em série. Na prática ignoramos a resistência do circuito pelos seus valores muito baixos.

Efeitos da complacência do circuito do paciente na ventilação mecânica

Complacência do sistema respiratório

O volume pulmonar que expande os pulmões durante a fase inspiratória gera uma força contrária e proporcional à deformação produzida nas estruturas elásticas do sistema respiratório. Essa força distribuída pela área de superfície do pulmão gera uma pressão intrapulmonar.

Imagine os tecidos dos pulmões e do tórax (fibras elásticas) como molas, distendidas por uma força externa (musculatura da inspiração), quando essa força cessa os tecidos (sistema respiratório retorna a posição original).

A relação da variação entre o volume inspirado e essa pressão intrapulmonar gerada é a complacência do sistema respiratório[3].

Portanto, quanto maior a complacência, mais distensível será o sistema e quanto menor a complacência, mais rígido ("duro") será o sistema.

Caso haja PEEP (pressão expiratória positiva no final da expiração) ela deve ser descontada da pressão elástica. (Já que está sendo somada a pressão final, "pressurizando" o sistema, sem se relacionar a pressão gerada pela insuflação pulmonar). O PEEPi, caso houver, também deve ser subtraído.

Complacência estática do sistema respiratório

É a soma das complacências estáticas da caixa torácica e pulmonar

Cest,sr = Cpulm + C cx

Cest,sr – complacência estática do sistema respiratório (100 mL/cmH$_2$O), Cpulm – complacência pulmonar(200 mL/cmH$_2$O), Ccx - complacencai da caixa torácica

Cest,Sr = Vol / Ppla - PEEP

Ppla-pressão de platô.

Complacência dinâmica do sistema respiratório

É um índice dinâmico da relação pressão-volume, dividindo-se o volume fornecido pelo ventilador pelo pico de pressão das vias aéreas, menos a PEEP.

Cdin, Sr = VC/(Ppico - PEEP)

Atenção:

- As medidas da complacência estática são realizadas com a utilização de pausa ao longo do ciclo respiratório (fluxo zero) e o paciente com bloqueio neuromuscular ou profundamente sedado.

- A complacência depende do volume pulmonar total, é mais fácil encher o pulmão normal de uma pessoa com grande volume pulmonar, do que encher um pulmão também normal, de uma pessoa com menor volume pulmonar. A complacência na criança é menor que no adulto.

- Entre 25% e 75% da capacidade pulmonar total a Complacência do sistema respiratório é constante.

- A pressão ao final da expiração pode não voltar a zero, nesse caso a outra variável pressórica PEEPi (pressão residual nas vias aéreas ao final da expiração) que também deve ser subtraída da pressão elástica.

O paciente está conectado com o ventilador através de um circuito de tubos corrugados com término em Y.

A complacência do circuito pode interferir de maneira importante na ventilação.

$$V_{corrente} = V_{config} / 1 + (C_{cir}/C_{sr})$$

$V_{corrente}$ = volume corrente; V_{config} = volume configurado pelo operador; C_{cir} = complacência do circuito; C_{sr} = complacência do sistema respiratório.

No que se refere a complacência o circuito e o sistema respiratório estão em paralelo já que se ignora a resistência do circuito no modelo.

O volume que "realmente" chega ao paciente depende da complacência do circuito e da capacidade do ventilador de "compensar" essa diferença produzida pela complacência e compressão dos gases no circuito.

Observe que se o circuito fosse "ideal", zero, o volume corrente seria o configurado. Caso as complacências forem, por exemplo, semelhantes então apenas metade do volume configurado chegaria ao paciente caso não fosse compensado.

Constante de tempo

O produto da resistência da via aérea e da complacência estática define a constante de tempo.

A constante de tempo traduz a velocidade com que uma unidade pulmonar se enche ou se esvazia.

$\check{T} = Rva.Cst$

Fica fácil para o leitor perceber que quanto maior a complacência, menor a pressão elástica desenvolvida e menor a força motriz para o esvaziamento. E quanto maior a resistência, menor o fluxo para determinada pressão elástica.

Por outro lado, se uma determinada unidade alveolar tem uma constante de tempo aumentada, necessitaria de mais tempo para encher do que outra. Essa situação causa dentro dos pulmões alterações na distribuição gasosa.

Sendo o esvaziamento pulmonar um modelo exponencial com a necessidade de cinco constantes de tempo para o seu esvaziamento é possível o cálculo do tempo expiratório necessário para seu total esvaziamento.

Equação geral da ventilação

Depois das considerações dos conceitos de resistência, complacência, é possível durante a fase inspiratória com o paciente em ventilação controlada, calcular a medida da pressão da via aérea realizada na entrada do tubo endotraqueal[4]:

Pva = Pres + Pel + PEEP = Rva.fluxo + volume/Csr + PEEP

Pva = pressão das vias aéreas; Pres = pressão resistiva; Rva = resistência das vias aéreas; Csr = complacência do sistema respiratório.

Ao final da fase inspiratória, com o fechamento da válvula de fluxo e a abertura da válvula de exalação a força motriz para o fluxo expiratório é igual a pressão elástica no interior dos pulmões sendo possível o cálculo do fluxo expiratório no início da expiração.

Rva = Pel/fluxo

Exercício

Considerando um modelo unicompartimental linear e os conceitos discutidos responda.

- Considere o paciente A em modo controlado a volume sendo ventilado com os seguintes parâmetros:
  - Fluxo inspiratório constante de 30 L/min (quadrado)
  - Volume corrente de 300 mL
  - PEEP = 5 cmH$_2$O
  - Tempo inspiratório de 1 segundo
  - Tempo expiratório de 2 segundos
- Considere as seguintes características da mecânica respiratória:
  - Resistência de 10 cmH$_2$O/L/s
  - Complacência de 0,1 L/cmH$_2$O

Calcule a pressão da via aérea medida na entrada do tubo endotraqueal de um paciente em ventilação mecânica, controlada e com bloqueio neuromuscular completo com fluxo constante durante a inspiração. Suponha o início do ciclo no instante T1.

- Calcule a Pva no instante T1
- Calcule a pressão da via aérea no final da inspiração (pressão de pico)
- Calcule o fluxo expiratório no início da expiração
- Calcule a constante de tempo expiratória e o tempo necessário para o total esvaziamento dos pulmões do paciente considerando a válvula de exalação ideal (não oferece resistência).

Respostas do exercício

- Vamos recordar a equação do movimento (simplificação do modelo, considerando unicompartimental)

Pva = Pres + Pel + PEEP = Rva.fluxo + volume/Csr + PEEP

No instante T_1 o volume é zero, não há pressão elástica apenas resistiva, então

Pva = Rva.fluxo + zero + PEEP (fluxo em litros por segundo)

Pva = 10.0,5 + 5 = 10 cmH_2O

- Ao final da inspiração

Pva = Pres + Pel = 10.0,5 + 0,3/0,10 +5 =

Pva = 13 cmH_2O

Referências bibliográficas

1. Munechika M. Ventiladores de pressão positiva: classificação e funcionamento. Rev Bras Anestesiol. 1996;46(3):175-186.
2. Stoller JK. Physiologic rationale for resting the ventilatory muscles. Resp. Care, 36:290-96,1991.
3. Mushin WW, Rendell-Baker L, Thompson PW, Mapleson WW. Automatic ventilation of the lungs, 3 ed. Oxford Blackwell, pp. 887,1980.
4. Rossi A, Gottifried SB, Zocchi L et al. Measurement of static compliance of the total respiratory system in patients with acute respiratory failure during mechanical ventilation. Am Rev Resp Dis 131:672-7,1985.
5. Bonassa J. Mathematical model for a new mode of artificial ventilation: volume assisted pressure supported ventilation – a comparative study. Art. Org 19 : 256-62, 1965.
6. Piskounov N. Cálculo diferencial e integral, 3°ed.: Porto: Lopes da Silva, PP. 131:133, 1977.
7. Bates JHT, Rossi A, Milic Emili J. Analisys of the behavior of the respiratory system with constant inspiratory flow. J Appl Physiol 58: 1840-8,1985.
8. Chatburn RL. A new system for understanding mechanical ventilators. Respir. Care 36:1123,1991.

Capitulo 8

Configuração do Ventilador e Modalidades Convencionais

◀ Fernando Sabia Tallo

Introdução

Ventilação mecânica é a ação pela qual, o sistema respiratório renova o ar alveolar através do uso de um dispositivo externo (respirador), e essa insuflação é realizada através de uma pressão positiva (a ventilação com pressão negativa não será abordada).

O objetivo é ofertar adequada ventilação e oxigenação, diminuindo o trabalho respiratório da musculatura inspiratória, provendo o máximo de sincronia entre paciente e o respirador.

É importante que, uma vez instituída a ventilação mecânica, uma primeira análise do perfil gasométrico seja realizada. Assim, pacientes com insuficiências respiratórias hipoxêmicas (insuficiência cardíaca congestiva, SDRA) exigirão mais atenção de parâmetros ventilatórios capazes de melhorar a oxigenação, enquanto pacientes com hipercapnias importantes (DPOC exacerbado, overdose de drogas, doenças neuromusculares) necessitarão de atenção quanto a aspectos de melhora da ventilação. Já, outros pacientes podem necessitar da ventilação mecânica para mera proteção de sua via aérea (convulsivos, anestesia geral).

A descontinuação da ventilação mecânica pode ser rápida, na medida em que, haja a recuperação das condições que comprometiam a integridade das vias aéreas.

Terminologia na ventilação mecânica

Variáveis independentes são manipuladas pelo profissional de saúde e configuradas no ventilador para dada modalidade respiratória, variáveis dependentes, são aquelas que serão alteradas e medidas pelo respirador em seu monitor.

Variável de disparo (*trigger*) – é a variável que inicia a fase inspiratória (pressão, fluxo). Pode ser por tempo, quando apenas a frequência está configurada. O disparo do fluxo reduz o trabalho respiratório que o paciente deve realizar para iniciar a ventilação. Uma vez que a variável disparo sinaliza o início da inspiração, há sempre um pequeno atraso para a liberação do fluxo esse fenômeno se chama: **tempo de resposta.**

Variável de ciclagem – a fase inspiratória sempre termina quando uma variável atinge o valor pré-configurado. Pode ser a pressão (principalmente para configurar alarmes).

Volume corrente (VC) – quantidade de gás insuflado para o paciente na inspiração (mililitros).

Frequência respiratória (FR) – número de ciclos por minuto, que pode ser determinado pelo ventilador, pelo paciente ou ambos.

Volume minuto (Ve) – o produto de volume corrente (VC) e frequência respiratória (FR) (litros/ minuto).

Pressão de pico das vias aéreas (Paw) – pressão gerada com o volume corrente (cmH_2O).

Pressão de platô – (Pplat) – pressão necessária para distender o pulmão (cmH_2O).

Pico de fluxo inspiratório – o fluxo mais alto que é alcançado durante a fase inspiratória para insuflar o volume corrente determinado.

Pressão média das vias aéreas – a pressão média ponderada durante todo o ciclo respiratório.

Tempo inspiratório – o tempo em segundos para insuflar o volume corrente.

Pressão positiva no final da expiração (PEEP) – a quantidade de pressão positiva que é mantida no final da expiração (cmH_2O).

Fração inspirada de oxigênio – a concentração de oxigênio no gás inspirado (0,21 a 1,0).

Mecanismos do suporte respiratório

Agora, vamos entender como o respirador realiza a ventilação junto ao paciente.

O suporte ventilatório mecânico pode ser total (ventilação mecânica controlada) ou parcial (ventilação mecânica assistida). No suporte total, o ciclo é iniciado, mantido e finalizado pelo respirador que realiza todo o trabalho respiratório (ausência de *drive* respiratório, anestesia geral, coma). No suporte parcial, o respirador assiste o paciente durante o ciclo.

Hoje em dia, os respiradores apresentam o modo assisto-controlado no qual o ciclo assistido será ofertado através do reconhecimento do possível esforço do paciente. O profissional deve prestar atenção no número de ciclos assistidos em relação aos controlados para ter uma ideia da integridade do sistema nervoso ou a profundidade da sedação do paciente para a consideração de mudanças na ventilação.

Fases do ciclo respiratório e variáveis (Figura 8.1)

Os ciclos respiratórios podem ser iniciados (disparados) por três mecanismos:

- Pelo respirador, por tempo fixado pelo profissional;
- Pelo paciente através de um limiar fixado de pressão (sensibilidade a pressão), esforço do paciente, detectado pelo aparelho;
- Pelo paciente, percebido pelo aparelho, através de um limiar de fluxo (sensibilidade a fluxo) estabelecido pelo profissional.

Uma vez que o ciclo é disparado à válvula de fluxo é aberta e o fluxo é liberado.

A válvula inspiratória será comandada pelo operador de acordo com a modalidade:

- O objetivo será determinado fluxo (variável constante) com variações de pressão durante o ciclo;

Ou,

- O objetivo será alcançar determinada pressão (variável constante) com fluxos e volumes variáveis.

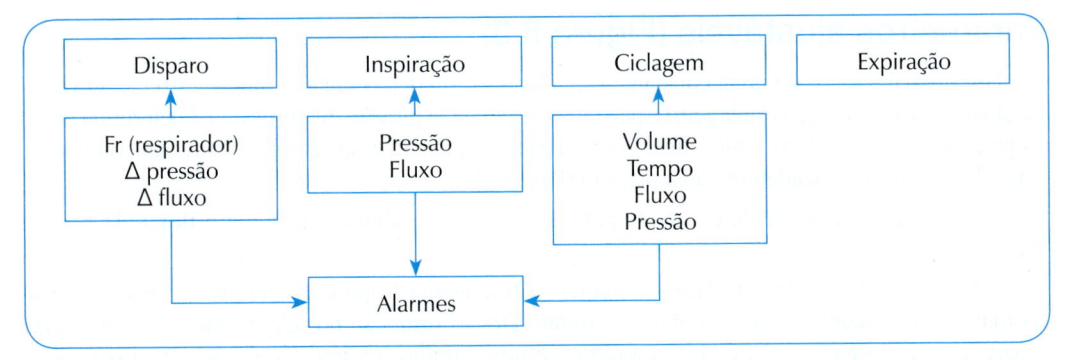

Figura 8.1: Ciclo ventilatório.

A fase inspiratória é seguida pela fase de ciclagem na qual o respirador interrompe a inspiração através de quatro formas possíveis:

- Quando o volume fixado é alcançado;
- Quando o tempo fixado para inspiração é alcançado;
- Quando determinada porcentagem de queda de fluxo é alcançada;
- Quando a pressão fixada na inspiração é alcançada.

Essas quatro formas de ciclagem são utilizadas para classificar a ventilação mecânica em ciclado a volume, ciclado a tempo, ciclado a fluxo e ciclado a pressão.

A fase seguinte é a expiratória, que é passiva, e depende do recolhimento elástico (complacência estática) e resistência do sistema respiratório.

É regida pela constante de tempo, que é o produto entre a complacência e a resistência. Pacientes com longas constantes de tempo necessitam um longo tempo de esvaziamento (DPOC, asma) e pacientes com constantes de tempo mais curtas possuem um esvaziamento rápido (SDRA, fibrose pulmonar). Eventualmente, o paciente pode usar a musculatura acessória para realizar a expiração (DPOC, asma).

Modo volume assisto-controlado (VCV)

No modo VCV o ciclo pode ser iniciado pelo respirador (controlado) ou pelo paciente (assistido) (Figura 8.2).

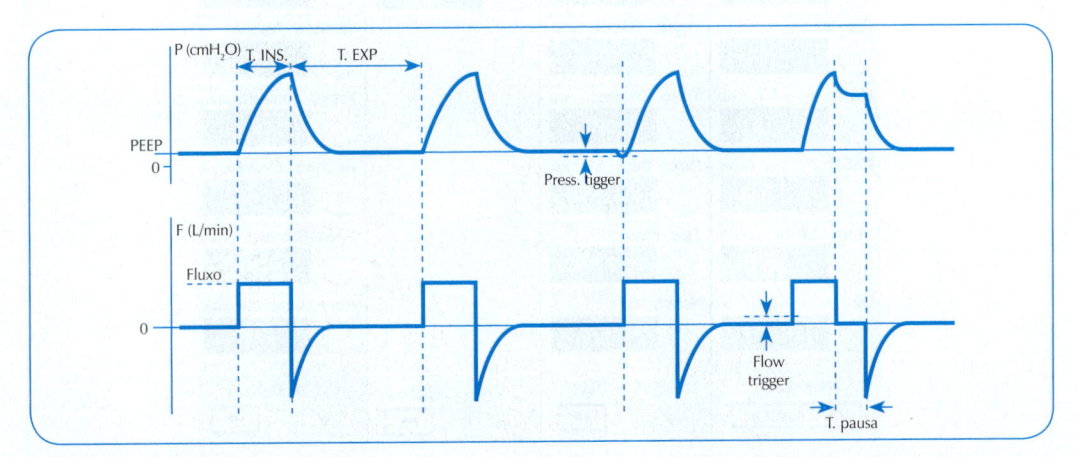

Figura 8.2: Modalidade VCV – **gráficos de pressão x tempo e fluxo x tempo.** Os dois primeiros ciclos correspondem aos ciclos controlados, os seguintes aos ciclos assistidos sendo o último com pausa inspiratória.

Parâmetros ajustáveis (Figura 8.3)

Um fluxo é fixado (variável constante para alcançar um determinado volume corrente. O ventilador termina a inspiração (ciclagem) e permite o início da expiração. O profissional determina então os parâmetros: volume corrente, fluxo inspiratório, frequência respiratória, PEEP, sensibilidade e FIO_2. As variáveis dependentes são a pressão (Paw, Pplat).

O tempo inspiratório é determinado pela razão entre o volume corrente e o fluxo (Ti = VC / Fluxo).

Pacientes nesse modo ventilatório possuem a frequência respiratória mínima fixada pelo profissional, sempre com o mesmo volume corrente. Dessa forma, se por algum motivo, não houver a participação do paciente, está assegurado o volume minuto mínimo fixado pelo profissional. A desvantagem do modo é que pode haver hiperventilação gerando alcalose respiratória e que, caso haja aumento de demanda por parte do paciente, o fluxo sendo fixo, não será aumentado conforme necessidade podendo gerar assincronia entre paciente e respirador.

Na VCV quando o paciente participa da ventilação, o tempo expiratório não é constante. Quando o paciente tem constante de tempo elevadas ou um *drive* respiratório diminuído, pode haver assincronia e graus de hiperinsuflação pulmonar.

Um estudo demonstrou que níveis de sedação podem ser preditores para os esforços inefetivos que não disparam o aparelho. Outros fatores associados com esforços inefetivos são volumes correntes elevados e pressões de suporte elevadas. Alguns desfechos clínicos podem ser prejudicados na presença de esforços inefetivos na ventilação mecânica como aumento do tempo de ventilação mecânica do paciente.

Modo pressão assisto-controlado

No modo PAC o ciclo pode ser iniciado pelo respirador (controlado) ou pelo paciente (assistido) (Figura 8.4).

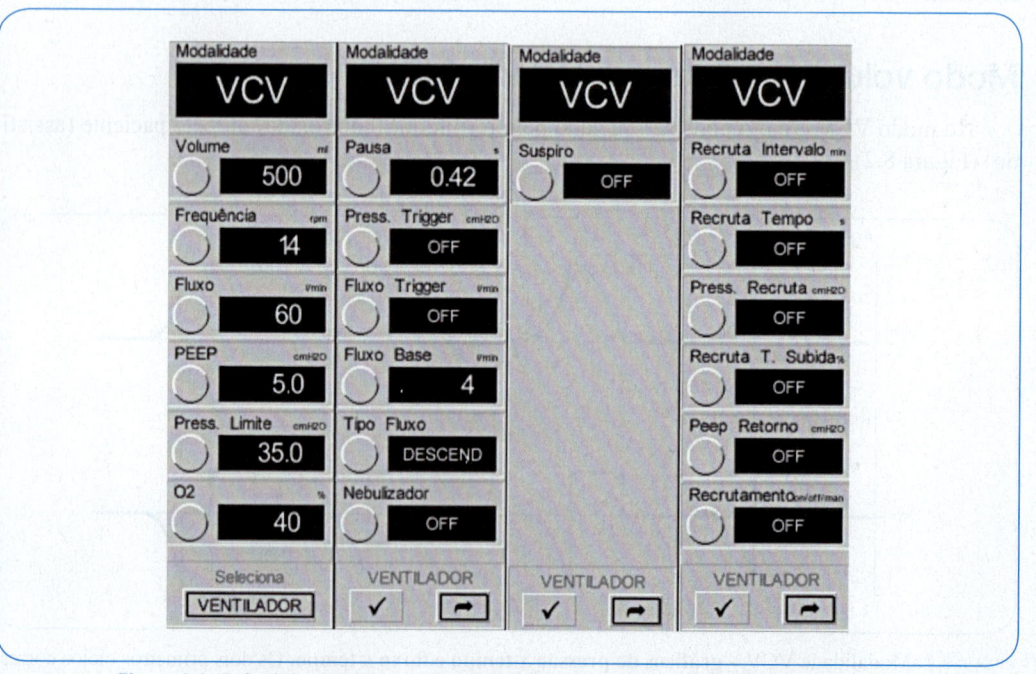

Figura 8.3: Painel de controle para configuração da modalidade Volume Controlado.

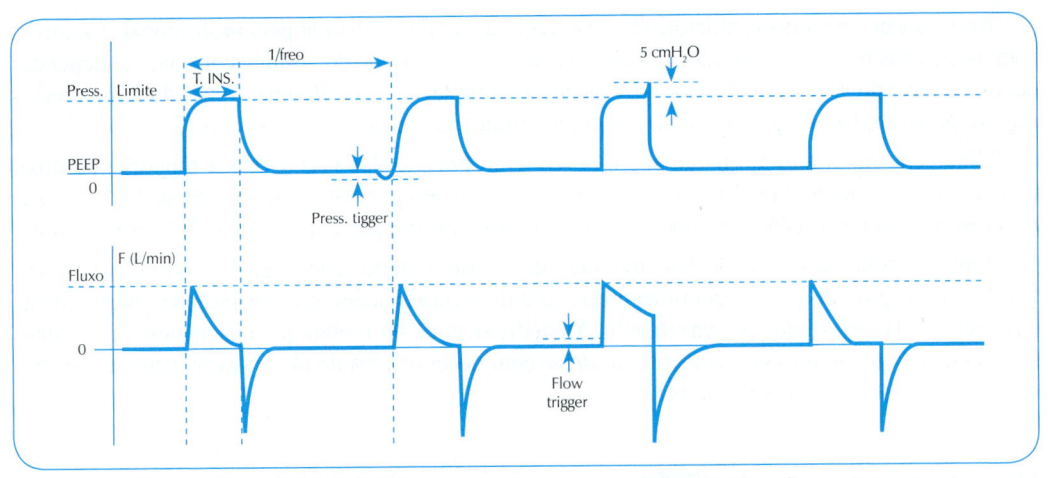

Figura 8.4: Modalidade PCV: exemplos de curvas: pressão x tempo e fluxo x tempo.

O primeiro ciclo é controlado, o segundo é assistido com sensibilidade a pressão, o terceiro é assistido com sensibilidade a fluxo, com o ciclo interrompido devido a pressão excedida em 5 cmH$_2$O acima do valor ajustado.

Parâmetros ajustáveis (Figura 8.5)

O volume corrente é oferecido através de um mecanismo baseado na pressão. O profissional determina a pressão desejada que deva ser alcançada pela válvula inspiratória em determinado tempo, também fixado por ele (tempo inspiratório). A inspiração é então interrompida, e se inicia a expiração passiva.

O profissional configura então: frequência respiratória, tempo inspiratório, pressão inspiratória, PEEP, FiO$_2$, sensibilidade. A onda de fluxo será desacelerada nesse modo, já que, o fluxo diminui, assim que o gradiente de pressão vai diminuindo.

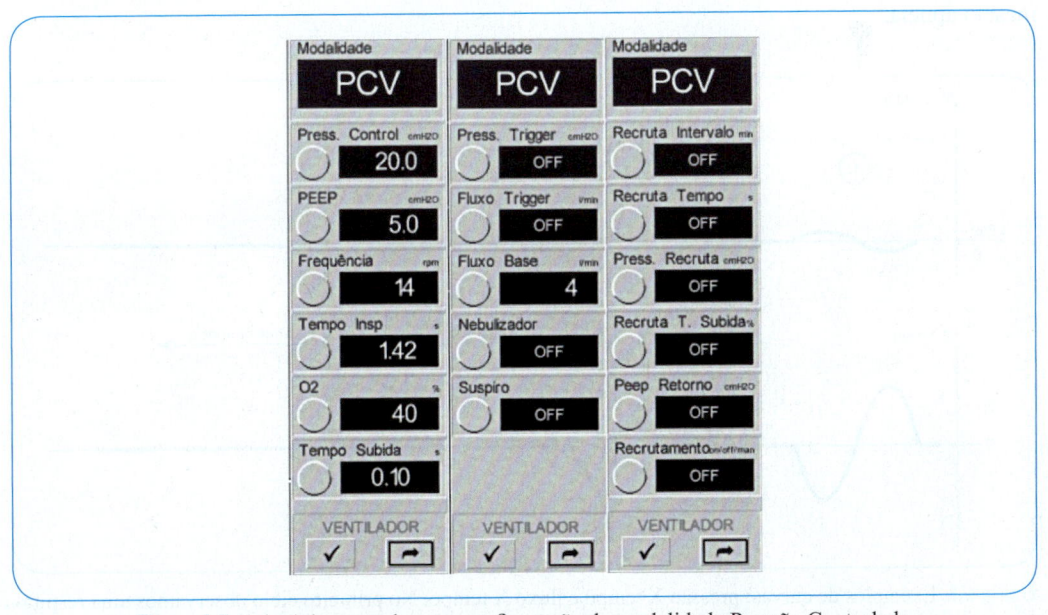

Figura 8.5: Painel de controle para configuração de modalidade Pressão Controlada.

Pacientes nesse modo ventilatório terão a frequência mínima fixada pelo profissional, e sempre, com as mesmas pressões inspiratórias em cada ciclo. A magnitude do volume corrente vai depender da impedância do sistema respiratório (resistência, complacência) e algumas vezes do tempo inspiratório, portanto, não há garantia de um volume minuto adequado.

Vantagem importante do modo são o controle da pressão das vias aéreas e o padrão de fluxo desacelerado que melhora a distribuição do gás insuflado em pacientes com propriedades da mecânica respiratória heterogenia que pode ser muito importante em pacientes com SDRA, por exemplo.

Também pode ser um modo útil em situações de uso de tubos endotraqueais sem o *cuff* ou em fístulas broncopleurais porque continua pressurizando a via aérea durante a inspiração a despeito das possíveis perdas de volume por vazamento. Além disso, pode ser melhor para pacientes com aumento de demanda respiratória ou aumento do *drive* com necessidades de altos fluxos inspiratórios por seu comportamento de fluxos variáveis.

Pressão de suporte (PS)

No modo PS todos os ciclos são iniciados pelo paciente (Figura 8.6).

Parâmetros ajustáveis (Figura 8.7)

O volume corrente é oferecido através de um mecanismo baseado na pressão. O profissional determina uma pressão inspiratória que deve ser alcançada pela abertura válvula inspiratória do respirador. Essa pressão será somada com a pressão gerada pelo esforço do paciente. Essa "somatória" de pressões vão gerar um determinado pico máximo de fluxo na inspiração, à medida que o pulmão vai sendo insuflado esse gradiente de pressão diminui e o fluxo sofre um decaimento. Na maioria dos respiradores o padrão para ciclagem do aparelho é que essa queda atinja 25%. (fluxo de corte) então tem início a expiração.

Como o ciclo é iniciado pelo paciente é necessário assegurar-se que o paciente possui esforço inspiratório suficiente para iniciar o ciclo, portanto, nesse modo, há risco de hipoventilação e até mesmo apneia.

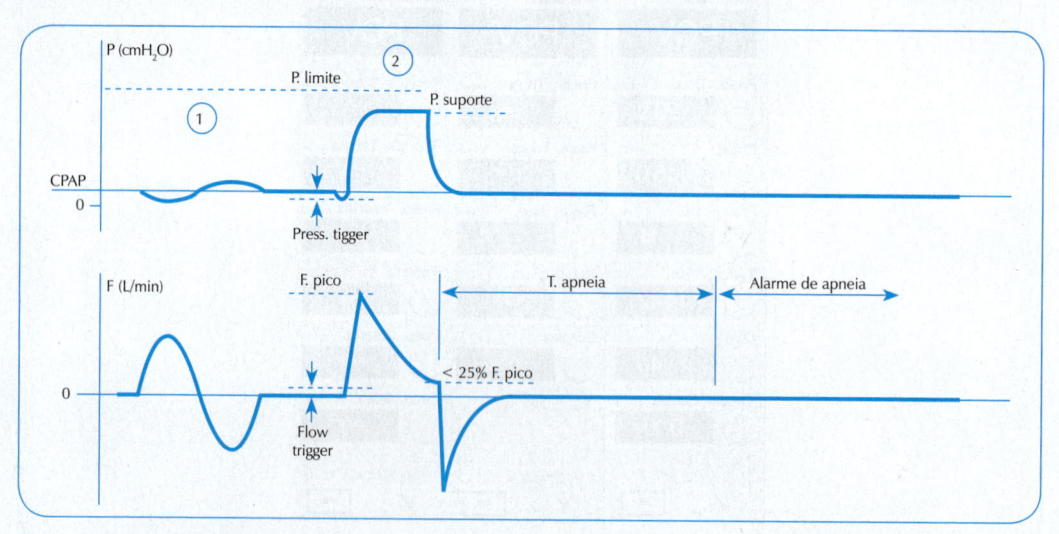

Figura 8.6: Exemplos de curvas: pressão X tempo e fluxo X tempo. No primeiro ciclo observamos uma respiração espontânea com CPAP e no segundo ciclo uma respiração espontânea com pressão de suporte.

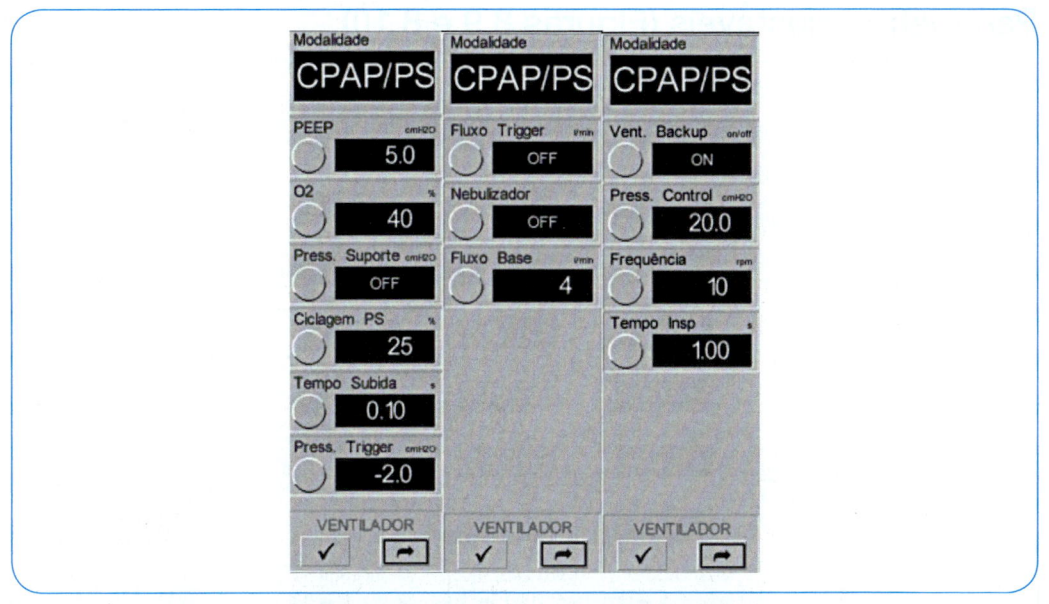

Figura 8.7: Painel de controle para configuração de Pressão de Suporte ou CPAP.

A magnitude do volume corrente pode variar de ciclo para ciclo de acordo com o esforço do paciente e da mecânica do sistema respiratório. O paciente determina a frequência respiratória, o tempo inspiratório, o volume corrente. Isso parece aumentar a sincronia com o respirador e ser mais confortável para o paciente. Além disso, o profissional pode variar a "ajuda" (pressão de suporte) ofertada para o paciente de acordo com suas necessidades ao longo da ventilação, sendo um método interessante para o desmame da ventilação mecânica.

O modo PS pode ser utilizado também em conjunto com outros (SIMV).

Ventilação mandatória intermitente sincronizada (SIMV) (Figura 8.8)

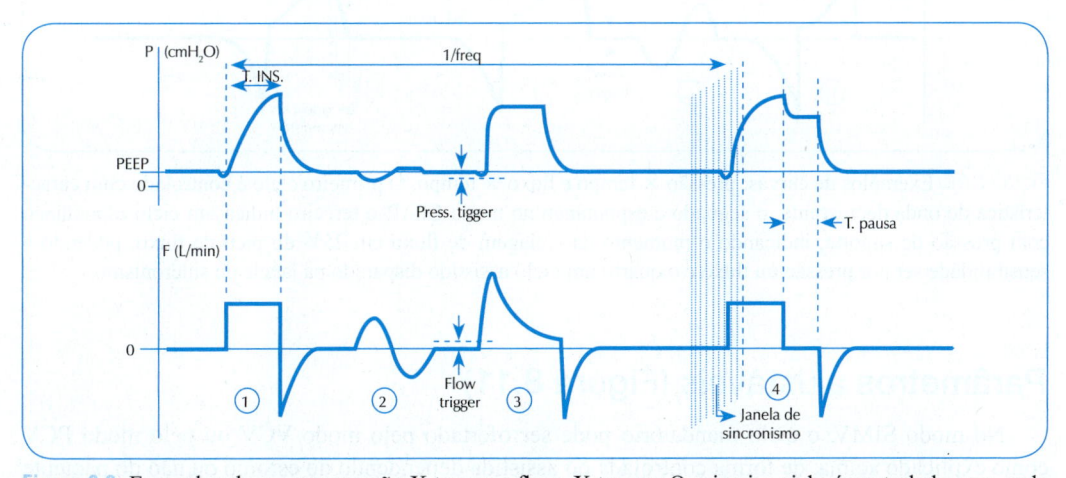

Figura 8.8: Exemplos de curvas: pressão X tempo e fluxo X tempo. O primeiro ciclo é controlado com onda de fluxo quadrada, o segundo é espontâneo no modo CPAP, o terceiro indica um ciclo espontâneo com pressão de suporte, podendo a sensibilidade ser por pressão ou fluxo e o quarto um ciclo assistido disparado (VCV) na janela de sincronismo com ajuste de pausa inspiratória.

Parâmetros ajustáveis (Figuras 8.9 e 8.10)

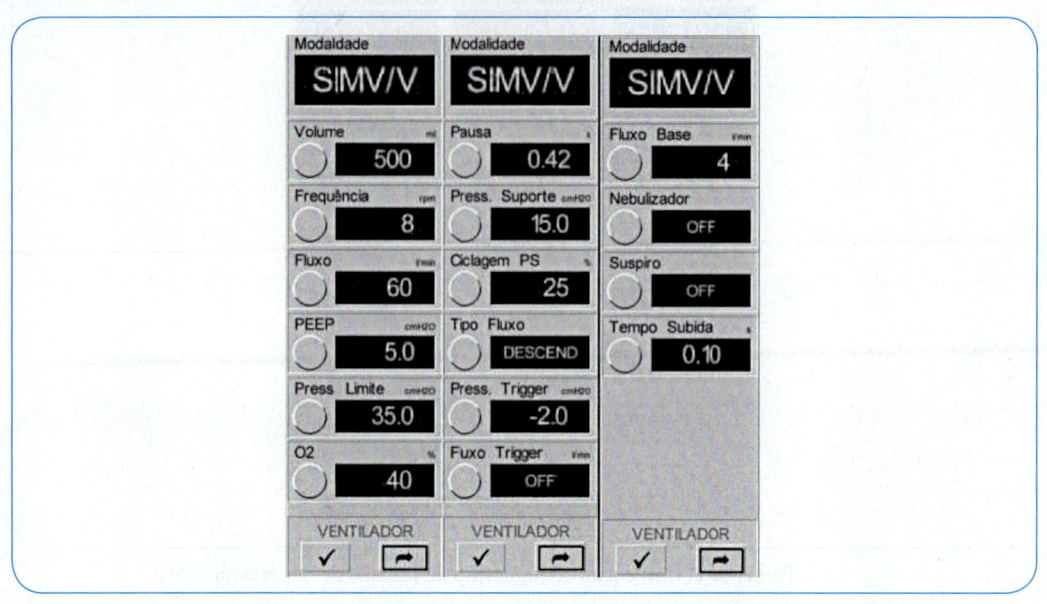

Figura 8.9: Painel de controle para configuração de SIMV/V.

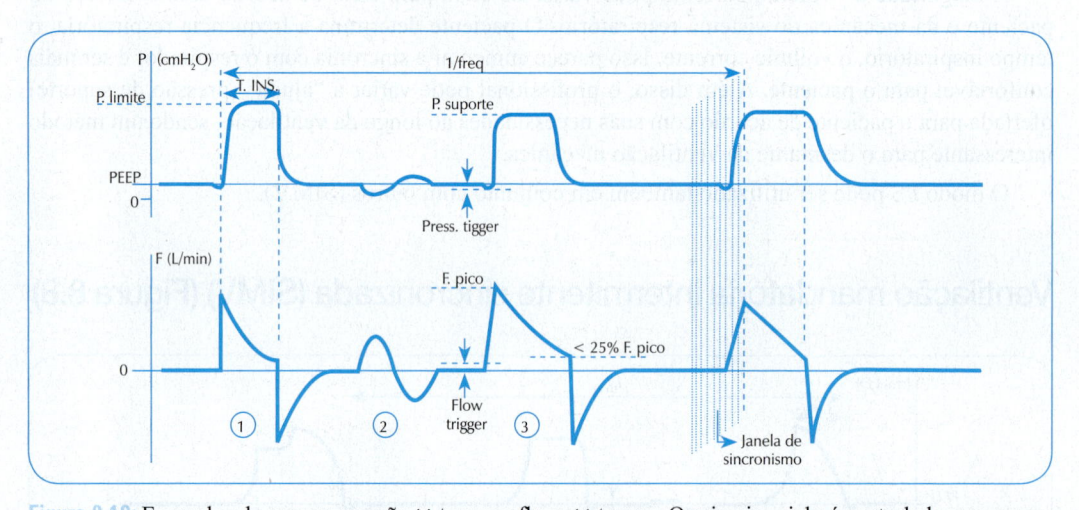

Figura 8.10: Exemplos de curvas: pressão × tempo e fluxo × tempo. O primeiro ciclo é controlado com característica de onda decrescente, o segundo é espontâneo no modo CPAP, o terceiro indica um ciclo espontâneo com pressão de suporte, indicando o momento da ciclagem de fluxo em 25% do pico de fluxo, podendo a sensibilidade ser por pressão ou fluxo e o quarto um ciclo assistido disparado na janela de sincronismo.

Parâmetros ajustáveis (Figura 8.11)

No modo SIMV, o ciclo mandatório pode ser ofertado pelo modo VCV ou pelo modo PCV como explicado acima, de forma controlada ou assistida dependendo do esforço ou não do paciente e da sensibilidade ajustada. Nessa fase abre-se uma janela de sincronismo.

O paciente nos intervalos dos ciclos mandatórios pode realizar respirações espontâneas e nessa fase abre-se uma janela espontânea. Com a montagem de um sensor no respirador que detecta e

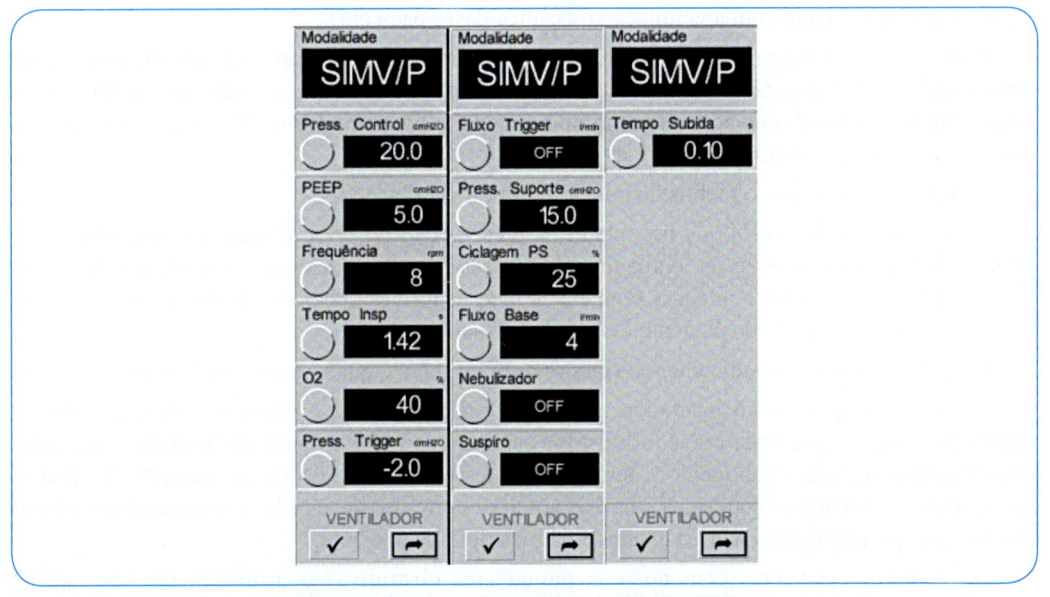

Figura 8.11: Painel de controle para configuração da modalidade SIMV a Volume.

sincroniza as ventilações espontâneas do paciente com as mandatórias. Atualmente aos ciclos espontâneos é introduzido o modo pressão de suporte para diminuir a carga de trabalho a musculatura inspiratória do paciente. O paciente, então, será submetido a ciclos mandatórios, controlados ou assistidos e espontâneos.

Atualmente, no entanto, vários ensaios clínicos randomizados demonstraram que o SIMV curas com um maior número de falhas no processo de desmame que a modalidade PS isolada. Uma vantagem importante desse método, seria a possibilidade da diminuição da pressão média pleural durante a ventilação mecânica, possibilitando menores repercussões hemodinâmicas por diminuição da pressão intratorácica média.

Modo ventilatório a volume x pressão

Não há superioridade estabelecida em evidências de um modo ventilatório sobre o outro. Os dois parecem semelhantes sob o ponto de vista do suporte nas trocas gasosas, repercussões hemodinâmicas e para a mecânica respiratória. Uma vantagem do modo a pressão é que o profissional pode "regular" a pressão em pacientes que necessitam de estratégias protetoras (SDRA).

É também mais fácil ajustar o tempo inspiratório, e dessa forma, a relação ins/exp nos pacientes que precisam manter uma determinada pressão média das vias aéreas para oxigenação. Além disso, os modos a pressão são capazes de fornecer fluxos mais altos conforme a demanda dos pacientes comparados com modos a volume, dessa forma melhorando a sincronia com o respirador e diminuindo o trabalho respiratório. Por outro lado, os modos a volume são capazes de garantir o volume minuto (VE) independentemente das alterações da mecânica respiratória.

Configurando o ventilador ao paciente

O profissional quando inicia a ventilação mecânica deve ser capaz de responder algumas perguntas antes de configurar o aparelho.

- O que se pretende com a ventilação mecânica desse paciente?

Muitas vezes é corrigir distúrbios acidobásicos, outras é apenas proteger a via aérea ou assistir uma incapacidade temporária de ventilação espontânea. (Convulsões, overdoses), ou diminuir a carga imposta a musculatura acessória diminuindo o trabalho respiratório. (Veja indicações de ventilação mecânica no capítulo de insuficiência respiratória).

- O paciente é capaz ao menos de iniciar a própria ventilação?

Para iniciar modalidades que dependam da preservação do *drive* respiratório central como a Pressão de Suporte isso deve ser avaliado pelo profissional. Pacientes em *overdose*, acidentes vasculares cerebrais, ou com "tendência a apneia" é mais seguro escolher um modo de ventilação que assegure o volume minuto do paciente (assisto-controlado, SIMV).

- Qual é a o tipo de insuficiência respiratória do paciente e quais suas comorbidades?

Em geral pacientes com insuficiência respiratória hipoxêmica e doenças restritivas (SDRA, edema pulmonar, pneumonia grave e difusa) necessitam de medidas para melhora da oxigenação, altas frações inspiradas de oxigênio e aumentar as pressões médias das vias aéreas (PEEP), podem ser ventilados com altas frequências e baixos volumes correntes de acordo com a monitorização da mecânica respiratória, gasométrica e hemodinâmica de cada paciente.

Ao contrário, pacientes com doenças pulmonares obstrutivas e insuficiências respiratórias hipercápnicas (DPOC exacerbado, asma grave aguda) podem não necessitar de PEEP e frações inspiradas de oxigênio elevadas e, habitualmente, não devem ser ventilados com altas frequências respiratórias. Deve ser avaliada a presença de PEEP intrínseca, melhorar as condições de broncodilatação das vias aéreas, e garantir um tempo expiratório suficiente para esvaziamento adequado do pulmão (frequência respiratória 8 a 15 ipm).

- Como a doença do paciente está respondendo ao tratamento, e como a situação está influenciando na necessidade de assistência ventilatória?

O profissional deve reavaliar constantemente os parâmetros do ventilador para determinar se não houve mudanças na sincronia paciente – ventilador, e se, as necessidades permanecem as mesmas. Essa avaliação deve ser cuidadosa, o paciente que melhora, também "briga" com o ventilador. A função do profissional é sincronizar o ventilador ao paciente e não o paciente ao ventilador.

Configurações do ventilador

Volume corrente (VT)

Essa é a configuração mais importante na ventilação mecânica. Sabe-se que o volume corrente pode ser um dos grandes responsáveis pela VILI. O seu excesso e, até mesmo, se insuficiente (Tabela 8.1).

Tabela 8.1
Mecanismos de VILI associados a volumes correntes
Inativação de surfactante
Lesões por força de cisalhamento entre estruturas pulmonares "abertas", "fechadas"
Abertura e fechamento cíclicos de unidades instáveis
Deformidade das estruturas celulares e tecidos

Essa situação pode se agravar em pacientes com SDRA, por exemplo, que tornam suas capacidades pulmonares menores e, portanto, suscetíveis a esses danos "mecânicos" do volume corrente.

Volumes correntes baseados em um estudo vêm sendo adotados uniformemente, ≤ 6 mL/kg de peso predito.

O chamado peso ideal baseia-se em altura e sexo do indivíduo e tem uma correlação com a capacidade pulmonar total (CPT) prévia a lesão.

Ex.: 6 mL/kg de peso ideal, 6% da CPT daquele indivíduo antes do quadro pulmonar atual.

Perceba que uma das observações é que esse valor não foi extraído a partir, da "nova capacidade pulmonar total" pós-SDRA, por exemplo.

Sobre a escolha do volume corrente ainda não temos respostas para algumas perguntas.

Não sabemos se poderíamos escolher qualquer volume corrente desde que a pressão de platô fosse inferior a 30 cmH_2O.

Sabemos que a respiração espontânea e portanto, por definição um volume corrente que não pode ser maior que a capacidade pulmonar total (CPT) está implicada em edema agudo de pulmão não cardiogênico e disfunção de surfactante. Insuflações do sistema respiratório com volumes inferiores a CPT, mas superiores ao ponto de inflexão da curva PV, estão associados com lesão pulmonar, e análise de curvas ROC determinaram que pacientes, em todos os níveis de pressão de platô, se beneficiaram com diminuições de volume corrente. O que faz que continuemos com as configurações de baixos volumes correntes, em qualquer situação de "pressões", em determinadas circunstâncias clínicas. Outra discussão, é a respeito da utilização de modalidades ventilatórias que preservem a atividade diafragmática como uma opção "melhor" nos pacientes com SDRA, tipo PSV, NAVA, etc. Não há evidências sólidas do benefício em desfechos clínicos primários. O argumento seria melhor distribuição do fluxo gasoso em áreas dorsais dos pulmões diminuindo as atelectasias.

Também vem sendo estudada a possibilidade de se estabelecer a estratégia de baixos volumes em todas as situações de insuficiência respiratória nos pacientes graves independentemente do diagnóstico clínico de SDRA. Um ensaio clínico randomizado encontrou produção sustentada de citocinas em pacientes ventilados com volumes correntes convencionais (10 mL/kg peso ideal). Não encontraram esse resultado no grupo intervenção (6 mL/kg peso ideal). Não há até o momento evidência definitiva sobre essa prática mas não parece haver motivos para volumes correntes acima de 10 mL/kg de peso ideal nesses pacientes. (com função pulmonar normal).

Em modos a pressão (PCV, PS), uma diminuição do volume corrente pode indicar aumento da resistência do sistema respiratório, diminuição da complacência, ou ambos. Pode acontecer ainda broncoespasmo, edema pulmonar, secreções no circuito ou vias áreas, barotrauma, migração do tubo (intubação seletiva).

Frequência respiratória

Na configuração da frequência respiratória é necessária a consideração sobre a demanda de frequência respiratória real do paciente e o impacto da frequência no tempo total do ciclo respiratório e suas consequências.

De maneira preliminar usam-se altas frequências respiratórias para pacientes com insuficiência respiratória hipoxêmica (20 a 30 ipm).

Desenvolver taquipneia súbita, estando previamente estável na ventilação mecânica, pode estar relacionado com ansiedade, piora nas condições ventilatórias, complicação clínica (febre, sepse, pneumonia, lesão pulmonar aguda) ou com parâmetros ventilatórios inadequados. Será preciso uma avaliação considerando todas as possibilidades antes de atribuí-la a ansiedade.

Nas modalidades espontâneas a diminuição da frequência respiratória está associada a diminuição, ou perda, do *drive* respiratório, sedação profunda, ou evento neurológico agudo. Observar se há um *backup* acionado no respirador ou considerar mudança de modo ventilatório.

Oxigenação

Normalmente no início da ventilação mecânica ajustamos o respirador para $FiO_2 = 1,0$. Depois ajustamos uma fração inspirada para manter uma $PaO_2 \geq 60$ mmHg e uma $SatO_2 \geq 90\%$.

Diminuições importantes de "PaO_2" podem estar relacionadas com alterações da relação ventilação/perfusão com *shunts*. Causas comuns de hipoxemia aguda em pacientes em ventilação mecânica são: Pneumonia nosocomial, sepse, LPA, edema pulmonar, embolismos, atelectasia, colapsos pulmonares. As medidas possíveis são reverter a causa base quando possível, aumentar a pressão média das vias aéreas (aumentos da PEEP) e, eventualmente, da fração inspirada de oxigênio (pouco eficiente se a área de *shunt* for grande)

Taxa de fluxo inspiratório

Em modos a volume a taxa de fluxo inspiratório é de 40 a 90 L/min. Alguns pacientes podem ter demanda tal alta, quanto 120 L/min para taxas de fluxo inspiratório. Nesses pacientes, altas taxas de fluxo podem melhorar o conforto, diminuir o trabalho inspiratório, e se conseguirmos diminuir a frequência respiratória poderemos diminuir o auto-PEEP. O aumento da taxa de fluxo irá invariavelmente aumentar a pressão das vias aéreas. Caso as pressões atingidas forem consideradas muito altas, ou o paciente não se apresentar confortável, podem ser tentados modos a pressão. Os modos a pressão habitualmente fornecem taxas de fluxos iniciais mais altos limitando a pressão das vias aéreas.

Nos modos a volume o padrão de fluxo quadrado é resultado de um fluxo programado constante durante a inspiração. É possível a programação do respirador para manter uma taxa de fluxo, média constante, com outras ondas de fluxo (onda para desacelerada por exemplo) que diminui a pressão de pico das vias aéreas. Os modos a pressão apresentam normalmente fluxo desacelerado.

Um estudo analisou o trabalho respiratório em 20 pacientes com 60 L/min e 100 L/min sem alteração do volume corrente nas duas configurações. Encontrou que o trabalho respiratório por litro de ventilação representava aproximadamente 60% do trabalho dissipado em ventilação espontânea. Quando diminuiu em cinco pacientes para 40 L/min houve assincronia com o ventilador. Portanto, existe esforço da musculatura inspiratória na VCV e a adequação do fluxo inspiratório a demanda do paciente parece muito importante para a diminuição do trabalho respiratório.

Vários estudos, por outro lado, demonstraram que o aumento do fluxo inspiratório mantendo-se o volume corrente pode ter como efeito aumento na frequência respiratória dos pacientes, porém acompanha um aumento do tempo expiratório favorecendo a possível diminuição da PEEP intrínseca.

Também observou-se que quanto mais alto a taxa de fluxo inspiratório há diminuição do *drive* respiratório e do esforço inspiratório.

Pressão de pico das vias aéreas (Paw) e pressão de platô (Pplat)

Nos modos "a volume", o aumento da pressão de pico das vias aéreas está associado com o aumento da resistência das vias aéreas, e uma diminuição da complacência está associada a um aumento da pressão de platô.

Nos modos "a pressão", alterações da resistência e da complacência do sistema respiratório não estão associadas a mudanças na pressão das vias aéreas. As mudanças se darão no volume e no fluxo inspiratório.

Sensibilidade

Se o parâmetro de disparo do respirador é sensibilidade a pressão, geralmente é usada sensibilidade de 1,0 a 2,0 cmH_2O. Caso o mecanismo de disparo for a fluxo, geralmente é usada a sensibilidade 1 a 3 L/min.

Caso o mecanismo de disparo estiver muito sensível pode haver ciclos iniciados de maneira inadvertida ou até mesmo autodisparo. Por outro lado, se o mecanismo estiver "insensível demais" pode haver aumento do trabalho respiratório. Ambas as situações podem causar dissincronia paciente-ventilador ("briga com o ventilador").

O reconhecimento do problema deve ser imediato, observando o padrão respiratório do paciente (parede torácica) e as curvas de fluxo e pressão.

A causa mais comum de dissincronia paciente respirador pela insensibilidade do mecanismo de disparo é a presença do auto-PEEP.

Ventilação mecânica durante o sono

O paciente em VM tem grandes distúrbios do sono, tanto em quantidade, quanto em qualidade.

Estudos conduzidos na comparação entre modalidades ventilatórias como PSV e VCV, nas mesmas condições, revelaram que em PSV há uma presença maior de distúrbios do sono e apneia. Outros estudos já não mostraram diferenças relevantes entre as modalidades. Parece que o excesso do suporte ventilatório estaria diretamente relacionado aos distúrbios do sono. Se os distúrbios do sono representam um marcador de disfunção cerebral ou uma síndrome específica não é conhecido. Suas consequências clínicas em desfechos primários também não.

Conclusão

Os respiradores estão cada vez mais sofisticados, entretanto os princípios físicos básicos envolvendo a ventilação mecânica não mudaram.

Os modos básicos discutidos nesse capítulo são à base da ventilação mecânica em sua realidade clínica ainda hoje. Entender os modos básicos permite ao profissional uma abordagem eficiente ao doente crítico e serve com fundamento para os métodos de ventilação não convencionais que eventualmente precisam ser utilizados.

Referências bibliográficas

1. Munoz JJ, Guerrero E, Escalante JL, et al: Pressurecontrolled ventilation versus controlled mechanical ventilation with decelerating inspiratory flow. Crit Care Med 1993;21: 1143-1148.
2. Cinnella G, Conti G, Lofaso F, et al: Effects of assisted ventilation on the work of breathing: Volume-controlled versus pressurecontrolled ventilation. Am J Respir Crit Care Med 1996;153:1025-1033.
3. Chatburn RL, Mechanical ventilators: classification and principles of operation. In: Wilkins RL, Stoller JK, Scanlan CL, eds. Egan's Fundamental of Respiratory Care. 8th ed. St Louis, MO: Mosby;2003:929-962.
4. Kallet RH, Campbell AR, Alonso JA, et al: The effects of pressure control versus volume control assisted ventilation on patient work of breathing in acute lung injury and acute respiratory distress syndrome. Respir Care 2000;45: 1085–1096.
5. MacIntyre NR, McConnell R, Cheng KC, Sane A: Patient-ventilator flow dyssynchrony: Flow-limited versus pressure--limited breaths. Crit Care Med 1997;25:1671–1677.
6. Masqueroni D, Kolobow T, Fumagalli R, et al. Acute respireatory failure following pharmacologically induced hyperventilation: an experimental animal study. Intensive Care Med. 1988;15:8-14.
7. Zakynthinos SG, Vassilakopoulos T, Daniil Z, et al. Pressure support ventilation in adult respiratory distress syndrome: short-term effects of a servocontrolled mode. J Crit Care. 1997; 12: 161–72.

8. Tokioka H, Saito S, Kosaka F. Comparison of pressure support ventilation and assist control ventilation in patients with acute respiratory failure. Intensive Care Medicine. 1989; 15: 364–7.

9. Hager DN, Krishnan JA, Hayden DL, et al. Tidal volume reduction in patients with acute lung injury when plateau pressures are not high. Am J Respir Crit Care Med. 2005;172:1241-1245.

10. Chiumello D, Pelosi P, Calvi E, et al. Different modes of assisted ventilation in patients with acute respiratory failure. Eur Respir.2002; J 20: 925–33.

11. Hering R, Zinserling J, Wrigge H, et al. Effects of spontaneous breathing during airway pressure release ventilation on respiratory work and muscle blood flow in experimental lung injury. Chest. 2005; 128: 2991–8.

12. Putensen C, Hering R, Muders T, et al. Assisted breathing is better in acute respiratory failure. Current Opinion in Critical Care. 2005; 11: 63–8.

13. Macmullen SM, Mead M, Rose L, et al. Partial ventilatory support modalities in acute lung injury and acute respiratory distress syndrome-a systematic review. Plos One. 2012;7(8):e40190.

14. Detterman RM, Royakkers A, Woltuis EK, et al. Ventilation with lower tidal volumes as compared with conventional tidal volumes for patients without acute lung injury: a preventive randomized controlled trial. Crit Care. 2010; 14(1): R1.

15. Wrigge H, Uhlig U, Zinserling J, et al. The effects of different ventilatory settings on pulmonary and systemic inflammatory responses during major surgery. Anesth Analg. 2004;98:775–781.

16. Marini JJ, Rodrigues RM, Lamb V. The inspiratory workload of patient-initiated mechanical ventilation. Am Rev Respir Dis. 1986;134:902-909.

17. Fernandez R, Méndes M, Yones M. Effect of ventilator flow rate on respiratory timing in normal humans. Am J Respir Crit Care Med. 1999;159:710-719.

18. Laghi F, Karamchandani K, Tobin MJ. Influence of ventilator settings in determining respiratory frequency during mechanical ventilation. Am J Respir Crit Care Med. 1999;160:1766-1770.

19. Cabello B, Thille AW, Drouot X, et al. Sleep quality in mechanically ventilated patients: comparison of three ventilatory modes. Crit Care Med. 2008; 36(6):1749-55.

20. Bosma K, Ferreyra G, Ambrogio C, et al. Patient-ventilator interaction and sleep in mechanically ventilated patients: pressure support versus proportional assist ventilation.Crit Care Med. 2007; 35(4):1048-54

21. De Wit M, Pedram S, Best AM, et al. Observational study of patient-ventilator asynchrony and relationship to sedation level. J Crit Care. 2009;24:74-80.

Capitulo 9

Pressão de Suporte

◀ Fernando Sabia Tallo

Conceito

Pressão de Suporte Ventilatório (PSV) é uma forma de suporte ventilatório parcial, que auxilia a ventilação espontânea iniciada pelo paciente, através de uma pressão positiva inspiratória predeterminada e constante[1,2].

É uma modalidade limitada a pressão em que o ciclo é disparado e mantido pelo paciente.

O seu uso também é possível através de ventilação não invasiva.

Epidemiologia

Inicialmente a (PSV) foi considerada um método quase que exclusivamente utilizado para o processo de desmame. Em um estudo, 45% dos pacientes que passavam pelo processo do desmame utilizaram a modalidade combinada com SIMV (*sincronized intermitent mandatory ventilation*) ou isoladamente[3].

Atualmente, nos pacientes em ventilação por mais de seis dias, é a modalidade mais presente nas UTIs[3].

Indicações

Como pré-requisito o *drive* respiratório, comando do impulso neuromuscular, estar preservado[4] (Tabelas 9.1, 9.2 e 9.3).

Tabela 9.1
Indicações da PSV (ventilação pressão de suporte)
Desmame da ventilação mecânica
Pacientes com insuficiência respiratória que desenvolvem pressões elevadas das vias aéreas em técnicas convencionais de ventilação e que preservam esforço inspiratório
Ventilação artificial acima de 72 horas com fatores contribuintes para atrofia muscular
Uso com ventilação não invasiva em pacientes com limitação importante de fluxo aéreo ou mesmo insuficiência respiratória aguda parenquimatosa

Tabela 9.2
Indicações da PSV (ventilação pressão de suporte)
Vantagens da PSV
Oferece treinamento gradual a musculatura inspiratória
Previne a atrofia muscular e a fadiga por sobrecarga de trabalho
Aumenta o conforto e melhora sincronização
Aperfeiçoa a relação pressão/volume do pulmão diminuindo os riscos de hiperinsuflação e barotrauma
Pode diminuir o fenômeno da PEEP intrínseca
Agir para a diminuição do trabalho respiratório gerado pela prótese respiratória, válvulas de demanda e componentes do circuito do ventilador

Tabela 9.3
Indicações da PSV (ventilação pressão de suporte)
Desvantagens da PSV
Necessita do pleno funcionamento do impulso neuromuscular para respiração
A ventilação alveolar pode sofrer grandes alterações com as mudanças da mecânica respiratória como será descrito no capítulo
Pressões de suporte baixas podem propiciar desenvolvimento de atelectasia, enquanto as muito elevadas podem causar alterações hemodinâmicas

O ciclo respiratório no modo de controle pressão de suporte (PSV)

Início do ciclo

Por tratar-se de um modo espontâneo o paciente inicia o ciclo respiratório através da contração da musculatura respiratória que é "percebida" pelo respirador, através do ajuste do controle de sensibilidade, que libera a pressão positiva predeterminada (pressão de suporte)[5,6] (Figuras 9.1 e 9.2).

Fase de "manutenção" do ciclo

O tempo inspiratório da pressão de suporte dependerá da duração do esforço exercido pelo paciente, da pressão de suporte configurada e da mecânica respiratória do paciente[8]. Uma servoválvula é controlada durante todo o ciclo para fornecer uma pressão muito próxima da configurada pelo operador.

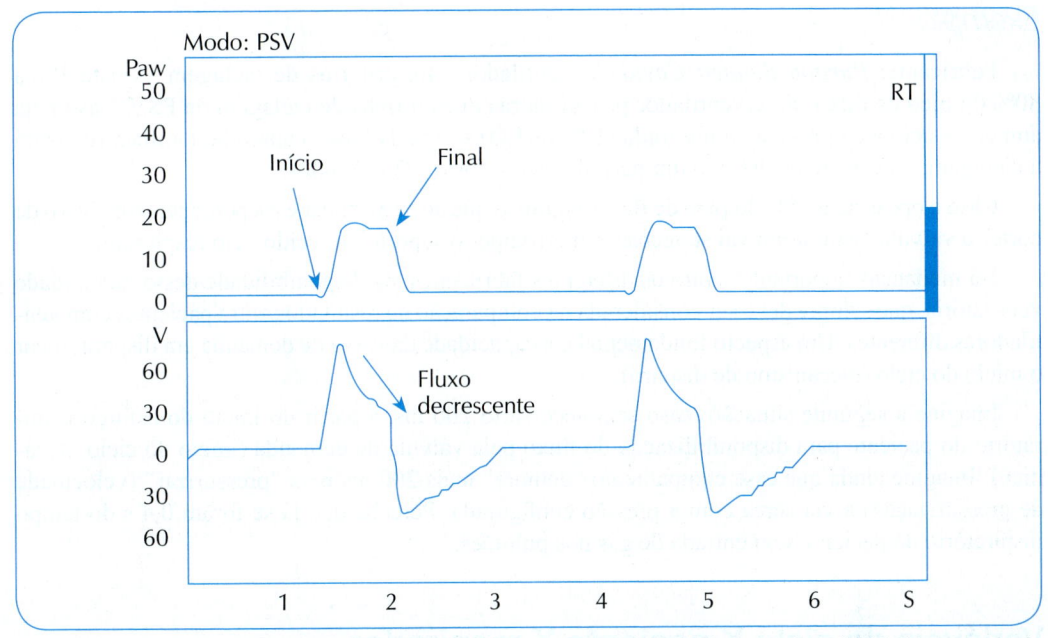

Figura 9.1: Perceba na seta que aponta o início do ciclo respiratório pela deflexão (sensibilidade) na curva de pressão.

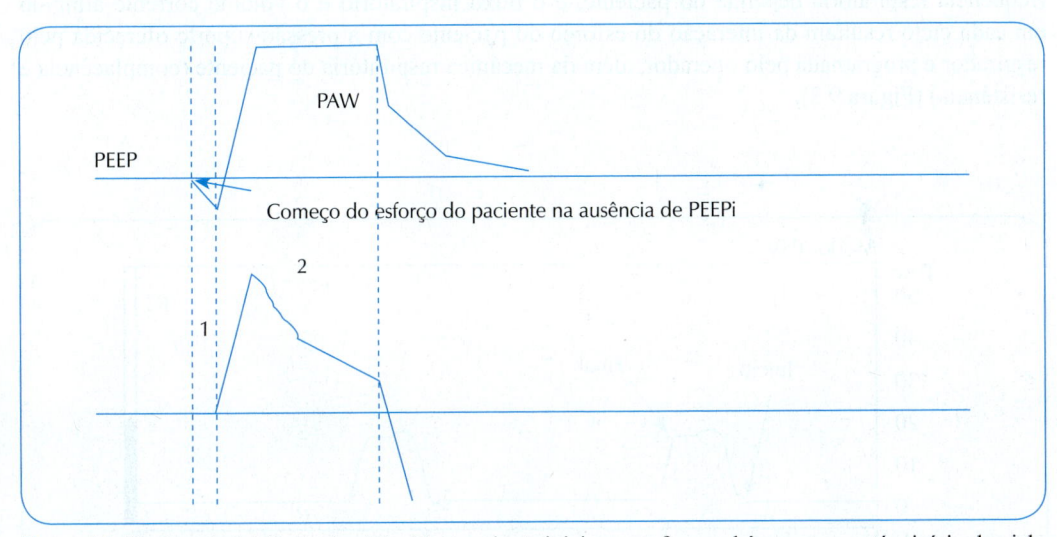

Figura 9.2: Na fase de iniciação do ciclo (1) o paciente inicia um esforço e há um atraso até o início do ciclo mecânico (fluxo). Os ventiladores mais recentes respondem em menos de 100 milissegundos[7].

Fase de interrupção da pressão positiva fornecida pelo respirador

Dependerá do modelo do ventilador. A maioria possibilita a programação do operador. Os ventiladores podem fornecer a possibilidade de configuração da porcentagem de queda do pico de fluxo para a ciclagem, de acordo com as particularidades da mecânica respiratória do paciente.

Exemplo

Fabricante: *Puritan Bennett Covidien*, ventilador 840, critérios de ciclagem: Ajuste 1% a 80% do pico de fluxo. Esse ventilador possui outras duas formas de ciclagem da PSV. Caso haja aumentos acima da pressão configurada (1,5 cmH$_2$O) acima da Paw, o aparelho também realizará a ciclagem, ou caso tenha havido um período inspiratório > 3 segundos.

Caso a opção seja 25% do pico de fluxo, significa que ao se alcançar essa porcentagem "fluxo de corte" a válvula inspiratória vai se fechar e interromper o suporte oferecido pelo respirador.

Há mudanças importantes entre os diferentes fabricantes, na disponibilidade dessa modalidade ventilatória, que sempre deve ser considerada na comparação de resultados entre pacientes com ventiladores diferentes. Um aspecto fundamental é a capacidade da valva de demanda em disponibilizar o início do ciclo (mecanismo de disparo).

Imagine a seguinte situação: caso seja necessário 200 ms, a partir do início do esforço inspiratório do paciente para disponibilização do fluxo pela válvula de demanda (início do ciclo mecânico). Imagine ainda que esse equipamento "demore" mais 200 ms para "pressurizar" (velocidade de pressurização) a via aérea com a pressão configurada. Perceba que já se foram 0,4 s do tempo inspiratório do paciente sem entrada de gás nos pulmões.

Variáveis do ciclo X paciente X respirador

Pelo que o leitor pode perceber pelas características da modalidade, o tempo inspiratório e a frequência respiratória depende do paciente, e o fluxo inspiratório e o volume corrente atingido em cada ciclo resultam da interação do esforço do paciente com a pressão suporte oferecida pelo respirador e programada pelo operador, além da mecânica respiratória do paciente (complacência e resistência) (Figura 9.3).

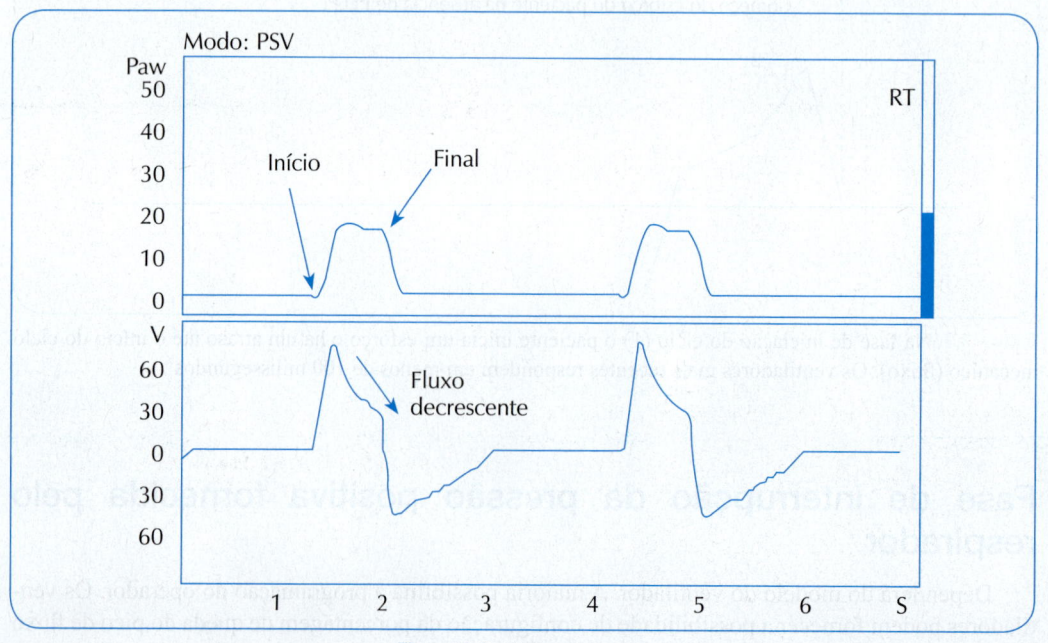

Figura 9.3: Ciclos de PSV.

Perceba o leitor, que o fluxo atinge um valor máximo no início, e depois, com o enchimento progressivo do pulmão, e diminuindo a diferença de pressão para o movimento do gás há uma queda progressiva de fluxo. Caso a programação de ciclagem (mudança de fase inspiratória para expiratória) seja 25% do pico de fluxo, esse será o momento do fechamento da válvula inspiratória.

Esse "comando" pode ser modificado pelo operador buscando uma melhor sincronia com a demanda do paciente em ventilação mecânica. Observe as Figuras 9.4 e 9.5.

Observe que as curvas são de pressão, volume e fluxo no tempo. Note que de um ciclo para outro, no mesmo paciente, o fluxo e o volume foram variáveis. Admitindo-se que a pressão de suporte permaneceu a mesma, e que não houve mudança na mecânica do sistema respiratório, o paciente

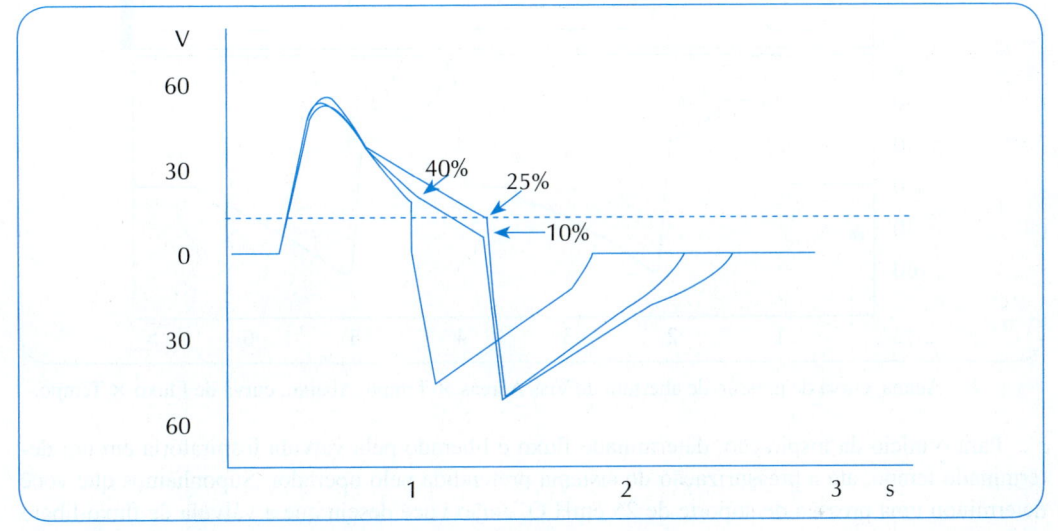

Figura 9.4

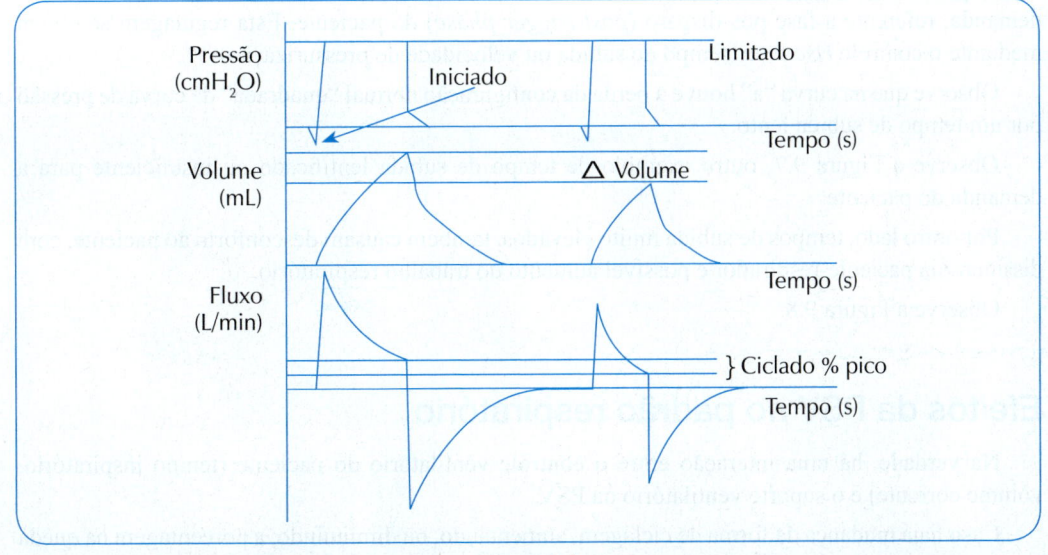

Figura 9.5

exerceu esforços diferentes entre os dois ciclos, ou tempos diferentes de inspiração, determinando volumes e fluxos proporcionais.

Agora observe a Figura 9.6.

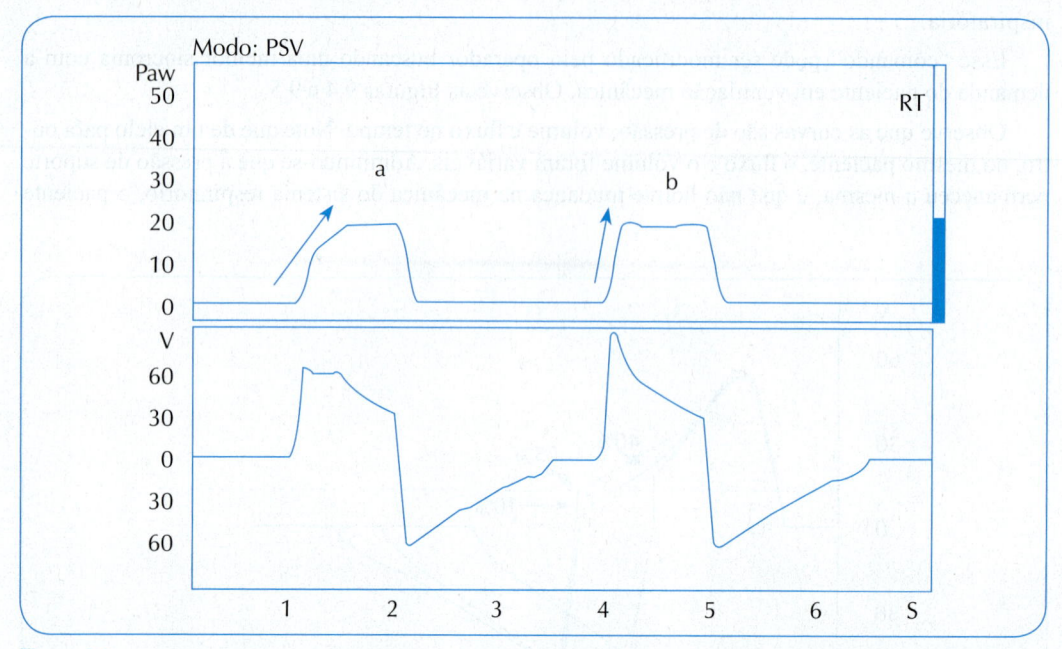

Figura 9.6: Acima, curva de pressão de abertura de Vias Aéreas × Tempo. Abaixo, curva de Fluxo × Tempo.

Para o início da inspiração, determinado fluxo é liberado pela válvula inspiratória em um determinado tempo, até a pressurização do sistema pretendida pelo operador. Suponhamos que você determinou uma pressão de suporte de 25 cmH$_2$O, então você deseja que a válvula de fluxo libere determinado fluxo capaz de pressurizar o sistema ventilador – paciente em 25 cmH$_2$O. Há uma possibilidade nos respiradores modernos de regulagem dessa velocidade de pressurização, ou seja, do tempo de subida da pressão, permitindo uma melhor adaptação do fluxo inspiratório frente à demanda, referente a fase pós-disparo (*post-trigger phase*) do paciente. Esta regulagem se obtém mediante o controle *rise time* (tempo de subida ou velocidade de pressurização)[10-13].

Observe que na curva "a" houve a perda da configuração normal "quadrada" da curva de pressão por um tempo de subida lento.

Observe a Figura 9.7, outro exemplo de tempo de subida lentificado ou insuficiente para a demanda do paciente.

Por outro lado, tempos de subida muito elevados, também causam desconforto ao paciente, com dissincronia paciente-respirador e possível aumento do trabalho respiratório.

Observe a Figura 9.8.

Efeitos da PSV no padrão respiratório

Na verdade, há uma interação entre o controle ventilatório do paciente (tempo inspiratório, volume corrente) e o suporte ventilatório na PSV.

Caso haja mudança da forma de ciclagem, aumentando, ou diminuindo, a porcentagem na queda do pico de fluxo para ciclagem, haverá mudança de volume corrente e tempo inspiratório[14].

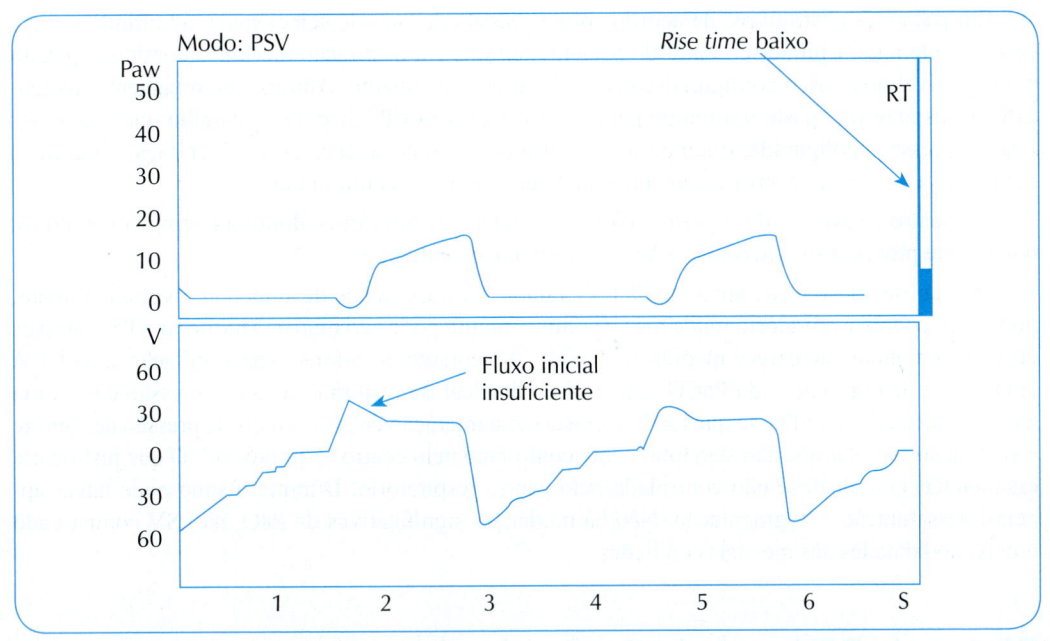

Figura 9.7: Acima, curva de Pressão × Tempo. Abaixo, curva de Fluxo × Tempo.

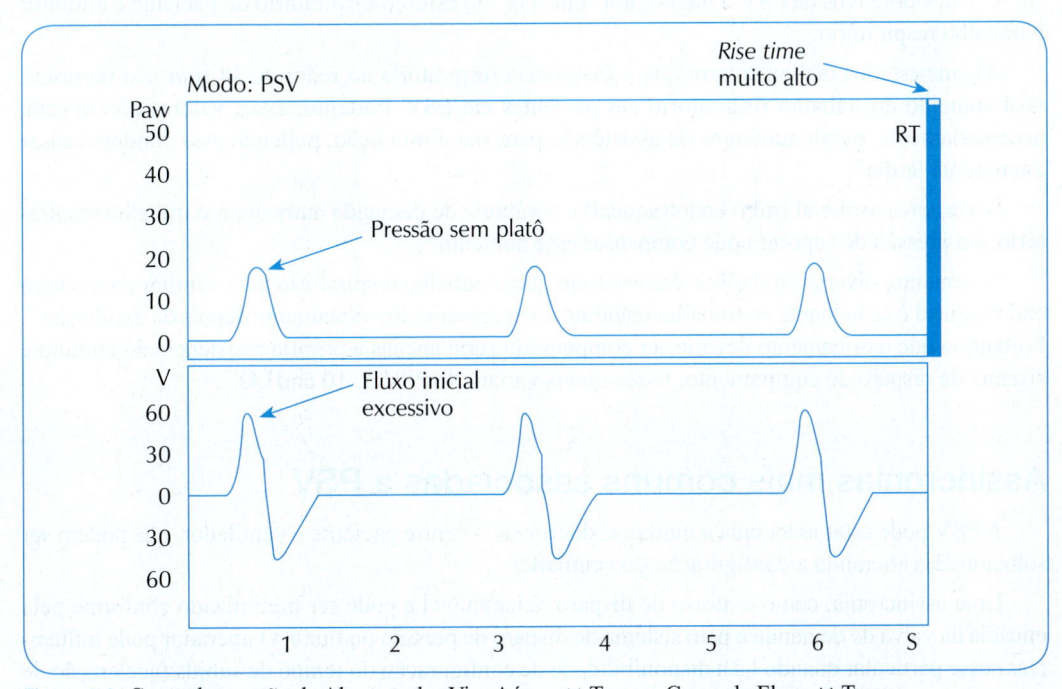

Figura 9.8: Curva de pressão de Abertura das Vias Aéreas × Tempo. Curva de Fluxo × Tempo.

Na maioria das vezes, aumentos da pressão de suporte na PSV, diminuirá a FR e aumentará o volume corrente. Essas mudanças, e outras, ocorrem em 1 a 2 minutos[15].

Níveis excessivos de pressão de suporte podem gerar hiperinsuflação, alcalose respiratória, depois depressão respiratória com apneia ou dissincronias (esforços inspiratórios insuficientes)[16].

Em pacientes obstrutivos, de acordo com a pressão de suporte selecionada, admitindo ser excessivo, o tempo inspiratório neural do paciente termina e a inspiração mecânica continua. Quanto maior o nível pressórico configurado, maior o seu prolongamento. Admita que o paciente inicie o esforço inspiratório "gaste um tempo para vencer o auto-PEEP" dispare o aparelho que disponibilizará a pressão configurada, o tempo inspiratório do paciente se encerra, e a inspiração mecânica, continua, já que só se encerrará com a queda de pico de fluxo configurada.

Aumentos da pressão de suporte prolongam o tempo inspiratório e diminui o tempo expiratório, o que pode provocar dissincronias, entre o paciente e o ventilador.

Outra observação é que aumento da PSV falhou, em capacidade de aumentar o volume minuto, portanto o padrão respiratório muda mas o volume minuto pode não mudar. Monitorar a PSV através do volume minuto não parece medida confiável[17]. No entanto, há aumento da ventilação alveolar. A tendência é de diminuição da $PaCO_2$ e há o risco de alcalose respiratória caso a pressão de suporte não for "tateada". Acredita-se que na PSV exista certa interação entre os níveis de pressão de suporte e ventilação alveolar que não seja totalmente controlado pelo centro respiratório[18]. O que justificaria essa tendência a alcalose não controlada pelo centro respiratório. Durante o sono pode haver apneias, dessaturação e fragmentação. Não há mudanças significativas da PaO_2 na PSV comparando outras modalidades nas mesmas condições.

Efeitos da PSV no trabalho respiratório

Um dos objetivos da PSV é melhorar a "eficácia" do esforço inspiratório do paciente e diminuir o trabalho respiratório.

Alguns estudos demonstraram que a frequência respiratória ao redor de **30 ipm** não representava aumento do trabalho respiratório em pacientes em PSV. Portanto, esses valores não devem, necessariamente, exigir aumentos de assistência para sua diminuição, podendo essa conduta causar assincronia tardia[19].

A via aérea artificial (tubo endotraqueal) e a válvula de demanda aumentam o trabalho respiratório, e a pressão de suporte pode compensar esse aumento[20].

No entanto, diversos trabalhos demonstram que o trabalho respiratório para ventilar com o tubo endotraqueal é semelhante ao trabalho respiratório necessário, imediatamente depois da extubação[21]. Portanto o que teoricamente deveria ser compensado seria apenas a própria resistência do circuito e sistema de disparo do equipamento. Esses níveis variam de PSV 5 -10 cmH_2O.

Assincronias mais comuns associadas a PSV

A PSV pode estar associada a muitas assincronias[22-24] entre paciente e ventilador, que podem ser solucionadas alterando a configuração do ventilador.

Uma assincronia, como o atraso do disparo, é inevitável e pode ser minimizado conforme pela eficácia da valva de demanda e pelo sistema de disparo de pressão ou fluxo. O operador pode influenciar nesse particular quando há a disponibilidade de configuração do tempo de subida (aceleração de fluxo) no aparelho como discutido acima.

Disparo inefetivo[25]

Quando um paciente inicia o esforço inspiratório, ele deve contrabalançar o gradiente de pressão entre alvéolos e a abertura da via aérea. Essa assincronia está relacionada com PSV excessivas, que aumentam a hiperinsuflação dinâmica e pacientes com limitação do fluxo expiratório. É a assincronia mais comum no PSV. Frequências respiratórias mecânicas menores que 20 ipm, irregularidades na curva de fluxo expiratório deve levantar suspeitas da assincronia. O operador pode tentar diminuir a PSV, diminuir o espaço morto, aumentar a PEEP. A estratégia é diminuir o tempo inspiratório, aumentando a porcentagem do pico de fluxo para a ciclagem, e ou diminuir a pressão de suporte configurada, para diminuir o volume corrente.

Paw (pressão esofágica) cmH$_2$O

Observe na Figura 9.9 que não houve o terceiro ciclo mecânico, apesar de ter havido esforço inspiratório do paciente.

Mudanças nas variáveis da pressão de suporte com mudanças na mecânica respiratória do paciente

Resistência do sistema respiratório

O aumento da resistência diminui o fluxo inspiratório, retardando o enchimento dos pulmões. Com a consequente diminuição do fluxo inicial, ocorrerá, caso se mantenha para a ciclagem uma

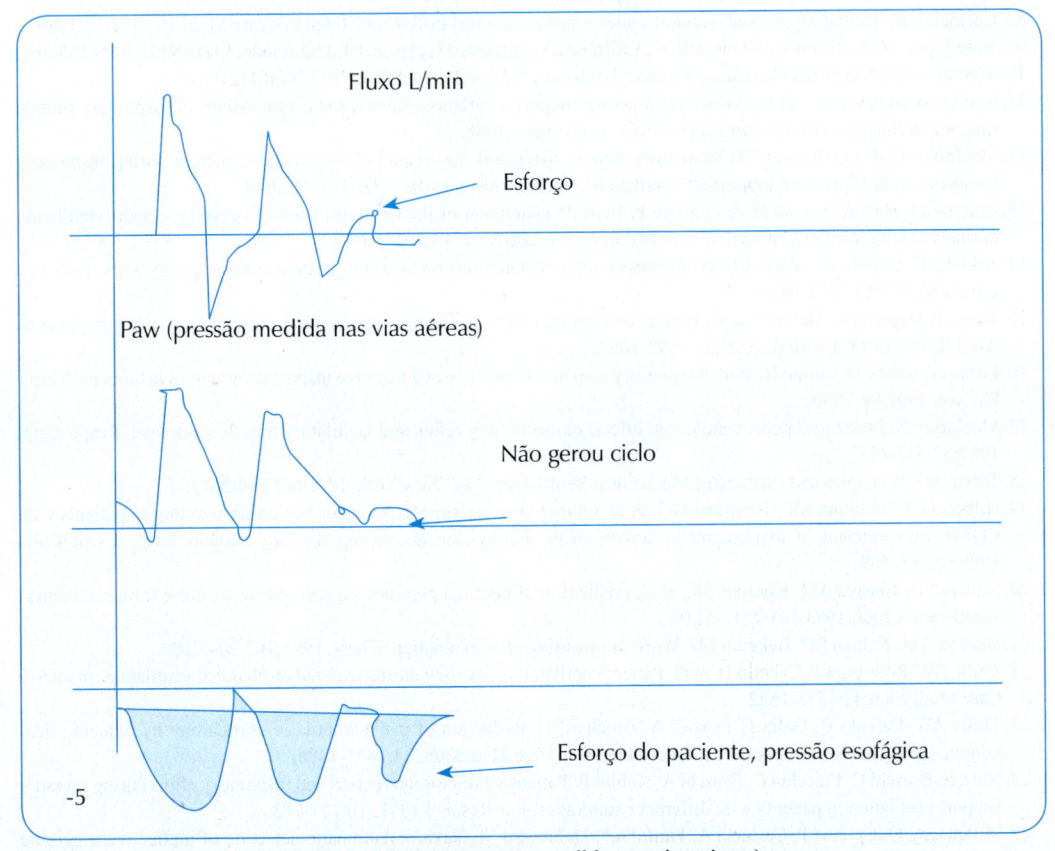

Figura 9.9: Paw (pressão medida nas vias aéreas).

porcentagem do pico de fluxo máximo, uma diminuição do fluxo de término com aumento do tempo inspiratório.

Complacência do sistema respiratório

A diminuição da complacência do sistema respiratório confere um "decaimento" mais acentuado do fluxo inspiratório, não exatamente do fluxo inicial (dependente mais da resistência), devida a elevação maior da pressão intrapulmonar. O efeito seria então a diminuição do tempo inspiratório, já que a porcentagem do pico do fluxo máximo seria atingida mais rápida e diminuição do volume corrente.

Referências bibliograficas

1. Brochard L. Pluskwa F&Lemaire F. Improved efficacy of spontaneous breathing with inspiratory pressure support. Am. Rev. Respir. Dis 1987; 136:411-15.
2. MacIntyre N. Pressure support ventilation. Resp Care 1986; 31:189-90.
3. Esteban A, Anzueto A, frutos F, et al. Characteristcs and outcomes in adult patients receiving mechanical ventilation : a 28 day international stydy. JAMA. 2002;287:345-355.
4. Esteban A, et al. Third international mechanical ventilation study. 2011. Personal communication.
5. Boysen PG, McGough E. Pressure control and pressure support ventilation. Flow patterns, inspiratory time and gas distribuition. Resp Care1988; 33:126-34.
6. Thille AW, Lyazidi A, Richard JC, et al. A bench study of intensive care-unit ventilators: new versus old and turbine-based versus compressed gas –based ventilators. Intensive care Med. 2009;35; 1368-1376.
7. Brochard L. Pressure-limited ventilation. Resp Care 1996; 41-447-55
8. Kacmarek R. inspiratory pressure support : does it make a clinical difference? Intensive care Med. 15 : 337-39,1989
9. Aulerjunior J.O.C.,Gomide do Amaral R.V.,Assistência Ventilatória Mecânica.1ºEd,São Paulo,ATHENEU,1998;155-161.
10. Carvalho R.R.,Ventilação Mecânica-Volume 1-Básico.1ºEd,São Paulo,ATHENEU,2000;112-116.
11. Iotti G, Braschi& Rodi G. Rationale for pressure support ventilation. International symposium of inspiratory muscle function during partial ventilator support.Tutzing,Germany,1988.
12. MacIntyre N & Leatherman N. Ventilatory muscle loads and the frequency-tidal volume pattern during inspiratory pressure assisted (pressure supported) ventilation. Am. Rev. respire. Dis. 141: 327-31,1990.
13. Brochard l, Harf A, Lorino H & Lemaire F. Bedside estimation of the optimum level of pressure support ventilation during weaning from mechanical ventilation. Intensive care Med. 14;261, 1988.
14. Tokioka H, Saito S, Kosaka F. Effect of pressure support ventilation on breathing pattern and respiratory work. Intensive Care med, 1989;15:491-94.
15. Viale JP, Duperret S, Mahul P, et al. Time course evolution of ventilatory responses to inspiratory unloading in patients. Am J Respir Crit Care Med. 2008;36:1692-1693.
16. Lofaso F, Isabey D, Lorino H, et al. Respiratory response to positive and negative inspiratory pressure in humans. Respir Phisyol. 1992;89:75-88.
17. MacIntyre N. Pressure support ventilation: effects on ventilatory reflex and ventilatory muscle work load. Respir Care. 1987;32:447-457.
18. Tobin, MJ. Principles and Practice of Mechanical Ventilation. 3 ed. New York: McGrall Hill;2013.
19. Hilbert G, Choukroun ML, Benissan GG, et al. Otimal pressure support level for beginning weaning in patients with COPD: measurement of diaphragmatic activity with step-by-step decreasing pressure support level. J Crit Care. 1998;93:506-509.
20. Nathan SD, Ishaaya AM, Koerner SK, et al. predicition of minimal pressure support during weaning from mechanical ventilation. Chest. 1993;103:1215-1219.
21. Ishaaya AM, Nathan SD, Bekman MJ. Work of breathing after extubation. Chest. 1995;107:204-209.
22. Thille AW, Rodrigues P, Cabello B, et al. Patient ventilator assyncrony during assisted mechanical ventilation. Intensive Care Med. 2006;32:1515-1522
23. Thille AW, Cabello B, Galia F, Lyazidi A, Brochard L: Reduction of patientventilator asynchrony by reducing tidal volume during pressure-support ventilation. Intensive Care Med 2008, 34:1477-1486.
24. Nava S, Bruschi C, Fracchia C, Braschi A, Rubini F: Patient-ventilator interaction and inspiratory effort during pressure support ventilation in patients with different pathologies. Eur Respir J 1997, 10:177-183.
25. Mulqueeny Q, Ceriana P, Carlucci A, Fanfulla F, Delmastro M, Nava S: Automatic detection of ineffective triggering and double triggering during mechanical ventilation. Intensive Care Med 2007, 33:2014-2018.

Ventilação Mecânica em Situações Especiais: DPOC, Asma, Obesidade, Doenças Restritivas

◀ Fernando Sabia Tallo, Maria Paula Martini Ferro

Doença pulmonar obstrutiva crônica

Desde a década de 1990, muitos estudos em pacientes DPOC, em ventilação mecânica contribuíram para um melhor entendimento, da mecânica respiratória, desses pacientes em insuficiência respiratória aguda.

Na verdade, as formas de ventilação mecânica escolhidas para esses pacientes são oriundas, muito mais, da fisiopatologia revelada por esses estudos, do que ensaios clínicos controlados e randomizados.

É um termo que descreve, um conjunto de doenças, que resultam em obstrução crônica do fluxo de ar para dentro dos pulmões e para o ambiente externo, e geralmente não são totalmente reversíveis. Vamos distinguir a bronquite crônica e o enfisema pulmonar, ressaltando que há habitual superposição de características nos pacientes.

Bronquite crônica

Condição de excesso de produção de muco traqueobrônquico, que resulta em obstrução das pequenas vias aéreas. Tosse com expectoração, por no mínimo três meses, por pelo menos dois anos sucessivos, afastadas outras causas.

Enfisema pulmonar

É baseada em critérios histológicos. Dilatação anormal dos espaços aéreos distais aos bronquíolos terminais, acompanhada de destruição de suas paredes.

O desarranjo do sistema elástico com a perda da tração radial (provoca colabamento das vias aéreas) e redução da retração elástica (provoca diminuição do fluxo aéreo de saída do órgão) limita o fluxo aéreo.

Eventualmente, há ruptura alveolar, criando espaços na via aérea que são menos eficientes na troca gasosa. Como resultado, há colapso das vias aéreas na expiração que leva a um aumento da resistência das vias aéreas. Esta obstrução pode também causar a formação de bolhas, com compressão do tecido pulmonar adjacente.

Aumento da capacidade pulmonar total (CPT) por diminuição da retração elástica e maior contração dos músculos inspiratórios, o que determina um novo ponto de equilíbrio com aumento da capacidade residual funcional (CRF). O volume residual também aumenta pelo aprisionamento do ar durante a expiração. O VR aumenta mais que a capacidade pulmonar total VR/CPT o que diminui a capacidade vital.

Tabela 10.1		
Resumo de características		
Características	**Enfisema**	**Bronquite**
Recolhimento elástico	Severamente diminuído	Normal
Resistência	Ligeiramente aumentada	Alta
Capacidade de disfusão	Diminuída	Ligeiramente diminuída
PaO_2	65-75 mmHg	45-60 mmHg
$PaCO_2$	35-40 mmHg	50-60 mmHg

Mecânica respiratória no DPOC com insuficiência respiratória

O paciente DPOC, em insuficiência respiratória, apresenta deterioração da mecânica respiratória, da função muscular e das trocas gasosas.

Aumento da resistência inspiratória com aumento do esforço inspiratório e do trabalho respiratório nos pacientes DPOC em insuficiência respiratória.

O aumento da resistência expiratória é de 1,6 a 3,8 vezes em relação à resistência inspiratória. Ocorre limitação ao fluxo expiratório represamento de volume, e mobilização da musculatura expiratória, que não consegue diminuir o volume pulmonar ao final da expiração abaixo do volume de repouso (com aumentos das pressões alveolares).

O tempo mínimo de expiração, para dado volume pulmonar até o volume de relaxamento é determinado pelo fluxo expiratório máximo. Uma diminuição nesse tempo, portanto provoca represamento de volume e aumento do recolhimento elástico (auto-PEEP).

Função muscular

O paciente DPOC gera uma menor pressão inspiratória negativa máxima, que o paciente saudável. Há uma diminuição da força muscular inspiratória (degradação de proteínas, desnutrição, corticoides, modo ventilatório, hiperinsuflação dinâmica com encurtamento da fibra, etc.).

Curiosamente, acredita-se que o paciente manifesta desconforto respiratório grave antes de o músculo entrar em fadiga propriamente.

Entendendo as trocas gasosas na IRA do DPOC

A característica é acidose respiratória com hipercapnia quando esses pacientes desenvolvem insuficiência respiratória. Ocorre uma diminuição da ventilação alveolar por mudança no padrão respiratório com diminuições dos tempos inspiratórios e expiratórios o que leva a aumento da frequência respiratória e diminuição do volume corrente – respiração superficial e rápida. Piora da relação Vd/Vt, espaço morto volume corrente.

Atendimento do paciente com DPOC em insuficiência respiratória aguda

Agora que você já aprendeu as principais alterações da mecânica respiratória no DPOC, vamos introduzir orientações genéricas para a ventilação mecânica desses pacientes.

A primeira abordagem envolve, sempre, a completa anamnese e o exame físico para realização das hipóteses diagnósticas e o planejamento de seu tratamento. O principal motivo para a descompensação é o aumento de resistência das vias aéreas (broncoespasmo, inflamação das vias aéreas, acúmulo de secreção).

- O paciente deve ser monitorizado com cardioscopia, pressão arterial, oximetria de pulso.
- Atendimento de suporte básico e avançado de vida como preocupações iniciais.
- Análise da situação clínica acidobásico, considerando que o paciente pode possuir como característica basal baixos níveis de pressão parcial de oxigênio PaO_2 e altos níveis de $PaCO_2$.
- Por isso o profissional deve ficar atento aos níveis de PH e bicarbonato para caracterizar um processo de acidose ou mesmo acidemias (Ph < 7,35) procurando suas causas e perseguindo sua reversão. (leia o capítulo alterações acidobásicos nos distúrbios respiratórios).
- Usar a terapia broncodilatadora (corticoides, β-adrenérgicos, drogas adjuvantes).
- Analisar e corrigir possíveis alterações hidroeletrolíticas.
- Analisar e oferecer suporte nutricional individualizado.
- Realizar tratamento profilático quando indicado.
- Suporte ventilatório (leia insuficiência respiratória aguda e indicações de ventilação mecânica).

Assistência ventilatória ao paciente DPOC em insuficiência respiratória

Cerca de 10% a 30% dos pacientes com exacerbação do DPOC necessitarão de assistência respiratória.

Ventilação não invasiva (leia o Capítulo 6)

Diversos estudos demonstraram desfechos primários e secundários favoráveis ao uso de VNI em pacientes DPOC com insuficiência respiratória. Diminuição de mortalidade hospitalar (9% *vs.* 29% p = 0,02), redução da necessidade de intubação (26% *vs.* 74% p = 0,001), menor número de pneumonias nosocomiais (5% - 17%).

Há alguns estudos que relacionam o sucesso da VNI com o nível de pH do paciente o que não foi confirmado em outros estudos. Níveis de pH de 7,13 a 7,20 resultaram em insucesso de 14% a 35%.

Ventilação invasiva

Os pacientes com falha na VNI, parada respiratória, pneumotórax não drenado, vômitos incoercíveis sangramento intestinal alto, intolerância a máscara devem receber ventilação invasiva.

Os objetivos serão diminuir esforço inspiratório, minimizar a hiperinsuflação dinâmica, e diminuir a acidose respiratória, hipoxemia e desconforto respiratório.

Não há evidências sobre a superioridade de uma modalidade ventilatória sobre a outra.

As recomendações de configuração do aparelho baseadas nas diretrizes brasileiras de ventilação mecânica 2013 são:

- Fração inspirada de oxigênio suficiente para manter a PaO_2 65-80 mmHg e a $SatO_2$ 92%-95%;
- Volume corrente de 6 mL/kg de peso predito;
- Programação da frequência respiratória inicial de 8-12 ipm;
- Na VCV fluxos de 40-60 L descendente, PCV manter tempo inspiratório para o mínimo de pressão de distensão suficiente para zerar o fluxo inspiratório. E relação insp/exp, 1/3;
- Pode se utilizar a PEEP na tentativa de desinsuflaçao pulmonar. Monitorar com pressão de platô no VCV e volume expirado na PCV. Na ventilação assistido-controlada 85% do valor da auto-PEEP.

Após o início da ventilação mecânica

Analisar desequilíbrios acidobásicos

Analisar as pressões parciais de $PaCO_2$, mantê-las próximas aos níveis basais do paciente (caso seja conhecido), o maior interesse é "tratar" o Ph. A alteração do $PaCO_2$ prévio do paciente para níveis muito diminuídos pode provocar alcaloses graves. Habitualmente os autores sugerem manter o Ph $\geq$ 7,20-7,25.

Verificar auto-PEEP e hiperinsuflação dinâmica

Os parâmetros iniciais sugeridos procuram minimizar o problema aumentando o tempo expiratório (baixas frequências respiratórias, altos fluxos inspiratórios e baixos volumes correntes). O profissional deve monitorar os níveis de auto-PEEP para ajustar os parâmetros da PEEP externa em torno de 80% a 85% da auto-PEEP. (leia o capítulo de formas práticas de medida do auto-PEEP).

Avaliar estado hemodinâmico do paciente

Com a situação da mecânica respiratória de alta complacência, associada a hiperinsuflação pulmonar e provável presença de auto-PEEP, somando-se a presença de pressão positiva pela ventilação mecânica, há uma situação propícia para diminuição do retorno venoso e aumento da resistência vascular pulmonar. Além disso, a correção dos distúrbios acidobásicos e de oxigenação pode diminuir a liberação de catecolaminas e contribuir para a instabilidade hemodinâmica. Outra consideração é a manutenção do paciente euvolêmico. Devemos nessa situação, se possível, procurar medidas na ventilação mecânica para diminuir a pressão média das vias aéreas. (mudança de modos ventilatórios PS, alteração dos valores da PEEP, tempo inspiratório, volume corrente).

Reverter a hiperinsuflação dinâmica

Na ventilação do DPOC utilizamos altos fluxos que muitas vezes têm impactos nas pressões resistivas. Uma possibilidade é o uso de fluxos decrescentes no modo volume controlado, que diminui para os demais parâmetros, sendo mantidos constantes a pressão de pico das vias aéreas. Lembrar que o maior objetivo é reduzir a hiperinsuflação.

Ventilação mecânica (VM) na asma grave

Doença inflamatória crônica das vias aéreas, com envolvimento principalmente de mastócitos, eosinófilos e linfócitos T, aumento da responsividade das vias aéreas a estímulos variados, há uma obstrução variável ao fluxo aéreo, que é total, ou parcialmente reversível na maior parte dos pacientes, de forma espontânea ou mediante tratamento.

Nos EUA, 6000 a 10.000 pacientes, por ano necessitam de ventilação mecânica em crises de asma grave. A maioria dos pacientes evolui para VM em um ou mais dias e cerca de 20% em minutos a horas. Essa situação possui marcado broncoespasmo e menor presença de muco obstruindo a via aérea, por isso, costumam ter início e resolução mais rápido.

A asma ameaçadora a vida se associa a aumentos da resistência das vias aéreas, hiperinsuflação pulmonar, espaço morto fisiológico, com consequente hipercapnia e risco de parada respiratória.

Entendendo as trocas gasosas nos episódios agudos da asma

Na asma a distribuição dos gases na inspiração durante uma crise aguda é heterogênea. A maior parte dos pulmões recebe uma menor quantidade de ar, criando grandes áreas pouco ventiladas em relação a sua perfusão (efeito *shunt* – hipoxemia) e a menor parte dos pulmões recebe grande quantidade de ar, criando áreas muito ventiladas em relação a sua perfusão (efeito espaço morto – hipocapnia). A combinação dessas características pode ser encontrada na gasometria (hipoxemia + hipocapnia + alcalose respiratória). A medida que o quadro clínico se agrava, a $PaCO_2$ pode aumentar. Lembramos que na asma a um componente de reversibilidade possível com o tratamento da fase aguda.

Orientações gerais no atendimento do paciente em crise asmática (Tabela 10.2)

Tratamento medicamentoso

- Monitorização do paciente (oximetria de pulso, pressão arterial, acesso venoso, cardioscopia);
- Iniciar β_2 agonista a cada 10 a 30 minutos em conjunto com brometo de ipatrópio na primeira hora (evidência A). (vias alternativas endovenosas, subcutâneo);
- Ofertar oxigenoterapia: adultos $SatO_2 > 92\%$, crianças $> 95\%$;
- Corticoides devem ser oferecidos na primeira hora, endovenosos ou orais;
- Aminofilina não tem indicação no atendimento inicial;
- Sulfato de magnésio para pacientes refratários aos β_2 agonistas de curta duração (adultos 1 a 2 g endovenosos em 20 minutos, crianças 25 a 75 mg/kg dose máxima de 2 g (evidência A);
- Reavaliação e reclassificação do paciente.

	Tabela 10.2 Identificar gravidade	
Achado	*Grave*	*Muito grave*
Gerais	Sem alterações	Cianose, sudorese
Estado mental	Normal	Agitação, confusão, sonolência
Dispneia	Moderada	Grave
Fala	Frases incompletas/parciais Lactente: choro curto	Frases curtas/monossílabas Lactente: maior dificuldade alimentar
Musculatura acessória	Retrações acentuadas	Retrações acentuadas ou em declínio
Sibilos	Localizados ou difusos	Ausentes MV localizados ou difusos
Fr (ipm)	Aumentada	Aumentada
Fc (bpm)	> 110	> 140
Pfe (% melhorou previsto)	30% a 50%	< 30%
SaO_2	91% a 95%	< 90%
PaO_2	Ao redor 60 mmHg	< 60 mmHg
$PaCO_2$ (ambiente)	< 40 mmHg	45 mmHg

Fonte: J Bras Pneumol. 2006;32(Supl 7):S 447-S 474 (modificada).

Caso haja uma má resposta, depois de todas essas tentativas de tratamento: PFE < 40% do previsto, $SatO_2$ < 91%, sem melhora de outros parâmetros considerados na tabela de gravidade, considera-se a assistência ventilatória e UTI (vide fluxograma diretrizes Brasileiras no Manejo da Asma).

Uso racional da ventilação mecânica na crise asmática

Embora haja falta de estudos randomizados, controlados sobre a estratégia da hipoventilação com hipercapnia permissiva na Asma grave estudos retrospectivos sugerem melhores desfechos.

Intubação orotraqueal no paciente em crise asmática

Estudos demonstram que na maioria dos pacientes com exacerbação da asma é possível à assistência ventilatória e a condução do tratamento sem a necessidade da intubação orotraqueal. Em um estudo com 2.094 pacientes, durante 10 anos, apenas 24 necessitaram de ventilação mecânica. Os pacientes que necessitam de ventilação mecânica possuem alta mortalidade 10 a 20%.

Várias alternativas vêm sendo propostas na tentativa de impedir a intubação (uso do gás hélio, ketamina, glucagon, nebulização com clonidina, nitroglicerina, nebulização com bloqueadores de canal de cálcio, nebulização com lidocaína, compressão torácica externa).

As indicações para intubação orotraqueal são (parada cardíaca, parada respiratória ou bradipneia profunda, alteração do nível de consciência letargia, agitação, exaustão, considerar em FR > 40 ipm, murmúrio vesicular não audível, acidoses láticas refratarias, barotrauma, laboratoriais: Ph < 7,20, $PaCO_2$ = 55-70 mmHg ou elevação > 5 mmHg/h, PaO_2 < 60 mmHg com máscara FiO_2 = 100%). O aparecimento isolado de aumentos na pressão parcial de gás carbônico, sem alterações do sensório não é mais considerada indicação conforme revisão sistemática sobre o tema.

Recomendações para os parâmetros de ventilação mecânica

É essencial reconhecer, medir e controlar a provável presença de auto-PEEP e hiperinsuflação pulmonar dinâmica no paciente asmático pelo risco de barotrauma e instabilidade hemodinâmica.

A monitorização da ventilação mecânica pode ser realizada por dois métodos. A apneia prolongada e paciente em paralisia, mensura o volume exalado total, fornece o valor do volume ao final da inspiração acima da capacidade residual funcional (CRF). Esse valor subtraído do valor do volume corrente é igual ao volume ao final da expiração acima CRF (volume da hiperinsuflação dinâmica) (Figura 10.1).

Outra forma de monitorização da hiperinsuflação dinâmica é a medida das pressões da via aérea, ao final da expiração prolongada, com pausa já descrita nessa obra.

Observe que as pressões de pico das vias aéreas não monitora com precisão a presença ou magnitude da hiperinsuflação dinâmica, já que possui íntima relação com o fluxo resistivo inspiratório.

Porém, a pressão de platô nesses pacientes é um bom parâmetro para monitorar a hiperinsuflação dinâmica. Esses pacientes, normalmente, possuem complacência pulmonar normal e o aumento da pressão de platô resulta da hiperinsuflação dinâmica, com aumento do recolhimento elástico provocado.

A pressão de platô por representar uma média e, possivelmente, muitos alvéolos estariam submetidos a valores muito superiores de pressão pela heterogeneidade das obstruções das vias aéreas deve ficar entre 25-30 cmH$_2$O.

Configuração do ventilador

Estratégias centradas em resistência expiratória, volume corrente, tempo expiratório.

As configurações que mais influenciarão a hiperinsuflação dinâmica serão: volume corrente, frequência respiratória e taxa de fluxo inspiratório médio.

Um estudo importante encontrou a ventilação minuto (VE) como o principal determinante da presença e da magnitude da hiperinsuflação dinâmica não importando a combinação de frequência respiratória e volume corrente. O aumento da (VE) de 10 L /min para acima de 16 L/min causou hipotensão e barotrauma.

A diminuição da frequência respiratória deve aumentar o tempo total de expiração. O impacto dessa manobra na pressão de platô e auto PEEP depende da frequência respiratória de base. Um estudo demonstrou que a frequência respiratória diminuída de 12 para 6 ipm diminui em cerca de 2-3 cmH$_2$O o auto PEEP. O fluxo expiratório vai diminuindo muito depois de alguns segundos de

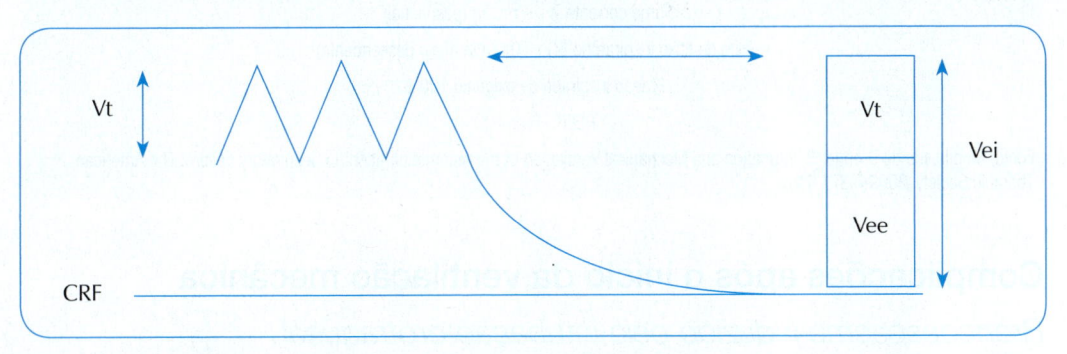

Figura 10.1

Vei = volume acima da CRF no final da inspiração; Vee = volume acima da CRF no final da expiração.

Fonte: Am Ver Respir Dis. 1987;136:872-879.

expiração. Além disso, o componente de volume que fica represado "atrás" da obstrução da via aérea independe do tempo expiratório e conta com grande porcentagem da auto-PEEP.

Acredita-se que há pouco benefício em diminuições de frequência respiratória abaixo de 10 ipm em volumes correntes de 6-9 mL/kg são utilizados.

O uso da PEEP 10-15 cmH$_2$O nos pacientes com asma mostrou aumentos do volume pulmonar em um estudo. O efeito parece variável nos pacientes com obstrução das vias aéreas podendo mesmo aumentar o volume pulmonar.

Taxa de fluxo inspiratório

Como comentamos acima, a principal medida é diminuir o volume minuto, taxas de fluxo inspiratório muito elevadas para esses pacientes 100 L/min não parece ter grande impacto na redução da hiperinsuflação dinâmica. Utilizamos 60-70/L onda descendente.

Hipercapnia

Os pacientes com Asma em ventilação mecânica, em função das estratégias adotadas possuem alterações acidobásicos (pH = 7,18, PaCO$_2$ = 68 mmHg) em um estudo. O principal mecanismo é o aumento do espaço morto fisiológico.

O efeito fisiológico da hipercapnia é raro, mas é descrito hipertensão e sangramento intracraniano pela hipercapnia.

A princípio, não há evidências para tentativa de correção da acidose respiratória com o uso sistemático de bicarbonato, a não ser, em situações específicas (hipercalemia, arritmias, instabilidades hemodinâmicas).

Recomendação inicial de parâmetros do ventilador para pacientes com exacerbação da asma e necessidade de ventilação mecânica (Tabela 10.3)

Tabela 10.3
Ventilação mecânica controlada
Frequência respiratória 10 - 14 ciclos por minuto
Volume corrente 7 - 8 mL/kg (peso ideal)
Pico de fluxo inspiratório 60 - 70 L/min (fluxo descendente)
Fração inspirada de oxigênio 100%
PEEP - 5 cmH$_2$O

Fonte: Modificada de Brenner B, Intubation and Mechanical Ventilation of the Asthmatic Patient in Respiratory Failure. The American Thoracic Society, 2009(6)371-79.

Complicações após o início da ventilação mecânica

Broncoespasmo induzido pela intubação orotraqueal

Os estudos demonstram aumento da resistência da via aérea em resposta a intubação orotraqueal, o pré-tratamento com broncodilatadores parece contribuir para diminuir as complicações da hiper-reatividade das vias aéreas nesses pacientes.

Piora ou persistência da hipoxemia

Causas possíveis: pneumotórax, intubação seletiva, deslocamento do tubo traqueal, obstrução do tubotraqueal, vazamento ao redor do tubo, defeitos no equipamento, broncoaspiração, piora do broncoespasmo, grande distensão gástrica com diminuição do sistema respiratório.

Instabilidade hemodinâmica

As causas mais comuns de hipotensão no paciente asmático são a hiperinsuflação pulmonar excessiva e efeitos de sedativos. Caso haja instabilidade a tentativa de introduzir apneia de mais ou menos um minuto pode ser realizada.

Parada cardiorrespiratória

A hiperinsuflação dinâmica pulmonar excessiva pode levar a parada cardiorrespiratória. Outros: pneumotórax hipertensivo, acidoses, hipoxemias, distúrbios hidroeletrolíticos e outros conforme as características do paciente (isquemia miocárdica, drogas, etc.).

Barotrauma

Existe aumento de morbidade e mortalidade (51,4% *vs.* 39,2% p = 0,04) nos pacientes vítimas de barotrauma e sua associação com volumes, pressões nas vias aéreas e PEEP é controverso. O paciente com asma tem maior probabilidade de desenvolvimento de barotrauma em ventilação mecânica. E um pesquisador encontrou associação de barotrauma com volumes de gás expirado coletados a partir da capacidade pulmonar total até a capacidade residual funcional durante 40 a 60 segundos de apneia (Vei > 20 mL/kg).

Miopatias

Fraqueza muscular aguda tem sido demonstrada após o início da ventilação mecânica associada a miopatia aguda. A sua fisiopatologia tem sido relacionada com o uso de corticoides e bloqueadores neuromusculares tais como: atracúrio, vecurônio, pancurônio.

Complicações cardíacas

Pode provocar um quadro que simula a isquemia miocárdica, cardiomiopatia com alteração de motilidade de parede segmentar (reversível) com inversão e aprofundamento da onda T.

Rabdomiólise e miopatia

Já relatada por provável esforço extremo muscular com hipóxia. A miopatia é a morbidade mais frequente nos sobreviventes, possivelmente associada ao tempo de VM (> 5 dias), sedação e uso de bloqueadores neuromusculares.

Desmame

Os critérios mais característicos do desmame desse paciente quando em respiração espontânea é a observação dos níveis de resistência das vias aéreas que os autores sugerem ser inferior a 20 $cmH_2O/L/s$, auto PEEP, inferiores a 10 cmH_2O, observar os níveis de $PaCO_2$, não identificar fraqueza muscular.

Mortalidade

A mortalidade média dos pacientes com asma que necessitam de ventilação mecânica é muito variável nos estudos. Um estudo com mais de 1.000 pacientes relatou 12,4%.

Fibrose cística

Não há estudos de insuficiência respiratória relacionados à fibrose cística. Em pacientes estáveis, valores médios encontrados de variáveis da mecânica respiratória foram:

- Auto-PEEP = 1 cmH$_2$O, complacência Pulmonar dinâmica = 0,06 L/cmH$_2$O, Resistência 7,3 ± 5,6 cmH$_2$O/L/s.

Os pacientes também apresentavam marcada hiperinsuflação dinâmica e limitação ao fluxo expiratório.

Doenças pulmonares restritivas

É um grupo de doenças em que ocorre uma dificuldade de expandir os pulmões, com uma diminuição na capacidade pulmonar total (CPT) e na capacidade vital (CV), do volume residual (VR) e redução da complacência pulmonar e da difusão (Tabela 10.4).

Observe a Figura 10.2 e compare os fluxos expiratórios.

Tabela 10.4	
Causas extrapulmonares	**Causas pulmonares**
Doenças pleurais	Doenças pulmonares intersticiais
Doenças neuromusculares	Edemas pulmonares
Doenças osteomusculares	Atelectasias
	Ressecções pulmonares

Mecânica respiratória

Caso o paciente seja portador de uma doença pulmonar intersticial, haverá fibrose e diminuição da luz alveolar. Portanto, o pulmão estará mais "duro" e essa maior dificuldade para distendê-lo significa um deslocamento da curva pressão X volume (complacência). Observe a Figura 10.2.

Observe que apesar da diminuição do volume expiratório forçado no primeiro segundo (VEF1) a relação (VEF1/CVF) é normal ou até mesmo aumentada pois a pressão de recolhimento elástica do pulmão esta aumentado.

A PaCO$_2$ geralmente é diminuída por aumento da frequência respiratória, e a PaO$_2$ só diminui com a progressão da doença ou com realização do exercício por alteração da relação ventilação perfusão e diminuição da difusão do O$_2$ com alargamento do gradiente alvéolo – capilar de oxigênio. Com a fibrose não há capilares que suportem o aumento da demanda do exercício, aumenta a pressão da artéria pulmonar e piora difusão de oxigênio.

Pacientes respirando espontaneamente e estáveis com doenças neuromusculares, a elastância estática do sistema respiratório foi 1,5 a 2 vezes maior do que o controle, com uma resistência do sistema respiratório variando em torno de 16 cmH$_2$O/L/s em pacientes com sarcoidose. Em pacientes considerados em fase terminal de fibrose intersticial pulmonar e cifoescoliose grave, tanto a

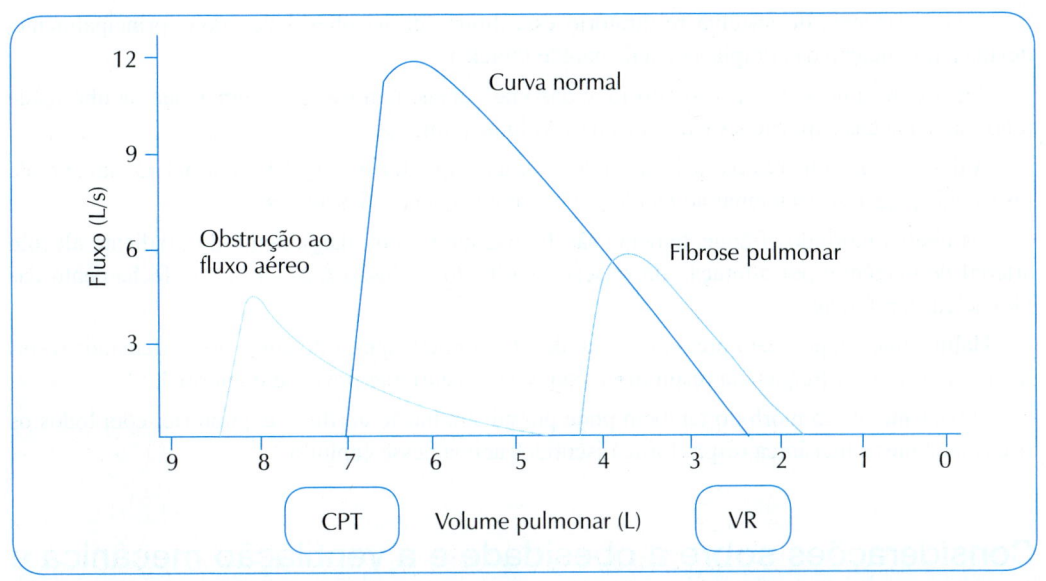

Figura 10.2: Representamos a direita as diminuições dos volumes do doente restritivo. Representado pela curva Fluxo X volume expiratório.

elastância estática, quanto a resistência do sistema respiratório foram marcadamente elevados, se comparados ao paciente DPOC. Nessa situação limitação ao fluxo expiratório parece ser raro.

	DPOC	Cifoescoliose	Fibrose pulmonar	Normal
Tabela 10.5 **Comparação de variáveis de mecânica respiratória de pacientes com** **situações especiais e insuficiência respiratória e PEEP de zero**				
LFE	Sim	Não avaliado	Não avaliado	Não avaliado
ΔCRF	0,34	Não avaliado	Não avaliado	0
PEEPi	5,7	1,8	Negligenciável	0
Rsr	12,8	20	16,7	5
Rint	7,2	6,2	13,7	2,23
ΔRsr	5,6	14	4	2,72
Esr,est	12,6	28	51,9	14,5
Fluxo	0,80	0,28	0,60	0,56
Vol	0,73	0,47	8 mL/kg	0,47

Obesidade

Consideraremos a obesidade uma doença metabólica caracterizada por excessivo acúmulo de tecido adiposo 40% a 60% da massa corpórea ou IMC (índices de massa corpórea > 30 kg/m².

A primeira alteração que deve ser lembrada é a diminuição do volume de reserva expiratória e da capacidade residual funcional enquanto a capacidade vital e pulmonar total são normais ou pouco alteradas.

A complacência do sistema respiratório está diminuída na obesidade grave, principalmente, devida a diminuição da complacência da parede torácica.

A resistência do sistema respiratório, e das vias aéreas, também está aumentada na obesidade mórbida. Uma das explicações é a redução do volume pulmonar.

A despeito do aumento da resistência do sistema respiratório, o VEF1 é normal. O aumento da resistência parece se relacionar ao tecido pulmonar e pequenas vias aéreas.

Os obesos mórbidos frequentemente são hipoxêmicos com alargamento do gradiente alvéolo arterial de oxigênio, por alteração da relação ventilação perfusão relacionado ao fechamento das vias aéreas periféricas.

Habitualmente, possuem pressão parcial de CO_2 normal, apesar do aumento da demanda respiratório aumentam a frequência respiratória com volume corrente próximo do normal.

O paciente obeso mórbido também pode possuir limitação ao fluxo expiratório, com todos os riscos inerentes a mecânica respiratória, discutidos acima nesse capítulo.

Considerações sobre a obesidade e a ventilação mecânica e o paciente anestesiado

É conhecido que anestesia geral altera a função pulmonar com diminuição da oxigenação. Também causa diminuição da CRF, cerca de 50% dos valores pré-anestésicos. O mecanismo é a atelectasia que é muito aumentada no paciente obeso.

O volume de fechamento pode se tornar maior que a capacidade residual funcional, aumenta a resistência do sistema respiratório diminui a complacência do sistema respiratório, altera ainda mais a relação ventilação perfusão. Aumenta a prevalência de auto-PEEP e limitação ao fluxo expiratório.

Há teorias que durante os ciclos respiratórios, a abertura e o fechamento das pequenas vias aéreas durante a ventilação, contribuem para lesão no epitélio e aumento da resistência das vias aéreas, que é observado no paciente obeso.

Referências bibliográficas

1. Decramer M, Derom E, Gosselink R: Respiratory muscle mechanics in chronic obstructive pulmonary disease and acute respiratory failure. In Lenfant C (ed): Acute Respiratory Failure in Chronic Obstructive Pulmonary Disease. Bethesda, MD: Marcel Dekker, 1996, 47-64.
2. Ferris Jr BG, Pollard, Mead J, Opie LH. Partitioning of respiratory flow resistence in man. J Appl Physiol 19:653,1964.
3. Tuxen DV: Detrimental effects of positive end-expiratory pressure during controlled mechanical ventilation of patients with severe airflow obstruction. Am Rev Respir Dis1989;140:5-9.
4. Ninane V, Rypens F, Yernault JC, De Troyer A: Abdominal muscle use during breathing in patients with chronic airflow obstruction. Am Rev Respir Dis 1992;146:16-21.
5. Maltais F, Reissmann H, Navalesi P, et al: Comparison of static and dynamic measurements of intrinsic PEEP in mechanically ventilated patients. Am J Respir Crit Care Med 1994;150:1318-1324.
6. Wulfsberg EA, Hoffmann DE, Cohen MM: Alpha-1 antitrypsin deficiency: Impact of genetic discovery on medicine and society. JAMA 1994;271:217-222.
7. Tantucci C, Corbeil C, Chassé M, et al: Flow resistance in patients with chronic obstuctive pulmonary disease in acute respiratory failure: Effects of flow and volume. Am Rev Respir Dis 1991;144:384-389.
8. Broseghini C, Brandolese R, Poggi G, et al: Respiratory mechanics during the first day of mechanical ventilation inpatients with pulmonary edema and chronic airway obstruction. Am Rev Respir Dis 1988;138:355-361.
9. D'Angelo E, Calderini E, Torri G, et al: Respiratory mechanics in anesthetized paralyzed humans: effects of flow, volume and time. J Appl Physiol 1989;67:2556-2564.
10. Coussa ML, Guérin C, Eissa NT, et al: Partitioning of work of breathing in mechanically ventilated COPD patients. J Appl Physiol 1993;75:1711-1719.

11. Pradal U, Polese G, Braggion C, et al: Determinants of maximal transdiaphragmatic pressure in adults with cystic fibrosis. Am J Respir Crit Care Med 1994;150:167-173.

12. Nava S, Rubini F: Lung and chest wall mechanics in ventilated patients with end stage idiopathic pulmonary fibrosis. Thorax 1999;54:390-395.

13. Caro CG, Butler J, DuBois AB: Some effects of restriction of chest cage expansion on pulmonary function in man: An experimental study. J Clin Invest 1960;39:573-583.

14. Pankow W, Podszus T, Gutheil T, et al. Expiratory flow limitation and intrinsic positive end-expiratory pressure in obesity.J Appl Physiol 1998; 85:1236-1243.

15. Sahebjami H. Dyspnea in obese healthy men. Chest 1998; 114:1373-1377 Pelosi P, Croci M, Ravagnan I, et al. The effect of body mass on lung volumes, respiratory mechanics, and gas exchange during general anesthesia. Anesth Analg 1998; 87:654-60.

16. Rossi A, Santos C, Roca J, et al. Effects of PEEP on V/Q mismatching in ventilated patients with chronic airflow obstruction. Am J Respir Crit Care Med 1994; 149:1077-84.

17. Rocco PRM, Faffe DS, Feijóo M et al. Effects of uni-and bilateral phrenectomy on active and passive respiratory mechanics in rats. Respir Physiol 110:9, 1997.

18. Prado FJG, Vieira JE, Bensenor FEM. Resistência ao fluxo de gases em cânulas de intubação traqueal com comprimento padrão diminuído. Rev. Bras. Anestesiol; 54(2):212-217,mar-abr.2004.tab.

19. Thurlberck WM. Chronic airflow obstruction. In: Thurberck WM, Churg AM. (Eds) Pathology of the lung. New York: Thieme Medical Publishers Inc,1995. P.739.

20. Management of acute asthma in the pediatric patient: an evidence-based review. Pediatr Emerg Med Pract. 2013;10(5):1-23.

21. Brochard L, Mancebo J, Wysocki M et al. Non invasive ventilation for acete exacerbations of chronic obstructive pulmonary disease. N Engl J Med1995;333:817.

22. Thill PJ, McGuire JK, Baden HP, Green TP, Checchia PA. Noninvasive positive-pressure ventilation in children with lower airway obstruction. Pediatr Crit Care Med. 2004;5:337-342.

23. Soroksky A, Stav D, Shpirer I. A pilot prospective, randomized, placebo-controlled trial of bilevel positive airway pressure in acute asthma attack. Chest. 2003;123:1018–1025.

24. Braman SS, Kaemmerlen JT. Intensive care of status asthmaticus: a 10-year experience. JAMA 1990;264:366-368.

25. Shapiro JM. Intensive care management of status asthmaticus. Chest 2001;120:1439-1441.

26. Leatherman J. Life-threatening asthma. Clin Chest Med 1994;15:453-479.

27. Corne S, Gillespie D, Roberts D, Younes M. Effect of inspiratory flow rate on respiratory rare in intubated patients. Am J Respir Crit Care Med 1997;156:304-308.

28. Jezler S et al. Ventilação mecânica na doença pulmonar obstrutiva crônica (DPOC) descompensada. J Brasil Pneumol. 2007;33(Suppl 2):S111-S118.

29. Wu RS, Wu KC, Wong TK, Tsai YH, Cheng RK, Bishop MJ, et al. Effects of fenoterol and ipratropium on respiratory resistance of asthmatics after tracheal intubation. Br J Anaesth 2000;84:358-362.

30. Reddy RM, Guntupalli KK. Review of ventilatory techniques to optimize mechanical ventilation in acute exacerbation of chronic obstructive pulmonary disease. International Journal of COPD. 2007:2(4):441-452.

31. Weg JG, Anzueto A, Balk RA, Wiedemann HP, Pattishall EN, Schork MA, et al. The relation of pneumothorax and other air leaks to mortality in the acute respiratory distress syndrome. N Engl J Med 1998;338:341-346.

32. Tuxen DV, Lane S. The effects of ventilatory pattern on hyperinflation, airway pressures, and circulation in mechanical ventilation of patients with severe air-flow obstruction. Am Rev Respir Dis 1987;136:872-879.

33. Lim WJ, Mohamed AR, Carson KV, et al. Non invasive positive pressure ventilation for treatment of respiratory failure due to severe acute exacerbations of asthma. Cochrane Database System Review.2012;CD004360. doi: 10.1002/14651868.

34. Douglass JA, Tuxen DV, Horne M, Scheinkestel CD, Weinmann M, Czarny D, et al. Myopathy in severe asthma. Am Rev Respir Dis 1992;146:517-519.

35. Brenner B, et all. Intubation and Mechanical Ventilation of the Asthmatic Patient in Respiratory Failure. The American Thoracic Society,(6) 371-79, 2009.

36. Pendergraft TB, Stanford RH, Beasley R, et al. Rates and characteristics of intensive care unit admissions and intubations among asthma-related hospitalizations. Ann Allergy Asthma immunol. 2004;93:29-35.

37. Tuxen DV, Lane S. The effects of ventilator pattern on hyperinflation, airway pressures, and circulation in mechanical ventilation of patients with severe airflow obstruction. Am. Rev. Respir Dis. 1987;136:872-879.

38. Leatherman JW, Mcarthur C, Shapiro RS. Effect of prolongation of expiratory time on dynamic hyperinflation in mechanically ventilated patients with severe asthma. Crit Care Med. 2004;32:1542-1545.

39. Oddo M, Feihl F, Schaller MD, et al. Management of mechanical ventilation in acute severe asthma: practical aspects. Intensive Care Med 2006; 32: 501-510.

40. Afessa B, Morales I, Cury JD. Clinical course and outcome of patients admitted to an ICU for status asthmaticus. Chest 2001; 120: 1616-1621.

41. Mutlu GM, Factor P, Schwartz DE, et al. Severe status asthmaticus: management with permissive hypercapnia and inhalation anesthesia. Crit Care Med 2002; 30: 477-480.

Capítulo 11

Efeitos e Complicações da Ventilação Mecânica com Pressão Positiva

◖ Fernando Sabia Tallo

A lesão pulmonar, induzida pela ventilação mecânica, *ventilator-induced lung injury* (VILI) é um dos temas mais investigados atualmente, na ventilação mecânica. Muitas vezes o médico da emergência deve prestar assistência ventilatória mecânica ao paciente no pronto-socorro, durante muitas horas, antes de conseguir uma vaga na terapia intensiva. Durante esses momentos o paciente será exposto a várias complicações associadas a ventilação mecânica que serão abordadas nesse capítulo.

Conceitos

Barotrauma e volotrauma

Efeitos e complicações cardiovasculares da ventilação mecânica com pressão positiva[3,4]

O equilíbrio entre a oferta e o consumo de oxigênio nos tecidos deve ser mantido para evitar a hipóxia tecidual e a disfunção orgânica. A ventilação mecânica com pressão positiva altera a interação fisiológica normal entre o sistema respiratório e cardiovascular uma vez que altera elementos que agem no desempenho cardíaco.

Essas alterações devem ser associadas à história prévia do paciente (função ventricular prévia, estado funcional dos pulmões prévio) e condições clínicas atuais durante a ventilação mecânica (estado volêmico, complacência toracoabdominal) e em conjunto com as alterações fisiológicas esperadas serem analisadas.

O objetivo é sempre manter o equilíbrio entre a oferta e o consumo de oxigênio. Relembre a equação:

$DO_2 = IC \times CaO_2 \times 10$

$CaO_2 = Hb \times 1,36 \times SatO_2 + (0,003 \times PaO_2)$

DO_2 = oferta de oxigênio aos tecidos; IC = índice cardíaco; CaO_2 = conteúdo de oxigênio no sangue arterial (mL%); Hb = hemoglobina (g%), $SatO_2$ = saturação arterial de oxigênio.

Em situações de insuficiência respiratória aguda, o consumo de oxigênio pode aumentar em mais de cinco vezes o consumo de oxigênio pelo aumento do trabalho respiratório, por isso, uma das funções da ventilação mecânica é diminuí-lo.

Como os efeitos da ventilação mecânica, em função das alterações das pressões intratorácicas e dos volumes pulmonares possuem efeitos contrários em cada um dos ventrículos, os autores costumam analisá-los separadamente.

Alterações provocadas nas pressões torácicas com a ventilação mecânica com pressão positiva[5-9]

Considere a pressão transpulmonar (diferença da pressão nas vias aéreas e da pressão pleural).

Ptp = Pva - Ppl

Durante a inspiração espontânea a pressão pleural (estimativa da pressão intratorácica) torna-se mais negativa (subatmosférica) facilitando o retorno venoso e aumentando o débito cardíaco.

Quando o paciente é ventilado sobre uma pressão positiva na ventilação mecânica, ao final da inspiração, a pressão pleural (estimativa da pressão intratorácica) é positiva.

No entanto, sendo a expiração um processo normalmente passivo, ainda que em ventilação mecânica, ao final da expiração, a pressão das vias aéreas é zero e a pressão pleural volta aos seus valores negativos habituais, assim como os valores da pressão transpulmonar.

O leitor percebeu que, não obstante a ventilação mecânica poder melhorar as trocas gasosas e diminuir o trabalho respiratório, as mudanças provocadas nas pressões intratorácicas podem alterar o desempenho cardíaco tendo como possível resultado final prejuízo no equilíbrio entre oferta e consumo de oxigênio prejudicando, eventualmente, a função cardíaca.

O objetivo é manter a condição metabólica geral do doente estável. Não podemos "olhar" para o pulmão e "esquecer" o coração, não podemos nos concentrar na ventilação, e esquecermos a hemodinâmica. Todo profissional que é responsável pelo doente crítico deve ter isso em mente.

Efeito da ventilação mecânica sobre o desempenho do ventrículo direito

O retorno venoso ao átrio direito diminui durante a ventilação mecânica com pressão positiva pelo aumento da pressão intratorácica. O gradiente de pressão que existe entre a circulação venosa e o átrio direito diminui, levando a diminuição de seu enchimento e diminuição de seu volume sistólico e por consequência do débito cardíaco.

Esses efeitos tornam-se ainda piores com estados hipovolêmicos ou estados que levam a diminuição do tônus vascular. Também são acentuados em situações de hiperinsuflação pulmonar ou auto-PEEP.

A pós-carga do ventrículo direito depende basicamente da pressão transmural da artéria pulmonar. Quando na ventilação mecânica com pressão positiva os volumes pulmonares aumentam acima da capacidade residual funcional, e com utilização de PEEPs elevados os pequenos vasos são comprimidos aumentando a resistência vascular pulmonar (pós-carga do ventrículo direito).

É conhecido que o pulmão sofre vasoconstrição em áreas pouco oxigenadas (vasoconstrição pulmonar hipóxica). Na medida em que há a melhora das relações ventilação perfusão com a instituição da ventilação mecânica com pressão positiva é possível que haja diminuição da vasoconstrição pulmonar hipóxica em algumas áreas e diminuição da resistência vascular pulmonar. Portanto, pode haver, dependendo da situação específica do paciente diminuição da pós-carga do ventrículo direito.

Porém, a ventilação mecânica pode influir positivamente na resistência vascular pulmonar do paciente pelos seguintes mecanismos:

- Melhorando a oxigenação, porque melhoraria a vasoconstrição hipóxica;
- Através do recrutamento alveolar, diminuiria a resistência dos vasos extra-alveolares;
- Melhora da acidose;
- Diminuição do tônus simpático.

Em pacientes submetidos a ventilações com altas pressões negativas o aumento da pressão transmural do ventrículo direito aumenta a pós-carga ventricular podendo causar prejuízos no débito cardíaco.

Efeitos da ventilação mecânica com pressão positiva sobre o ventrículo esquerdo[10,11]

A ventilação mecânica compressão positiva, como já foi exposto, pode causar alterações importantes na pré-carga do ventrículo direito e, por consequência no ventrículo esquerdo. Por que a queda do enchimento do ventrículo direito levará a queda de enchimento do ventrículo esquerdo.

Além disso, com o aumento da pós-carga do ventrículo direito que pode ocorrer com a ventilação mecânica com pressão positiva, o aumento do volume diastólico final do ventrículo direito pode deslocar o septo interventricular para a esquerda alterando a complacência ventricular esquerda e, portanto o seu volume diastólico final, também contribui para limitar sua pré-carga. Outro fator que pode ser lembrado é o aumento da pressão pericárdica que também influi na complacência ventricular.

A pós-carga do ventrículo esquerdo depende da pressão transmural, que depende do gradiente de pressão entre a aorta e a pressão intratorácica (pleural)

Quando o gradiente de pressão aórtico-intratorácico aumenta, aumenta a pós-carga e pode haver diminuição do débito cardíaco. Essa situação acontece na respiração espontânea em sua fase inspiratória, com queda da pressão pleural e, portanto, aumento do gradiente (pós-carga). Na ventilação mecânica compressão positiva, na fase expiratória, quando a pressão pleural diminui, o gradiente de pressão aumenta, aumenta a pressão transmural (pós-carga) e pode diminuir o débito cardíaco.

Quando o gradiente de pressão aórtico-intratorácico diminui, diminui a pós-carga e pode haver aumento no débito cardíaco. Essa situação acontece na respiração espontânea em sua fase expiratória, quando aumenta a pressão pleural e, portanto, diminui o gradiente (pós-carga) e o débito cardíaco pode aumentar. Na ventilação mecânica com pressão positiva na fase inspiratória há um aumento da pressão intratorácica (pleural) e uma diminuição do gradiente de pressão (pós-carga) e pode aumentar o débito cardíaco.

Em vários estudos houve a constatação que, na insuficiência cardíaca, o suporte ventilatório compressão positiva alterou a pressão intratorácica, diminuindo a pós-carga do ventrículo esquerdo, melhorando o débito cardíaco.

Efeitos e complicações da ventilação mecânica no aparelho respiratório

Lesão pulmonar relacionada à ventilação mecânica

Volotrauma

O termo relaciona altos volumes correntes e a hiperdistensão alveolar a lesões pulmonares e não propriamente altas pressões.

Atelectrauma

Lesões nas unidades pulmonares provocadas por forças que agem no movimento repetitivo de abertura e fechamento alveolar na ventilação mecânica (*stretch injury*).

Biotrauma[12]

Essa hipótese propõe que forças biofísicas alteram a fisiologia celular normal e levam ao aumento de citocinas provocando um processo inflamatório pulmonar e sistêmico e mudanças em mecanismos de reparo, remodelação e apoptose. Estaria relacionada principalmente com o atelectrauma.

Em trabalhos animais a elevação do volume corrente ou da frequência respiratória durante um período de tempo superior a 24 horas resultou em hiperventilação e hiperdistensão pulmonar com sérios danos a relação ventilação perfusão e, até mesmo, morte por hipoxemia.

Houve achados de disfunção celular com o uso de altas pressões de insuflação ou altos volumes correntes (aumentos na pressão transpulmonar) com diminuição na produção surfactante, hemorragias, aumento da permeabilidade vascular com edema alveolar, liberação de mediadores inflamatórios e um quadro indistinguível ao da síndrome do desconforto respiratória aguda e a isso, se atribui, o nome de lesão pulmonar associada a ventilação mecânica (LPAV) (Tabela 11.1).

Tabela 11.1 Quatro de achados comuns na (LPAV)
Edema alveolar
Aumento da pressão da artéria pulmonar
Diminuição da complacência estática pulmonar
Acúmulo de ar intrapulmonar

Estudos clínicos e experimentais demonstraram diminuição da produção de mediadores inflamatórios, síndrome de disfunção de órgãos e melhora da evolução com pacientes em regimes de ventilação de baixos volumes correntes e altos níveis de PEEP (Tabela 11.2).

Tabela 11.2 Conceitos atuais	
Lesão pulmonar aguda (LPA)	$PaO_2/FiO_2 < 300$ Início agudo Radiografia de tórax (PA) infiltrados bilaterais POAP < 18 mmHg ou não evidência clínica de hipertensão atrial esquerda
Síndrome do desconforto respiratório agudo (SDRA)	$PaO_2/FiO_2 < 200$ Início agudo Radiografia de tórax (PA) infiltrados bilaterais POAP < 18 mmHg ou não evidência clínica de hipertensão atrial esquerda
Lesão pulmonar induzida pela ventilação	Lesão pulmonar aguda induzida diretamente pela ventilação em modelos animais
Lesão pulmonar aguda associada à ventilação (LPAV)	Lesão pulmonar aguda que se assemelha a SDRA em pacientes em VM (LPAV) possivelmente associada com doença preexistente (LPAV) associada unicamente a VM

Fonte: International Consensus Conferences in Intensive Care Medicine: Ventilator-associated lung injury in ARDS. Am J Respir Crit Care Med 1999;160:2118–2124.

Uso da PEEP

Dentro desse contexto o uso da PEEP teria dois mecanismos principais para diminuição da LPAV:

- Redução da pressão hidrostática por diminuição do retorno venoso diminuindo a pressão capilar e o edema alveolar e intersticial;
- Estabilização volumétrica alveolar, iniciando a inspiração com volume não tão reduzido e dessa forma diminuindo os mecanismos de atelectrauma.

Estratégias para a escolha do nível da PEEP para situações clínicas de SDRA serão abordadas em outro capítulo.

Complicações devidas ao escape de ar extra-alveolar

Barotrauma[13-16]

Conceito

Todos os graus de dano pulmonar causados pela ruptura alveolar e escape de ar: enfisema intersticial, pneumoperitônio, pneumomediastino, enfisema subcutâneo e pneumotórax.

O leitor deve saber que a membrana pleural e o interstício periférico se imbricam[9], formando uma importante estrutura de sustentação pulmonar. Portanto, quando da ruptura alveolar e escape de ar para o interstício, existe ar subpleural que pode coalescer formando cistos subpleurais enfisema intersticial.

O "caminho" mais comum do ar é a migração centrípeta através da bainha perivascular até o hilo pulmonar.

A partir do conceito que todo o tecido conjuntivo se comunica, o ar pode migrar através da bainha broncovascular para o mediastino (pneumediastino), geralmente aparece na radiologia como uma linha bem definida acompanhando os grandes vasos e estruturas cardíacas.

Através dos tecidos moles, surge o enfisema subcutâneo generalizado que pode chegar até região cervical do períneo e membros inferiores.

Outra possibilidade é a ruptura dos cistos subpleurais, ou da pleura visceral "mediastinal" com formação do pneumotórax.

Portanto, os pacientes sob ventilação mecânica com pressão positiva podem desenvolver um pneumotórax que deve ser rapidamente detectado já que 60 a 90% das vezes torna-se hipertensivo.

Importante observação é alertar o profissional que acompanha a ventilação mecânica que a radiologia que demonstra sinais de hiperinsuflação pulmonar deve ser percebida e servir de alerta para a ocorrência de um iminente pneumotórax.

O profissional deve ter em mente que o posicionamento anteromedial do gás em posição supina torna o diagnóstico radiológico difícil. Torna-se fundamental, portanto, o exame físico periódico e o acompanhamento clínico, principalmente dos pacientes com alterações da mecânica respiratória que propícias a formação do barotrauma (pacientes que usam pico de pressão elevada, e altos volumes correntes).

Fístula broncopleural[17]

Trata-se de saída de ar (bolhas) durante a inspiração ou continuamente observada no paciente com drenagem de tórax sob selo d'água. É possível que doenças pulmonares, como a síndrome do desconforto respiratório agudo (SDRA) predisponha mais o aparecimento que a própria ventilação mecânica. Não se sabe, se sua presença é isoladamente responsável pelo aumento de mortalidade que se observa, ou pela própria gravidade da doença subjacente.

Algumas orientações práticas são sugeridas pelos autores para manipulação da ventilação em vigência de fístula broncopleural:

- As pressões de sucção no selo d água devem ser mantidas as mais baixas possíveis;
- Usar técnicas de ventilação para reduzir o esforço inspiratório do paciente (pressão de suporte);
- Usar técnicas de ventilação para reduzir as pressões das vias aéreas (restringir volume corrente, ondas de fluxo);
- Evitar técnicas de aumento da pressão intratorácica PEEP, pausa inspiratória, tempo inspiratório prolongado e altos volumes correntes;
- Utilizar altos fluxos inspiratórios;
- Caso todas as manobras acima não surtam efeito (acidose respiratória com fuga de gás excessiva deve-se tentar tratamento direto da fístula ou manobras alternativas de ventilação).

Outras complicações da ventilação mecânica

Rins e vias urinárias

A diminuição do débito urinário, do *clearance* da creatinina e da excreção renal de Na têm sido observadas com o uso de pressão positiva contínuas nas vias aéreas. Estes efeitos se devem à diminuição do fluxo sanguíneo renal, alterações na perfusão renal e aumento dos níveis de hormônio antidiurético.

Sistema nervoso central[18,19]

A ventilação mecânica com pressão positiva com PEEP aumenta a pressão intratorácica média o que aumenta a pressão venosa central e diminui o retorno venoso. Por fim, há uma redução do débito cardíaco, com consequente diminuição da pressão arterial média e pressão de perfusão cerebral com elevação da pressão venosa cerebral e aumento ainda maior na pressão intracraniana. Para a maioria dos autores, no entanto, graus moderados da PEEP, iguais a 15 cmH$_2$O, ou mesmo níveis mais altos, podem com segurança serem usados na conduta de pacientes com lesão cerebral, particularmente, quando em baixa complacência pulmonar. Foi observado e sugerido que o uso da PEEP até 12 cmH$_2$O resulta em aumento insignificante da PIC. O efeito da PEEP na circulação cerebral depende da complacência intracraniana e do valor absoluto da PIC. A PIC não será afetada enquanto estiver acima da PVC gerada pela PEEP.

Toxicidade ao oxigênio

Ver Capítulo 14.

Referências bibliográficas

1. Magder S. Hemodynamic monitoring in the mechanically ventilated patient. Curr Opin Crit Care. 2001; 17(1):36-42.
2. Bedfor RF. Circulatory responses to traqueal intubation. Probl Aneth. 1988; 2:201.

3. Brinker JA, Weiss I, Lappe DL. Septal displacement during right ventricular loading in man. Circulation. 1980; 61:626.

4. Vincent JL. Is ARDS usually associated with right ventricular disfunction or failure? Intensive Care Med. 1995; 21:195.

5. MacIntyre NR. Respiratory function during pressure support ventilation. Chest. 1986; 89:677.

6. Naughton MT, Rahman A, Hara K et al. Effects of continuous positive airway pressure on intrathoracic and left ventricular transmural pressures in patients with congestive heart failure.Circulation. 1995; 91:1725.

7. Greenfield LJ, Elbert PA, Benson WH. Effect of positive pressure ventilation on surface tension properties of lung extracts. Anesthesiology 1964; 25:312-316.

8. Ely EW Jr, Bowton DL, Reed JC et al. Portable chest radiographs identify ventilator associated hyperinflation. Chest 1994; 106(2):545-51.

9. Pierson DJ. Alveolar rupture during mechanical ventilation : Role of PEEP, peak airway pressure, and distending volume. Respir.Care 1988; 33:472-476 .

10. Auler Junior JOC. Gomide do Amaral RV. Assistência Ventilatória Mecânica. 1º Ed, São Paulo, Atheneu. 1998;155-161.

11. Carvalho R.R. Ventilação Mecânica-Volume 1-Básico. 1º Ed, São Paulo, Atheneu. 2000; 234-240.

12. Imai Y, Parodo J, Kajikawa O, et al: Injurious mechanical ventilation and end-organ epithelial cell apoptosis and organ dysfunction in an experimental model of acute respiratory distress syndrome. JAMA 2003; 289:2104-2112.

13. Gattinoni L, Protti A, Caironi P, et al. Ventilator-induced lung injury: The anatomical and physiological framework. Crit Care Med. 2010 Oct;38(10suppl):S539-48.

14. Stüber F, Wrigge H, Schroeder S, et al. Kinetic and reversibility of mechanical ventilation-associated pulmonary and systemic inflammatory response in patients with acute lung injury. Intensive Care Med. 2002; 28:834-841.

15. Mascheroni M, Kolobow T, Fumagalli R, Moretti MP. Acute respiratory failure following pharmacologically induced hyperventilation an experimental animal study. Intensive Care Med. 1988; 15:8-14.

16. Pierson DJ, Horton CA, Bates PW. Persistent bronchopleural air leak during mechanical ventilation; a review of 39 cases. Chest. 1986; 90:321-3.

17. Georgiadis D, Schwarz S, Baumgartner RW, et al. Influence of positive end-expiratory pressure on intracranial pressure and cerebral perfusion pressure in patients with acute stroke. Stroke. 2001; 32(9):2088-92.

18. Mascia L, Majorano M. Mechanical ventilation for patients with acute brain injury. Curr Opin Crit Care. 2000;6(1):52-6.

19. Gamberoni C, Colombo G, Aspesi M, et al. Respiratory mechanics in brain injured patients. Minerva Anestesiol. 2002; 68(4):291-6.

Capítulo 12

Lesão Induzida pela Ventilação Mecânica e Estratégias de Prevenção

◖ Fernando Sabia Tallo

O médico emergencista deverá iniciar a ventilação mecânica na sala de emergência em muitas situações. O conhecimento das possíveis complicações associadas a ventilação mecânica é essencial para a sua prevenção. Esse capítulo tem como objetivo a discussão dessas complicações e as orientações para que o médico emergencista possa preveni-las.

Estudo[1] em ratos ventilados, com pressões inspiratórias de pico nas vias aéreas elevadas, demonstraram edema pulmonar profuso e inundação alveolar nos animais ventilados com pressões elevadas (45 cmH$_2$O). Outros estudos[2] mostraram alterações pulmonares ultraestruturais e edema pulmonar em ventilações utilizando pressões de pico nas vias aéreas elevadas.

A magnitude da distensão pulmonar imposta pela ventilação mecânica e sua duração são duas explicações essenciais para as lesões induzidas pelo ventilador. A lesão pulmonar induzida pela ventilação mecânica, *ventilator-induced lung injury* (VILI) é um dos temas mais investigados, atualmente, na ventilação mecânica.

Barotrauma, volotrauma

A lesão induzida da via aérea pode não se produzir quando apenas altas pressões de via aérea estão presentes. Tocadores de trompete podem atingir pressões tão elevadas quanto 150 cmH$_2$O sem episódios agudos de barotrauma.

Quando pesquisadores ventilaram ratos com "enfaixamento" do tronco e abdômen *versus* ratos sem tais limitações, observaram que nos enfaixados grandes pressões de vias aéreas eram produzidas mas com volumes limitados, já, no outro grupo, grandes volumes e pressões foram produzidas com graves lesões pulmonares. Esse fenômeno ficou conhecido como volotrauma e é o fenômeno básico da (VILI)[3].

Na teoria da VILI as pressões transpulmonares ($P_L = P_{wa} - P_{pl}$) capazes de produzir u estiramento muito grande, volume corrente maior do que 1,5 a 2 vezes a capacidade residual funcional, o que correspondeu a 20 mL/kg em estudo experimental[4]. Trata-se de uma relação onde, no numerador está o volume corrente e o volume provocado pela PEEP (volume que se altera a partir do volume de repouso), e no denominador o volume de repouso capacidade residual funcional na maioria dos casos (CRF).

Portanto, o principal componente da VILI é a hiperdistensão alveolar[4].

Porém, também é possível ocorrer efeitos deletérios da ventilação mecânica em baixos volumes correntes. As teorias que embasam essa hipótese são as do atectrauma e recrutamento e "desrecrutamento" cíclicos, lesão do epitélio pulmonar e inativação do surfactante que serão mencionados abaixo. A teoria do recrutamento cíclico é questionada[5,6].

Essa teoria é que fundamenta o uso da PEEP na ventilação mecânica, desde que essa PEEP, não provoque, per se, uma hiperdistensão que também seria e será deletéria[7,8].

Biotrauma e mecanotransdução, atelectrauma

As forças que agem na ventilação mecânica artificial são suficientes para, mesmo sem lesões estruturais (anatômicas), iniciarem um processo de liberação de citocinas pró-inflamatórias, recrutamento de leucócitos e um processo inflamatório[9,10].

O termo mecanotransdução se associa a uma sinalização intracelular, mediada por ação de forças mecânicas externas em células íntegras, diferente da via inflamatória mobilizando o sistema imune.

O atelectrauma[11]: a abertura e fechamento cíclicos das unidades funcionais na ventilação mecânica também se associam a VILI e a mecanismos inflamatórios e de destruição epitelial através de forças de cisalhamento que se formam.

A lesão induzida pela ventilação mecânica está muito associada a formação do edema pulmonar. Aqui, o mecanismo é duplo, além do aumento da pressão de filtração de todos vasos pulmonares com diminuição da pressão no interstício pulmonar quando há insuflação do pulmão, o que favorece o extravasamento durante a ventilação mecânica há também o mecanismo do aumento da permeabilidade vascular durante a VILI (principal mecanismo). Destruição do endotélio capilar que se segue a destruição epitelial[12,13].

Quais as estratégias para prevenir a ventilação induzida pela ventilação mecânica?

Volume corrente (VC)

Uma redução do volume corrente em um ensaio clínico randomizado (6 *vs.* 12 mL/kg de peso ideal) aumentou em 22% a sobrevivência na SDRA e confirmou a importância da VILI[14].

A necessidade da configuração de 6 mL/kg de peso ideal deve ser relativa, já que, como vimos no texto acima, a outras variáveis, como a "quantidade " de pulmão disponível para ventilação na SDRA em pacientes específicos, que pode ou não se relacionar com hiperdistensão, mesmo, com esses valores. Exames de imagem como de impedância torácica[5] podem ajudar a adequar individualmente a configuração.

Estudos observacionais sugeriram uma relação entre a configuração da ventilação mecânica em pacientes com necessidade de assistência, mas sem critérios para SDRA e o aparecimento desta depois da admissão com determinadas configurações (VC > 6 mL/kg ou 700 mL e pressão de platô > 30 cmH_2O)[16,17]. Talvez, mesmo pacientes sem alterações pulmonares, inicialmente pudessem se beneficiar com configurações "protetoras", ou não potencialmente, lesivas.

Uso da PEEP

Alguns estudos experimentais mostraram benefícios no uso da PEEP em relação a VILI[18,19].

A configuração exata dos níveis da PEEP nos pacientes com SDRA, porém, ainda não é conhecida. Algumas formas de configuração baseadas em modelos animais e curvas PV não se mostraram úteis. Ensaios clínicos randomizados comparam PEEPs chamados "baixos" com PEEPs "altos" e não conseguiram estabelecer diferenças de mortalidade[20,21]. Uma metanálise[22] encontrou analisando três ensaios clínicos superioridade no uso de PEEPs mais elevada, mas dada a heterogeneidade entre os estudos a conclusão é frágil.

Posição prona

A posição prona pode produzir uma distribuição mais homogênea da pressão transpulmonar, alterar a perfusão e aumentar o recrutamento[23,24]. Esses efeitos são benéficos em pacientes com SDRA.

Um ensaio clínico randomizado controlado e multicêntrico com 466 pacientes com SDRA grave ($FiO_2/PaO_2 < 150$ mmHg, $FiO_2 \geq 60\%$, vol 6 mL/kg de peso ideal, PEEP ≥ 5 cmH_2O) e desfecho primário, sobrevida em 28 dias encontrou mortalidade em 28 dias de 16% no grupo intervenção (posição prona por no mínimo 16 horas por dia) e 32,8% no grupo controle (p < 0,001)[25].

Uma metanálise em pacientes com SDRA submetidos à posição prona envolveu 10 ensaios clínicos com 1.867 pessoas e concluiu que pacientes com hipoxemia grave ($PaO_2/FiO_2 < 100$ mmHg) se associaram a melhora nos índices de mortalidade[26].

Manobras de recrutamento alveolar

A manobra de recrutamento alveolar tem sido proposta para aumentar as áreas disponíveis de troca gasosa no pulmão. Não há, até o momento, evidências que essas manobras alcancem resultados de desfechos primários em pacientes com SDRA.

No momento alguns ensaios clínicos estão sendo desenvolvidos para determinar a mortalidade em 28 dias em pacientes submetidos a manobra de recrutamento em relação a um grupo controle[27].

Essas manobras devem ser feitas por equipes experientes, respeitando todas as contraindicações em ambiente de vigilância permanente.

Preparação para realizar a manobra de recrutamento alveolar máximo

- Paciente em sedação profunda em ventilação passiva, bloqueio neuromuscular;
- Posição supina;
- Aspirar secreções;
- Instalar sistema fechado de aspiração traqueal (*Trach-Care*). É obrigatório para algumas manobras;
- Monitorização mínima recomendada durante o procedimento: frequência e ritmo cardíaco; pressão arterial de preferência invasiva, oximetria de pulso;
- Manter o paciente em provável euvolemia (usar monitorização disponível, pressão venosa central, variação de pressão de pulso, outras);
- Desabilitar a ventilação de *backup* ou de apneia. Se não for possível desativar, reduzir o critério de ativação ao mínimo;

- No protocolo de pesquisa ART, a seguinte manobra é proposta:

  - Modo pressão controlada com FiO_2 de 100%;

  - Iniciar com PEEP de 25 cmH_2O e delta de pressão acima da PEEP (*driving pressure*) de 15 cmH_2O, resultando em pressão de pico de 40 cmH_2O. Frequência respiratória de 10/min e relação I:E de 1:1. Esses parâmetros devem ser mantidos por 1 minuto;

  - Na sequência, a PEEP deve ser elevada para 35 cmH_2O, delta de pressão de 15 cmH_2O;

  - Manter por 1 minuto;

  - Elevar PEEP para 45 cmH_2O, manter delta de pressão de 15 cmH_2O, por 2 minutos;

  - Titulação da PEEP;

  - Ajustar PEEP para 23 cmH_2O. Mudar modo ventilatório para volume controlado com volume corrente de 5 mL/kg, fluxo 30 L/min (onda de fluxo quadrada), frequência respiratória de 20/min e FiO_2 =100%; após 4 minutos nesses parâmetros, calcular e registrar a complacência estática do sistema respiratório (necessário fazer pausa inspiratória de 2 segundos para atingir pressão de platô);

  - Ajusta-se PEEP para 20 cmH_2O (manter demais parâmetros); após 4 minutos calcular e registrar a complacência do sistema; depois 17, 14, 11 cmH_2O de acordo com a complacência encontrada;

  - O valor considerado como PEEP ideal é igual à PEEP na qual foi registrada a complacência máxima mais 2 cmH_2O;

  - Complacência SR = Volume corrente/Pressão de platô - PEEP;

  - Muitas outras manobras podem ser realizadas como um aumento sustentado da pressão máxima das vias aéreas durante 40 segundos de 30 a 50 cmH_2O[28,29].

Resumo dos mecanismos de lesão induzida pela ventilação mecânica

Aumento da filtração

Na ventilação mecânica ocorre uma diminuição da pressão intersticial pulmonar e um aumento da pressão média microvascular pulmonar (pressão capilar pulmonar)[30].

Um dos responsáveis, por essa diminuição da pressão intersticial, seria o desarranjo do surfactante. Esse processo aumentaria a tensão superficial e consequentemente, a pressão transmural vascular propiciando o extravasamento de fluido para o interior dos alvéolos.

Alguns estudos referem que a utilização da PEEP poderia impedir esse desarranjo do surfactante[31].

Há também formação de edema extra-alveolar associado à ventilação mecânica. Os aumentos de volume corrente e pressão transpulmonar dilatam os vasos extra-alveolares que também podem formar edema.

Aumento da permeabilidade epitelial

Estudos apontaram aumento da permeabilidade epitelial alveolar com aumentos de volumes pulmonares. Aumento dos poros alveolares foram observados com o aumento das pressões de pico (40 cmH_2O) com extravasamento de solutos como albumina e citocromo c, em experimentos animais[32].

Pressões de pico ao redor de 41 cmH_2O produziram edema pulmonar em animais por aumento da permeabilidade alveolar depois de oito horas[33].

Aumento da permeabilidade microvascular

A ventilação mecânica em altas pressões de pico nas vias aéreas também altera a permeabilidade endotelial vascular dos vasos intra e extra-alveolares. O tempo necessário para que isso aconteça dependeu da espécie animal estudada[34].

Complicações devidas ao escape de ar extra-alveolar

Barotrauma

Conceito

Todos os graus de dano pulmonar causados pela ruptura alveolar e escape de ar: enfisema intersticial, pneumoperitônio, pneumomediastino, enfisema subcutâneo e pneumotórax.

O leitor deve saber que a membrana pleural e o interstício periférico se imbricam[9] formando uma importante estrutura de sustentação pulmonar. Portanto, quando da ruptura alveolar e escape de ar para o interstício, existe ar subpleural que pode coalescer formando cistos subpleurais enfisema intersticial.

O "caminho" mais comum do ar é a migração centrípeta através da bainha perivascular até o hilo pulmonar.

A partir do conceito que todo o tecido conjuntivo se comunica, o ar pode migrar através da bainha broncovascular para o mediastino (pneumomediastino), geralmente aparece na radiologia como uma linha bem definida acompanhando os grandes vasos e estruturas cardíacas.

Através dos tecidos moles, surge o enfisema subcutâneo generalizado, que pode chegar até região cervical do períneo e membros inferiores.

Outra possibilidade é a ruptura dos cistos subpleurais, ou da pleura visceral "mediastinal" com formação do pneumotórax.

Portanto, os pacientes sob ventilação mecânica com pressão positiva podem desenvolver um pneumotórax que deve ser rapidamente detectado já que 60% a 90% das vezes torna-se hipertensivo.

Importante observação é alertar o profissional que acompanha a ventilação mecânica, que a radiologia que demonstra sinais de hiperinsuflação pulmonar, deve ser percebida e servir de alerta para a ocorrência de um iminente pneumotórax.

O profissional deve ter em mente que o posicionamento anteromedial do gás em posição supina torna o diagnóstico radiológico difícil. Torna-se fundamental, portanto, o exame físico periódico e o acompanhamento clínico, principalmente dos pacientes com alterações da mecânica respiratória, que propicia a formação do barotrauma (pacientes que usam pico de pressão elevada, e altos volumes correntes).

Fístula broncopleural[17]

Trata-se de saída de ar (bolhas) durante a inspiração ou continuamente, observada no paciente com drenagem de tórax sob selo d´água. É possível que doenças pulmonares, como a síndrome do desconforto respiratório Agudo (SDRA) predisponha mais o aparecimento, que a própria ventilação mecânica. Não se sabe se sua presença é isoladamente responsável pelo aumento de mortalidade que se observa ou pela própria gravidade da doença subjacente.

Algumas orientações práticas são sugeridas pelos autores para manipulação da ventilação em vigência de fístula broncopleural:

- As pressões de sucção no selo d´água devem ser mantidas as mais baixas possíveis;

- Usar técnicas de ventilação para reduzir o esforço inspiratório do paciente (pressão de suporte);
- Usar técnicas de ventilação para reduzir as pressões das vias aéreas (restringir volume corrente, ondas de fluxo);
- Evitar técnicas de aumento da pressão intratorácica PEEP, pausa inspiratória, tempo inspiratório prolongado e altos volumes correntes;
- Utilizar altos fluxos inspiratórios;
- Caso todas as manobras acima não surtam efeito (acidose respiratória com fuga de gás excessiva), deve-se tentar tratamento direto da fístula ou manobras alternativas de ventilação.

Outras complicações da ventilação mecânica

Rins e vias urinárias

A diminuição do débito urinário, do *clearance* da creatinina e da excreção renal de Na têm sido observadas com o uso de pressão positiva contínuas nas vias aéreas. Estes efeitos se devem à diminuição do fluxo sanguíneo renal, alterações na perfusão renal e aumento dos níveis de hormônio antidiurético.

Sistema nervoso central

A ventilação mecânica com pressão positiva com PEEP aumenta a pressão intratorácica média o que aumenta a pressão venosa central e diminui o retorno venoso. Por fim, há uma redução do débito cardíaco, com consequente diminuição da pressão arterial média e pressão de perfusão cerebral com elevação da pressão venosa cerebral e aumento ainda maior na pressão intracraniana. Para a maioria dos autores, no entanto, graus moderados da PEEP, iguais a 15 cmH_2O, ou mesmo níveis mais altos, podem com segurança serem usados na conduta de pacientes com lesão cerebral, particularmente, quando em baixa complacência pulmonar. Foi observado e sugerido que o uso da PEEP até 12 cmH_2O resulta em aumento insignificante da PIC. O efeito da PEEP na circulação cerebral depende da complacência intracraniana e do valor absoluto da PIC. A PIC não será afetada enquanto estiver acima da PVC gerada pela PEEP.

Referências bibliográficas

1. Webb HH, Tierney DF. Experimental pulmonary edema due to intermittent positive-pressure ventilation with high inflation pressures. Protection by positive end-expiratory pressure. Am Rev Respir Dis. 1974;110:556-65.
2. Dreyfuss D, Soler P, Basset G, Saumon G: High inflation pressure pulmo nary edema. Respective effects of high airway pressure, high tidal volume, and positive endexpiratory pressure. Am Rev Respir Dis 1988; 137: 1159-1164.
3. De Prost N, Ricard JD, Saumon G, Dreyfus D: Ventialtor-induced lung injury: historical perspectives and clinical implications. Ann Intensive Care 2011; 1:28.
4. Protti A, Cressoni M, Santini A, Langer T, Mietto C, Febres D et al. Lung stress and strain during mechanical ventilation: any safe threshold? Am J Respir Crit Care Med 2011;183:1354-62.
5. Dreyfuss D, Saumon G. Ventilator-induced lung injury: Lessons from experimental studies (State of the Art). Am J Respir Crit Care Med 1998;157:1-30.
6. Hubmayr RD. Perspective on lung injury and recruitment: a skeptical look at the opening and collapse story. Am J Respir Crit Care Med 2002;165:1647-53.
7. 24. Martynowicz MA, Walters BJ, Hubmayr RD. Mechanisms of recruitment in oleic acid-injured lungs. J Appl Physiol 2001;90:1744-53.
8. Bshouty Z, Ali J, Younes M. Effect of tidal volume and PEEP on rate of edema formation in in situ perfused canine lobes. J Appl Physiol 1988;64:1900-7.

9. Dreyfuss D, Saumon G. Role of tidal volume, FRC and end-inspiratory volume in the development of pulmonary edema following mechanical ventilation. Am Rev Respir Dis 1993;148:1194-203.

10. Ngiam N, Kavanagh BP: Ventilator-induced lung injury: the role of gene activation. Curr Opin Crit Care 2012;18:16-22.

11. Uhlig S: Ventilation-induced lung injury and mechanotransduction: stretching it too far? Am J Physiol Lung Cell Mol Physiol 2002; 282: 892-896.

12. Caironi P, Cressoni M, Chiumello D, et al.: Lung opening and closing Turing ventilation of acute respiratory distress syndrome. Am J Respir Crit Care Med 2010; 181:578-586.

13. Dreyfuss D, Basset G, Soler P, Saumon G: Intermittent positive-pressure hyperventilation with high inflation pressures produces pulmonary microvascular injury in rats. Am Rev Respir Dis 1985; 132: 880-884.

14. Jiang JS, Wang LF, Chou HC, Chen CM: Angiotensin-converting enzyme inhibitor captopril attenuates ventilator-induced lung injury in rats. J Appl Physiol 2007; 102: 2098-2103.

15. [No authors listed]. Ventilation with lower tidal volumes as compared with traditional tidal volumes for acute lung injury and the acute respiratory distress syndrome. The Acute Respiratory Distress Syndrome Network. N Engl J Med 2000;342:1301-8.

16. Costa EL, Lima RG, Amato MB. Electrical impedance tomography. Curr Opin Crit Care 2009;15:18-24.

17. Gajic O, Dara SI, Mendez JL, Adesanya AO, Festic E, Caples SM et al. Ventilator-associated lung injury in patients without acute lung injury at the onset of mechanical ventilation. Crit Care Med 2004;32:1817-24.

18. Gajic O, Frutos-Vivar F, Esteban A, Hubmayr RD, Anzueto A. Ventilator settings as a risk factor for acute respiratory distress syndrome in mechanically ventilated patients. Intensive Care Med 2005;31:922-6.

19. Argiras EP, Blakeley CR, Dunnill MS, Otremski S, Sykes MK. High peep decreases hyaline membrane formation in surfactant deficient lungs. Br J Anaesth 1987;59:1278-85.

20. Sandhar BK, Niblett DJ, Argiras EP, Dunnill MS, Sykes MK. Effects of positive end-expiratory pressure on hyaline membrane formation in a rabbit model of the neonatal respiratory distress syndrome. Intensive Care Med 1988;14:538-46.

21. Brower RG, Lanken PN, MacIntyre N, Matthay MA, Morris A, Ancukiewicz M et al. Higher versus lower positive end-expiratory pressures in patients with the acute respiratory distress syndrome. N Engl J Med 2004;351:327-36.

22. Meade MO, Cook DJ, Guyatt GH, Slutsky AS, Arabi YM, Cooper D et al. Ventilation strategy using low tidal volumes, recruitment maneuvers, and high positive end-expiratory pressure for acute lung injury and acute respiratory distress syndrome: a randomized controlled trial. JAMA 2008;299:637-45.

23. Briel M, Meade M, Mercat A, Brower RG, Talmor D, Walter SD et al. Higher vs. lower positive end-expiratory pressure in patients with acute lung injury and acute respiratory distress syndrome: systematic review and metaanalysis. JAMA 2010;303:865-73.

24. Richter T, Bellani G, Scott Harris R, Vidal Melo MF, Winkler T, Venegas JG et al. Effect of prone position on regional shunt, aeration, and perfusion in experimental acute lung injury. Am J Respir Crit Care Med 2005;172:480-7.62.

25. Broccard A, Shapiro RS, Schmitz LL, Adams AB, NahumA, Marini JJ. Prone positioning attenuates and redistributes ventilator-induced lung injury in dogs. Crit Care Med 2000;28:295-303.

26. Guerin C, Reignier J, Richard JC, et al. Prone positioning in severe acute respiratory distress syndrome.N Engl J Med. 2013 ;368(23):2159-68.

27. Sud S, Friedrich JO, Taccone P, et al. Prone ventilation reduces mortality in patients with acute respiratory failure and severe hypoxemia: systematic review and meta-analysis. Intensive Care Med 2010;36:585-99.

28. Rationale, study design, and analysis plan of the alveolar recruitment for ARDS trial (ART): study protocol for a randomized controlled trial. Trials 2012;13:153.

29. Lapinsky SE, Aubin M, Mehta S, Boiteau P, Slutsky AS. Safety and efficacy of a sustained inflation for alveolar recruitment in adults with respiratory failure. Intensive Care Med 1999;25:1297-301.

30. Parker JC, Hernandez LA, Longenecker GL, et al. Lung edema caused by high peak inspiratory pressure in dogs. Role of increase microvascular filtration pressure and permeability. Am Rev Respir Dis. 1990;142:321-328.

31. Faridy EE. Effect of ventilation on movement of surfactant in airways. Respir Physiol. 1976;27:323-334.

32. Egan EA, Nelson RM, Olver RE. Lung inflation and alveolar permeability to non electrolites in the adult sheep in vivo. J Physiol. 1976;260:409-24.

33. Ramanathan R, Mason GR, Raj JU. Rffect of mechanical ventilation and barotrauma on pulmonary clearance of [99m] Technetium diethylenetriamine pentaacetate in lambs. Pediatr Res. 1990;27:70-74.

34. Parker JC, Yoshikawa S. Vascular segmental permeabilities at high peak inflation pressure in isolated rat lungs. Am J Physiol Lung Cell Mol Physiol. 2002;283:L1203-L1209.

Capitulo 13

Sedação e Analgesia na Ventilação Mecânica (VM)

◀ Fernando Sabia Tallo

Introdução

Os pacientes submetidos à ventilação mecânica em UTI, normalmente, utilizam sedativos, para assegurar o conforto, minimizar o estresse, e tornar os procedimentos toleráveis. Os primeiros sedativos utilizados são quase sempre benzodiazepínicos e opioides[1,2].

Essa forma de sedação tradicional vem sendo questionada, e evidências recentes, apontam a possibilidade do aumento do tempo de ventilação mecânica, associação com delirium, e aumento do tempo de recuperação do doente crítico na UTI com o seu uso[3].

Importância de monitorar o "nível" de sedação

Vários ensaios clínicos randomizados, foram realizados, testando o conceito de que a "super-sedação", durante a ventilação mecânica poderia levar ao prolongamento do tempo de permanência em UTI, e o aumento do tempo de ventilação mecânica. Sedação de forma individualizada, com a adoção de protocolos e questionários específicos, e a interrupção diária pode melhorar o resultado. Após o paciente despertar, a infusão é restabelecida de forma titulada com a dose prévia ou metade da dose prévia.

Estudo demonstrou que, a interrupção da sedação com o despertar diário do paciente, resultou em diminuição do tempo de (VM) em 2 dias (p = 0,004), e 3,5 dias (p = 0,02) o tempo de permanência em UTI[4]. Em outro estudo, o despertar diário abriu a possibilidade de pacientes selecionados realizarem o teste de respiração espontânea, e essa prática diminui o tempo de interrupção da ventilação mecânica em 3 dias (p = 0,02)[5].

Uma preocupação para essa prática seria o transtorno do estresse pós-traumático (TEPT). Os estudos que analisaram a associação do despertar diário com o (TEPT) em relação a grupos controle não encontraram diferenças significativas, portanto não parece haver associação[6,7].

A escala de sedação de Ramsay. Com o uso de escalas, há menor incidência de sedação excessiva. Cerca de 70% dos profissionais usam escalas para sedação (Quadro 13.1).

Quadro 13.1
Escores de Ramsay
1 – Ansioso, agitado
2 – Cooperativo, orientado e tranquilo
3 – Dormindo, sonolento e respondendo fácil a comandos
4 – Dormindo e respondendo a estímulo na glabela
5 – Dormindo e respondendo lentamente à pressão na glabela
6 – Dormindo e não respondendo à pressão na glabela
Fonte: British Medical Journal. 1974; 2:656-659.

Importância em monitorar o "nível" da dor

Estudos demonstram que a maioria dos pacientes, sente dor na UTI, e menos que metade deles teria a analgesia adequada[8] (menos de metade dos profissionais avaliam a dor do paciente).

Além da questão de humanização do atendimento, o paciente em ventilação mecânica deve ser avaliado quanto a dor e a sedação para a adequação da dose de medicamentos. Isso reduz o tempo de necessidade de ventilação artificial e de permanência em UTI[9].

O *Behavioral Pain Scale* (BPS) é uma escala usada para avaliar a dor de paciente sedado ou em ventilação mecânica. Se o escore for ≥ 6, é considerado inaceitável[10] (Quadro 13.2).

Quadro 13.2
A *Behavioral Pain Scale* analisa
Expressão facial Relaxada: 1 Parcialmente tensa: 2 Totalmente tensa: 3 Fazendo careta: 4
Movimentos dos membros superiores Relaxado: 1 Parcialmente flexionado: 2 Totalmente flexionado: 3 Totalmente contraído: 4
Ventilação mecânica Tolerando movimentos: 1 Tossindo, mas tolerando durante a maior parte do tempo: 2 Lutando contra ventilador: 3 Impossibilidade de controle do ventilador: 4
Behavioral Pain Scale. Anesth Analg, 2010;110:127-133.

"Tratar" a dor antes de sedar

A equipe deve, portanto, estar atenta aos níveis de dor e sedação do paciente.

Medidas para melhorar a recuperação na UTI incluem analgesia antes de sedação e reconhecimento dos efeitos adversos associados a medicamentos sedativos.

Na técnica denominada de "analgesia primeiro" os fármacos para sedação são administrados apenas após o uso de analgésicos. Essa técnica confere aos pacientes, conforto e menos de 50% necessitam de sedação. A analgesia antes da sedação pode reduzir a necessidade de sedativos e o tempo de permanência em ventilação mecânica.

Sedativos e protocolos de sedação utilizados

Opioides

Os opioides mais usados são a morfina e o fentanil. Outros que também podem ser utilizados para sedação em UTI são o remifentanil, sufentanil, alfentanil. Não há ensaios clínicos que demonstram vantagens de um sobre o outro. São grupos de drogas que provocam tolerância com necessidade constante de aumentos da dose e risco de acúmulo e efeitos indesejáveis.

A morfina pode ser usada por via venosa na dose de 30-50 mg/24 h. Com necessidades constantes de *bolus* para realizar procedimentos. Forma um metabólito ativo. Na insuficiência renal há acúmulo de metabólito (morfina-6 glicuronídeo). Na instabilidade hemodinâmica a eliminação é lentificada. O risco de depressão respiratória é maior em pacientes hemodinamicamente instáveis e com doença respiratória.

O fentanil é usado por via venosa na dose de 200-800 μg/h. O fentanil é cardioestável sendo indicado para paciente com comprometimento cardiovascular.

O remifentanil tem latência curta e igualmente, recuperação rápida. A dose usada é de 6-60 μg.kg^{-1}.h^{-1} [24].

A meperidina não é mais utilizada porque forma o metabólito normeperidina, que causa convulsão, tem efeito inotrópico negativo, apresenta atividade anticolinérgica e pode provocar taquicardia.

Agonistas do ácido gama aminobutírico (GABA)

Os agonistas GABA usados são os benzodiazepínicos (midazolam, lorazepam e flunitrazepam) e o propofol.

Midazolam: ação é rápida e a duração curta. Indicado para sedação de curta duração. A administração prolongada resulta em acúmulo do fármaco e do metabólito ativo (alfa-hidroximidazolam), especialmente em pacientes obesos, com baixa concentração de albumina ou insuficiência renal.

Lorazepam: indicado para sedação de longa duração. Com uso de pequena dose (1 mg.kg^{-1}.d^{-1}) podem ocorrer efeitos adversos, como lesão renal aguda e acidose metabólica [18].

São drogas associadas a tolerância e delirium.

Propofol: ação e eliminação rápidas. Indicado para sedação de curta duração. O propofol pode causar hipotensão arterial, depressão respiratória, hipertrigliceridemia, pancreatite e síndrome da infusão do propofol.

Atualmente, outros sedativos vêm sendo propostos para utilização no paciente em UTI em ventilação mecânica, principalmente, pela associação dos "tradicionais" (benzodiazepínicos, opioides) a quadros de *delirium* [11,12].

Os α2 agonistas agem no lócus cérúleos e medula espinhal produzindo analgesia sem depressão respiratória e são utilizados atualmente como alternativas aos opioides e benzodiazepínicos em alguns pacientes [13,14].

Alfa 2 agonistas

Clonidina

Há poucos ensaios clínicos utilizando a clonidina como droga sedativa analgésica, de curto e longo prazo, em ventilação mecânica em UTI.

A clonidina é uma droga tradicionalmente utilizada pelos seus efeitos anti-hipertensivos. Um estudo demonstrou sua utilidade no tratamento da síndrome da abstinência em pacientes em ventilação mecânica. Um ensaio clínico randomizado recente envolvendo apenas 30 pacientes[15] a droga foi utilizada em pós-operatório de dissecção de aorta na dose de 1 a 2 µ/kg/h em infusão contínua e demonstrou que os pacientes que receberam a droga no pós-operatório obtiveram um escore de delirium menor em relação ao placebo (0,6 *vs.* 1,8, p < 0,001), foram extubados antes (1,4 *vs.* 2,2 dias, p < 0,001) e permaneceram menos tempo na UTI.

Outro estudo utilizou a clonidina em pacientes em ventilação mecânica e síndrome de abstinência com bons resultados[16].

Dexmedetomidina

É um agente α2 agonista para sedação de curto prazo (< 24 horas) com doses menores que 0,7 mg/kg (aprovado pelo FDA).

A dexmedetomidina promove diminuição da atividade motora, estabilidade mental, provoca pouca depressão respiratória, possibilitando facilidade no cuidado do paciente pela equipe multiprofissional. As doses para sedação e analgesia variam de *bolus* de 1 µg/kg seguido de infusão de 0,1-0,7 µg/kg/h[17].

O primeiro ensaio clínico randomizado, que demonstrou que o uso prolongado de dexmedetomidina, em pacientes em ventilação mecânica em UTI, seria bem tolerado e diminuiria a incidência de delirium foi publicado em 2007[18].

Ensaio clínico randomizado comparando o uso de midazolam (0,02 - 0,1 mg/kg/h) ou dexmedetomidina (0,2 a 1,4 µ/kg/h) em 366 pacientes em ventilação mecânica por > 24 horas, em 375 UTIs, concluiu que não houve diferença de tempo pra alcançar o nível de sedação desejada entre as drogas, houve um menor tempo de VM, menor desenvolvimento de delirium e menos taquicardia e hipertensão nos pacientes que utilizaram dexmedetomidina[9].

Um estudo observacional de coorte envolvendo 58.391 pacientes entre 2001 e 2007, em 174 UTIs, encontrou o uso de dexmedetomidina em 4,3% dos pacientes, principalmente em pacientes submetidos à cirurgia cardíaca[19].

Alguns estudos[20] vêm demonstrando a segurança do uso da dexmedetomidina em períodos mais longos dos que o atualmente aprovados pelo FDA (> 24 horas). O temor seria a taquicardia e a hipotensão rebote depois da descontinuidade da droga. No entanto, uma metanálise revelou aumento do risco de bradicardia em pacientes que receberam uma dose em *bolus* e infusões > 0,7 µg/kg/h[21], esse efeito não ocorreu em doses de infusão inferiores ou quando se suprimia a dose em *bolus*.

Há vários outros ensaios clínicos randomizados em andamento comparando a dexmedetomidina com benzodiazepínicos (desmame, delirium, etc.) em pacientes em ventilação mecânica que devem trazer informações importantes nos próximos anos (Tabela 13.1).

Tabela 13.1 Medicamentos utilizados em sedação na ventilação mecânica			
Droga	*Apresentação*	*Dose inicial*	*Infusão*
Morfina	1 mg/mL	2 - 5 mg	30 - 50 mg/24h
Fentanil	50 µg/mL	25 – 100 µg	0,5 - 2 µg//kg/h
Remifentanil	1, 2, 5 mg	1 - 2 µg/kg/min	6 - 60 µg/kg/h
Midazolam	5,10, 50 mg	0,5 - 2 mg	0,01 - 0,2 mg/kg/h
Propofol	100, 200, 500 mg (10 mg/mL)	0,5 mg/kg	5 - 75 µg/kg/min
Clonidina	100 µ/mL (10 mL)	1 - 2 µg/kg	1 - 2 µ/kg/h
Dexmedetomidina	2 mL (200 µg)	1 µg/kg	0,2 - 0,7 µ/kg/h (24 h)
Quetamina	50-100 (mg/mL)	0,2 - 0,8 mg/kg	10 - 45 µg/kg/min
Alfentanil	5 mL (0,5 mg/mL)	10 - 25 µg/kg	0,25 -1 µ/kg/min
Sufentanil	50 µg/mL	0,1 - 0,2 µg/kg	0,01 a 0,02 mg/kg

Associações são normalmente utilizadas em UTI na sedação para ventilação mecânica, recentemente um estudo utilizou a associação remifentanil (dose média 9 µ/kg/h) e propofol dose média (1,15 mg/kg/h)[23] comparando com outros regimes de sedação com diminuição do tempo de ventilação mecânica para o grupo que utilizou o remifentanil como "base" da sedação.

Bloqueio neuromuscular em UTI

Há vários relatos de disfunção neuromuscular, após administração prolongada de bloqueadores neuromusculares. Atualmente, suas indicações são mais restritas[25]. Os fatores para escolha são: experiência do médico, duração de ação, meia-vida, mecanismos de eliminação e fatores individuais de cada paciente[26].

Tabela 13.2 Indicações
Acesso à via aérea
Adaptação à ventilação mecânica
Situações de manipulação do paciente com hipertensão intracraniana
Medir variação de pressão de pulso
Alguns modos não convencionais de ventilação

Tabela 13.3 Bloqueadores neuromusculares[24]					
Droga	*Dose mg/kg*	*Manutenção (mg/ kg/min)*	*Início de ação (min)*	*Duração*	*Efeitos indesejados*
Succinilcolina	1,0	Não	0,5 - 1	5 - 10	↑PIC, k
Rocurônio	0,6 - 1	9-12	1 - 1,5	20 - 40	Não
Atracúrio	0,5	3-10	1,5 - 2	20	Histamina
Vecurônio	0.1	1 a 2	2 - 3	25 - 30	Não
Pancurônio	0,1	0,3-0,5	3	45 - 60	Taquicardia

Referências bibliográficas

1. Morandi A, Brumel NE, Ely EW. Sedation delirium and mechanical ventilation: the 'ABCDE' approach. Curr Opin Crit Care. 2011 Feb;17(1):43-9.
2. Arroliga AC, Thompson BT, Ancukiewicz M, et al. Use of sedatives, opioids, and neuromuscular blocking agents in patients with acute lung injury and acute respiratory distress syndrome. Crit Care Med 2008; 36:1083-1088.
3. Agarwal V, O'Neill PJ, Cotton BA, et al. Prevalence and risk factors for development of delirium in burn intensive care unit patients. J Burn Care Res 2010; 31:706-715.
4. Kress JP, Pohlman AS, O'Connor MF, et al. Daily interruption of sedative infusions in critically ill patients undergoing mechanical ventilation. N Engl J Med 2000; 342:1471-1477.
5. Girard TD, Kress JP, Fuchs BD, et al. Efficacy and safety of a paired sedation and ventilator weaning protocol for mechanically ventilated patients in intensive care (Awakening and Breathing Controlled trial): a randomized controlled trial. Lancet 2008; 371:126-134.
6. Heffner JE. A wake-up call in the intensive care unit. N Engl J Med 2000; 342:1520-1522. 29
7. Kress JP, Gehlbach B, Lacy M, et al. The long-term psychological effects of daily sedative interruption on critically ill patients. Am J Respir Crit Care Med 2003; 168:1457-1461.
8. Byrd PJ, Gonzales I, Parsons V. Exploring barriers to pain management in newborn intensive care units: a pilot survey of NICU nurses. Adv Neonatal Care, 2009;9:299-306.
9. Kumar AB, Brennan TJ. Pain assessment, sedation, and analgesic administration in the intensive care unit. Anesthesiology, 2009;111:1187-1188.
10. Ahlers SJ, Van der Veen AM, Van Dijk M, et al. - The use of the Behavioral Pain Scale to assess pain in conscious sedated patients. Anesth Analg, 2010;110:127-133.
11. Pisani MA, Murphy TE, Araujo KL, et al. Benzodiazepine and opioid use and the duration of intensive care unit delirium in an older population. Crit Care Med 2009; 37:177-183.
12. Riker RR, Shehabi Y, Bokesch PM, et al. Dexmedetomidine vs. midazolam for sedation of critically ill patients: a randomized trial. JAMA 2009; 301:489-499.
13. Maze M, Scarfini C, Cavaliere F. New agents for sedation in the intensive care unit. Crit Care Clin 2001; 17:881-897.
14. Riker RR, Fraser GL - Altering intensive care sedation paradigms to improve patient outcomes. Crit Care Clin, 2009;25:527-538.
15. Rubino AS, Onorati F, Caroleo S, et al. Impact of clonidine administration on delirium and related respiratory weaning after surgical correction of acute type-A aortic dissection: results of a pilot study. Interact Cardiovasc Thorac Surg 2010; 10:58-62.
16. Liatsi D, Tsapas B, Pampori S, et al. Respiratory, metabolic and hemodynamic effects of clonidine in ventilated patients presenting with withdrawal syndrome. Intensive Care Med. 2009 Feb; 35(2): 275-81.
17. Wallace S, Mecklenburg B, Hanling S - Profound reduction in sedation and analgesic requirements using extended dexmedetomidine infusions in a patient with an open abdomenn. Mil Med, 2009;174:1228-1230.
18. Pandharipande PP, Pun BT, Herr DL, et al. Effect of sedation with dexmedetomidine vs. lorazepam on acute brain dysfunction in mechanically ventilated patients: the MENDS randomized controlled trial. JAMA 2007; 298:2644-2653.
19. Wunsch H, Kahn JM, Kramer AA, et al. Dexmedetomidine in the Care of Critically Ill Patients from 2001 to 2007. Anesthesiology. 2010; 113 (2); 386-94
20. Guinter JR, Kristeller JL. Prolonged infusions of dexmedetomidine in critically ill patients. Am J Health Syst Pharm 2010; 67:1246-1253.
21. Tan JA, Ho KM. Use of dexmedetomidine as a sedative and analgesic agent in critically ill adult patients: a meta--analysis. Intensive Care Med 2010; 36:926-939.
22. O'Connor M, Bucknall T, Manias E. Sedation management in Australian and New Zealand intensive care units: doctors' and nurses' practices and opinions. Am J Crit Care, 2010;19:285-295.
23. Rozendall FW, Spronk PE, Snellen FF. et al. Remifentanil-propofol analgo-sedation shortens duration of ventilation and length of ICU stay compared to a conventional regimen: a centre randomised, cross-over, open-label study in the Netherlands. Intensive Care Med (2009) 35:291-298.
24. Hall JB, Schweickert W, Kress JP. Role of analgesics, sedatives, neuromuscular blockers and delirium.Crit Care 2009 October, 37(10):S416-S421.
25. Sakata RK, Analgesia e Sedação em Unidade de Terapia Intensiva. Ver. Bras Anestesiol. 2010;60:6:648-658.
26. Mehta S, Burry L, Fischer S et al. Canadian survey of the use of sedatives, analgesics, and neuromuscular blocking agents in critically ill patients. Crit Care Med, 2006;34:374-380.

Capítulo 14

Síndrome do Desconforto Respiratório Agudo (SDRA)

◖ Fernando Sabia Tallo

Introdução

Síndrome de desconforto respiratório agudo (SDRA) são complicações potencialmente fatais na UTI, e a ventilação mecânica é crucial para a sobrevida[1].

Trata-se de síndrome descrita pela primeira vez em 1967, que inclui desconforto respiratório agudo, refratária ao uso de oxigênio, diminuição da complacência pulmonar e opacidade difusa a radiografia do tórax que não pode ser explicado por motivos hidrostáticos[2].

O termo lesão pulmonar aguda foi utilizado pelo *American-European Consensus Conference* em 1994 para descrever a síndrome como LPA quando a relação PaO_2/FiO_2 fosse inferior, ou igual a 300 mmHg e maior que 200 mmHg enquanto a SDRA teria uma relação inferior a 200 mmHg[3].

A classificação, apesar de simples, tem vários problemas, não define o significado de agudo, não há fácil reprodutibilidade da interpretação radiológica, os fatores de risco não são formalmente incluídos na definição, altos valores da pressão capilar pulmonar, utilizada nas definições, poderiam coexistir com SDRA, inconsistência da razão PaO_2/FiO_2 devido ao efeito da PEEP que não era considerada nos conceitos da definição da síndrome.

A *European Society of Intensive Care Medicine* associada à *American Thoracic Society* e *Society of Critical care Medicine* utilizando-se de novos conceitos epidemiológicos, fisiológicos e de ensaios clínicos randomizados aperfeiçoaram e atualizaram as definições da síndrome[4].

As mudanças envolveram a proposição de categorias de gravidade da SDRA, leve moderada e grave. Foi estabelecido um *timing* para início da SDRA, 72 horas para a maioria dos pacientes, com aproximadamente todos os demais sendo diagnosticados no máximo em sete dias do início do fator de risco. Foram mantidos os critérios radiológicos de opacidades bilaterais em radiografias de tórax, no entanto acrescentou-se explicitamente a possibilidade do reconhecimento das alterações radiológicas na tomografia ao invés da radiografia. A aparição de 3 ou 4 quadrantes de opacidade considerou-se critérios de gravidade da síndrome.

O critério de utilização do cateter da artéria pulmonar e medidas da pressão capilar pulmonar foram retirados. Caso o médico não considere uma explicação suficiente para a insuficiência respiratória, uma sobrecarga hídrica ou insuficiência cardíaca aguda, baseada nos dados do paciente que ele possua considera-se SDRA. Algumas medidas objetivas como a utilização de uma ecocardiografia auxiliam na eliminação da possibilidade de edema hidrostático.

O termo lesão pulmonar aguda foi retirado da classificação, pela percepção que era utilizado para pacientes com hipoxemia menos severa e não necessariamente com doentes portadores da síndrome. A influência da PEEP na relação PaO_2/FiO_2 foi considerada para os critérios da definição.

Outras medidas fisiológicas foram consideradas para os critérios de definição: complacência e ventilação minuto padronizada. As medidas consideradas foram respectivamente ≤ 40 mL/cmH$_2$O e 10 L/min.

O grupo de trabalho selecionado para as "definições de Berlim" estudaram um banco de dados de 4.188 pacientes, dos quais 518 (12%) foram perdidos porque não tinham critérios de PEEP ou não havia referência ao seu uso adequadamente.

Encontraram 22% dos pacientes (IC-95%, 21% - 24%) com critérios para SDRA leve, 50% dos pacientes (IC-95%, 48% -5 1%) com critérios para SDRA moderada e 28% (IC-95%, 27% - 30%) com critérios para SDRA grave. A mortalidade encontrada foi respectivamente 27%, 32%, 45%. Para os sobreviventes, o tempo médio de ventilação mecânica foi 5 dias (leve), 7 dias (moderada) e 9 dias (grave).

Comparando-se com as definições anteriores, as definições de Berlim obtiveram melhor valor preditivo para mortalidade. Na análise da curva ROC combinando uma relação PaO_2/FiO_2 de 100 ou menos com ou uma C ≤ 20 mL/cmH$_2$O, ou uma ventilação minuto padronizada de 13 L/min ou mais, identificou-se um subgrupo com SDRA grave, com maior risco de mortalidade 52% (IC-95%, 48% - 56%) estatisticamente significativo, em comparação com pacientes sem tais critérios.

Observe a Tabela 14.1 e se familiarize com a nova proposta de classificação da SARA.

Tabela 14.1		
Nova proposta de classificação da SARA		
	Leve	*Moderada*	*Grave*
Timing	Início agudo dentro de uma semana de uma agressão clinicamente determinada ou sintomas respiratórios novos/piorando		
Hipoxemia	PaO$_2$/FiO$_2$ 201 a 300 com PEEP/CPAP $\geq$ 5 cmH$_2$O	PaO$_2$/FiO$_2$ 101 a 200 com PEEP/CPAP $\geq$ 5 cmH$_2$O	PaO$_2$/FiO$_2$ $\leq$ 100 com PEEP/CPAP $\geq$ 10 cmH$_2$O
Origem do edema	Insuficiência respiratória não totalmente explicada por insuficiência cardíaca ou sobrecarga de fluídos		
Alterações radiológicas	Opacificações bilaterais*	Opacificações bilaterais*	Opacificações envolvendo pelo menos 3 quadrantes*
Alterações fisiológicas adicionais	N/A	N/A	VE$_{corr}$ >10 L/min** ou C$_{RS}$ < 40 mL/cmH$_2$O

*Não totalmente explicadas por derrames pleurais, nódulos/massas ou colapso lobar/pulmonar (atelectasia).

**VE$_{corr}$ = VE * PaCO$_2$ / 40.

Nos pacientes com SDRA há considerável variabilidade em propriedades mecânicas dos pulmões, padrões de colapso e enchimento e infiltração. Nas fases mais precoces o que predomina é o aumento da permeabilidade com edema de celular e proteináceo. Também há desarranjo nos surfactantes, destruição de células produtoras e inundação alveolar, com diminuição da complacência por fechamento das pequenas vias aéreas e atelectasias.

A substituição de áreas ventiladas por debris e células inflamatórias também diminui a complacência pulmonar. Há um deslocamento da curva pressão volume para a direita e um grande aumento do trabalho respiratório para o mesmo volume corrente.

Edema pulmonar

O edema pulmonar na SDRA, "água extravascular" também esta relacionada a pressão microvascular hidrostática. Portanto, o termo edema pulmonar não cardiogênico não implica em dizer que a SDRA é indiferente ao gradiente de pressão hidrostática, através dos pulmões na síndrome. Há vazamento microvascular extra-alveolares dependente da pressão hidrostática[5].

Etiologia

É conhecido entre os profissionais de saúde, acostumados com o atendimento semelhantes, com diferentes evoluções e pacientes com tratamentos semelhantes, que também evoluem de maneira diferente. Essa observação de diferença de suscetibilidade à síndrome sugere que há componentes genéticos e ambientais capazes de atuar na sua evolução[6]. Há uma interessante descrição de defeitos enzimáticos envolvendo a β-oxidação de ácidos graxos de cadeia longa, em crianças que desenvolveram SDRA, esses defeitos poderiam alterar o componente fosfolípidico do surfactante e sua função[7].

Esses estudos, ainda em seu início, representam esperança no melhor entendimento da síndrome e nas possibilidades de tratamento.

As causas mais comuns envolvem pneumonias graves, politrauma, peritonites, sepse grave e choque séptico (40% desenvolvem SDRA)[8]. Uma condição predisponente importante é o abuso crônico do álcool[9] (Tabela 14.2).

Tabela 14.2 Causas	
Lesão pulmonar direta	**Extrapulmonar**
Pneumonia	Sepse e choque séptico
Broncoaspiração	Politrauma
Embolia aérea/gordurosa	Pancreatite aguda
Lesão por inalação	Circulação extracorpórea
Contusão pulmonar	Politransfusão
Edema de reperfusão	Edema pulmonar neurogênico
Síndrome de quase afogamento	Drogas

Noções básicas da fisiopatologia

Em sua fase aguda (exsudativa) ocorre aumento da permeabilidade da barreira alveolocapilar (epitélio alveolar e endotélio vascular) o que leva ao extravasamento de um líquido rico em proteínas e células inflamatórias nas vias aéreas distais e alveolares e prejuízo na produção de surfactante pelos pneumócitos tipo II[10].

Essa fase aguda, exsudativa pode evoluir com rápida resolução do processo inflamatório ou evoluir para uma fase tardia chamada fibroproliferativa, que pode iniciar, precocemente, até cinco a sete dias do início da síndrome[11]. Nesse estágio, há um preenchimento alveolar com células mesenquimais e proliferação de miofibroblastos no interstício[12].

Apresentação clínica e diagnóstica

Os sintomas da SDRA em seu início podem ser inespecíficos (tosse seca, dispneia), normalmente dentro das primeiras 12 a 24 horas desenvolve-se taquipneia e taquicardia, evoluindo rapidamente para aumento importante do trabalho respiratório, com diminuição da oxigenação e possível aparecimento de cianose. O paciente pode estar inicialmente agitado evoluindo para letargia e obnubilação, com a piora do padrão respiratório. A ausculta pulmonar pode, eventualmente, demonstrar crepitação bilateral ao final da expiração e o pulmão mostra-se com diminuição da complacência.

As anormalidades laboratoriais mais precoces, são aumento do gradiente alveolocapilar de oxigênio com hipoxemia arterial e alcalose respiratória inicial.

A hipóxia é atribuída a alteração na relação ventilação perfusão (V`/Q`),*shunt* intrapulmonar, diminuição da difusão de oxigênio e hipoventilação[13].

Com a progressão da doença, o paciente torna-se refratário ao oxigênio ofertado e inicia um processo de insuficiência respiratória por fadiga muscular e aumento do espaço morto pulmonar. A radiologia e os achados laboratoriais podem ser indistinguíveis de edemas cardiogênicos e a monitorização hemodinâmica pode ser uma opção.

Radiografia de tórax

Nas primeiras 12 a 24 horas do início da síndrome, habitualmente a radiografia de tórax ainda está normal, salvo em situações de broncoaspiração ou alterações pulmonares diretas (pneumonias graves). Nas primeiras 36 horas surge com a exsudação alveolar e intersticial. Surge um padrão de infiltrado difuso e bilateral, podendo evoluir para um padrão tipo "vidro fosco" com áreas de franca consolidação. O derrame pleural pode estar presente e não afasta de maneira alguma a síndrome (Figuras 14.1 e 14.2).

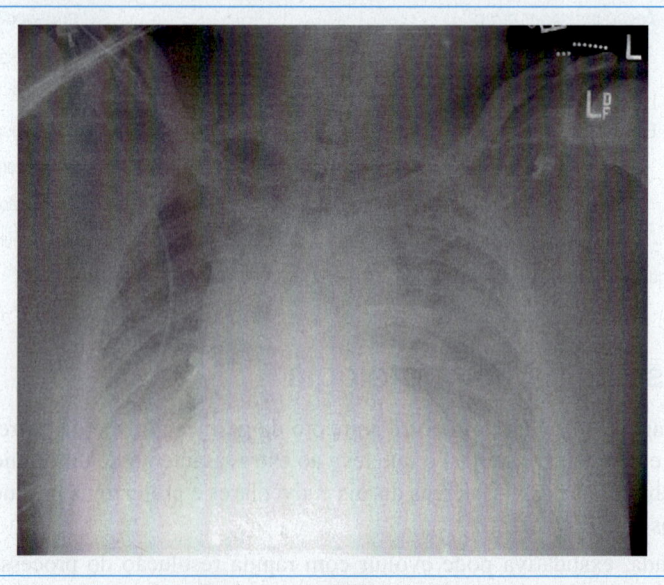

Figura 14.1: Paciente com SDRA de 54 anos e outro.

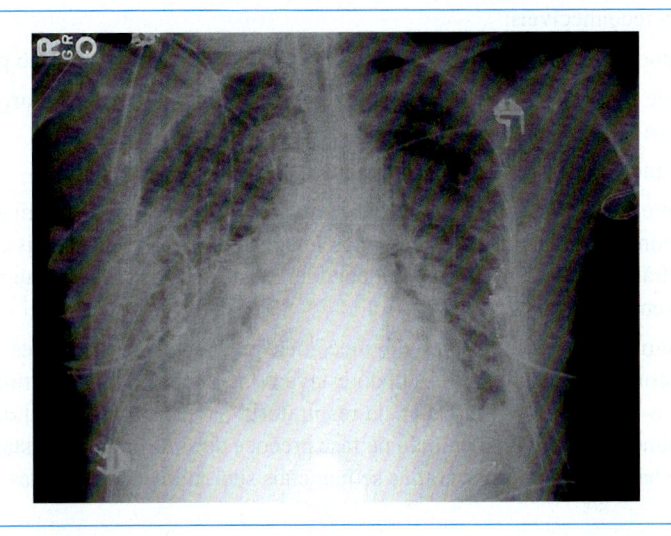

Figura 14.2: Paciente de 67 anos.

O padrão radiológico resolve-se apenas depois de semanas com exceção da SDRA associado à *overdose* de opioides, síndrome de quase afogamento e pneumonias virais não complicadas. O médico deve ficar atento para as complicações possíveis: pneumomediastino ou pneumotórax que é secundária a doença ou a ventilação mecânica.

Tomografia computadorizada (TC)

A tomografia computadorizada tem revelado que na SDRA, a lesão pulmonar tem um padrão heterogêneo e que pode variar com a causa, com o tempo de doença, posição prona e ventilação mecânica. O achado mais marcante na fase precoce da doença é sua natureza heterogênea[14] (Figura 14.3).

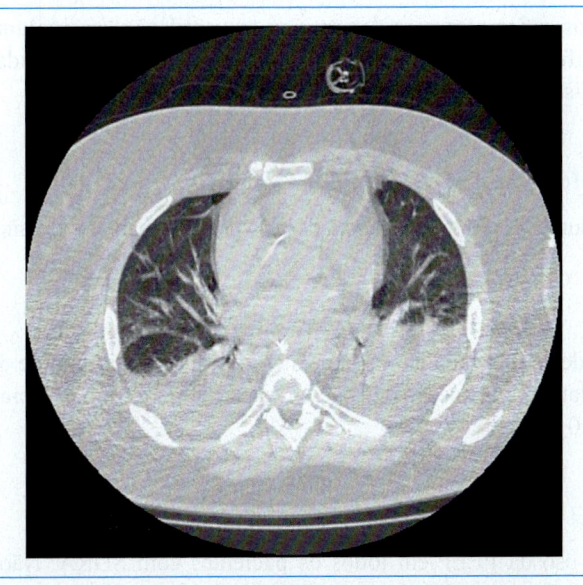

Figura 14.3

Três áreas são reconhecíveis:

- Uma área normal normalmente localizada em regiões não dependentes do pulmão;
- Uma área de opacificação, tipo "vidro fosco", com preservação das margens brônquicas e vasculares na região média dos pulmões;
- Áreas de franca consolidação em regiões mais dependentes do pulmão.

Depois, durante a fase mais tardia, com a reabsorção de líquidos há uma diminuição da densidade do pulmão na tomografia podendo aumentar as imagens de cistos subpleurais e bolhas. Também é descrito um padrão reticular em áreas não dependentes dos sobreviventes que parece ter relação com o tempo de ventilação mecânica[15].

Estudos relacionando a tomografia e a mecânica pulmonar em pacientes com LPA/SDRA mostraram que a complacência respiratória não estava relacionada com a quantidade de tecido não ventilado ou pouco ventilado. A complacência respiratória parece ser uma medida direta do tecido do pulmão normalmente ventilado o pulmão na fase precoce da síndrome "não está duro, está pequeno". Portanto não há sentido em tomografias sequenciais sem indicações precisas[16].

Tratamento

A hipoxemia e posterior hipercapnia que se instalam na SDRA evoluindo em insuficiência respiratória, frequentemente, necessitam de ventilação mecânica para assegurar as trocas gasosas s diminuir o trabalho respiratório.

O objetivo é assegurar as trocas, sem provocar as lesões associadas à ventilação mecânica e atenuar as alterações hemodinâmicas, em função do aumento das pressões intratorácicas.

Recomendações genéricas na ventilação mecânica nos pacientes com SDRA

Modo ventilatório

Não existem dados suficientes para determinar, se ventilação com volume-controlado ou com pressão-controlada, diferem em seus efeitos sobre a morbidade ou mortalidade de pacientes com SDRA. Recomendam-se modos ventilatórios que limitem a pressão.

Volumes correntes e pressões nas vias aéreas

Recomenda-se volumes correntes ≤ 6 mL/kg de peso prévio e manter a pressão de platô ≤ 30 cmH$_2$O.

Hipercapnia

A hipercapnia pode ser tolerada em pacientes com SDRA, no intuito de diminuir volumes correntes e pressões de platô, com exceção dos pacientes com hipertensão intracraniana. Recomenda-se manter o pH entre 7,20 - 7,25[17].

Pressão positiva ao final da expiração

Recomenda-se o uso da PEEP em todos os pacientes com SDRA. Não há ainda evidências sólidas sobre o seu papel na mortalidade.

Manobras de recrutamento alveolar

Algumas manobras de recrutamento parecem sustentar melhoras nas trocas gasosas, mas ainda não há comprovação, em relação há diferença na mortalidade dos pacientes com SDRA.

As manobras serão exemplificadas na prática no manual de fisioterapia do livro.

Frações inspiradas de oxigênio

O objetivo é manter $PaO_2 \geq 60mmHg$ e ou $SaO_2 > 90$ mmHg com $FiO_2 < 60\%$ sempre que possível

Estratégia da ventilação protetora

Há grandes controvérsias, historicamente, sobre a ventilação mecânica na LPA/SDRA. Não há um padrão definido de início, monitorização, e ajustes nos padrões ventilatórios. Há grandes variações até mesmo no uso de volumes correntes pelos intensivistas[18].

Mesmo as metanálises, sobre a estratégia de ventilação com baixos volumes correntes e pressões das vias aéreas limitadas, divergiram. Uma revisão sistemática envolvendo seis ensaios clínicos e 1.297 pacientes concluiu que essa estratégia reduziu a mortalidade em 28 dias[19].

No entanto, outra metanálise de cinco ensaios clínicos e 1.202 pacientes concluiu que a estratégia utilizando baixos volumes correntes não deveria servir de padrão para esses pacientes[20].

Uma recente revisão sistemática e metanálise analisando dez ensaios clínicos e 1.709 pacientes analisaram a estratégia da ventilação com baixos volumes correntes ($\leq 10 - 15$ mL/kg) e pressões limitadas das vias aéreas e encontrou redução na mortalidade hospitalar.

Breve histórico das estratégias ventilatórias

Amato[21] em trabalho da década de 1990, randomizou dois grupos de pacientes, um que recebia volumes correntes de 12 mL/kg e PEEP médios de 8 cmH_2O durante sete dias de tratamento. O grupo da estratégia protetora recebia volume corrente de 6 mL/kg e PEEP médio de 16.4 cmH_2O, durante 36 horas iniciais com os volumes sendo progressivamente reduzidos, caso a pressão inspiratória superasse 40 cmH_2O. Encontrou melhora de mortalidade e diminuição de barotrauma com a estratégia chamada de protetora. Não há clareza pelo desenho do trabalho se a melhora deveu-se aos volumes, ao PEEP ou as pressões inspiratórias utilizadas.

Vários ensaios clínicos[22-24] randomizados na sequência não mostraram melhora nos resultados com a abordagem de baixos volumes correntes e limitação da pressão inspiratória. No entanto, outro grande ensaio envolvendo 861 pacientes, demonstrou grande diminuição de mortalidade nos pacientes ventilados com baixos volumes correntes e, por isso, foi interrompido antes de sua conclusão[25]. Outro estudo importante sobre o tema *ARDS network ALVEOLI* estudou pacientes com LPA/SDRA ventilados com baixos volumes, comparando a utilização de PEEPs elevados e baixos e não obtiveram diferença[26].

Frações inspiradas de oxigênio na ventilação mecânica da LPA/SDRA

Estudos clínicos e experimentais sugerem que altos níveis de frações inspiradas de oxigênio resultam em lesão pulmonar[27].

O uso de altas frações inspiradas ($FiO_2 \geq 0,60$), caso necessitem ser utilizadas, que sejam, por curtos períodos.

Portanto, o intensivista deve procurar sempre adotar medidas agressivas para sua redução, como aumentar, quando possível, a pressão média das vias aéreas.

Posição prona

O uso da posição prona pode melhorar a oxigenação em pacientes com SDRA. Os mecanismos que contribuem isso são uma melhora na relação ventilação perfusão, e alterações regionais da mecânica da parede torácica[28]. Em um estudo utilizando sete horas por dia, durante 10 dias, a posição prona em pacientes com SDRA mostrou melhora na oxigenação, porém não demonstrou melhora na mortalidade[29].

Um ensaio clínico randomizado controlado e multicêntrico com 466 pacientes com SDRA grave ($FiO_2/PaO_2 < 150$ mmHg, $FiO_2 \geq 60\%$, vol 6 mL/kg de peso ideal, PEEP ≥ 5 cmH_2O) e desfecho primário, sobrevida em 28 dias encontrou mortalidade em 28 dias de 16% no grupo intervenção (posição prona por no mínimo 16 horas, por dia) e 32,8% no grupo-controle (p < 0,001)[30].

Glicocorticoides

Os glicocorticoides agem como inibidores naturais da produção de citocinas pró-inflamatória, inibem proliferação de fibroblastos, ativação de neutrófilos e deposição de colágeno.

O seu uso na SDRA é controverso. Por curtos períodos e em altas doses mostrou-se ineficaz e possivelmente prejudicial em pacientes com SDRA estabelecida e sepse grave[31].

Um grande estudo realizado em pacientes com LPA/SDRA, usando metilprednisona, entre os dias 7 e 28 da síndrome, mostrou benefício, no entanto, falhou em demonstrar diferença de mortalidade[32]. De fato, uma das conclusões mais importantes do estudo, é que o uso de metilprednisona pode ser prejudicial se iniciada depois de duas semanas, ou mais, do início da SDRA.

Estratégias para reposição volêmica

O uso de cateter de artéria pulmonar, para abordagem da reposição volêmica na LPA/SDRA, não mostrou diferença de mortalidade e demonstrou aumento de complicações, como arritmias quando comparado ao uso de cateter venoso central[33].

Embora não tenha sido demonstrada diferença de mortalidade entre uma estratégia mais conservadora e liberal para reposição volêmica parece haver melhora na função pulmonar e de sistema nervoso central, e diminuição da necessidade de sedação, ventilação mecânica e uma menor permanência de dias em terapia intensiva.

Terapia surfactante

Diversos ensaios clínicos randomizados estudam o tratamento com surfactante exógeno em pacientes com SDRA.

Um estudo instilou um surfactante natural modificado, Survanta, nas vias aéreas de pacientes com SDRA em um período de 28 dias, encontrou para determinada dosagem, diferença significativa de mortalidade em relação ao grupo-controle[34]. Outros estudos não demonstraram benefícios[35,36].

ECMO (*Extracorporeal Membrane Oxygenation*)[37]

A oxigenação e retirada de gás carbônico extracorpórea é uma opção de tratamento quando o pulmão é incapaz de realizar as trocas gasosas.

Porém dois grandes ensaios clínicos randomizados realizados em pacientes adultos com SDRA utilizando ECMO falharam em demonstrar alguma vantagem sobre a ventilação convencional. Esses trabalhos realizados antes de consideráveis avanços nas membranas oxigenadoras.

Acredita-se que na SDRA severa o ECMO pode ter um papel transitório na sustentação da vida até que possivelmente melhores parâmetros ventilatórios possam ser alcançados.

Óxido nítrico na SDRA

Os ensaios clínicos randomizados utilizando um vasodilatador seletivo da vasculatura pulmonar (óxido nítrico inalatório) nos pacientes com SDRA, demonstraram melhora na oxigenação e hemodinâmica.

Porém, não houve diferença de mortalidade, e por essa razão ainda não há indicação de rotina para seu uso em SDRA[35].

Ventilação líquida

É uma técnica de suporte ventilatório na qual a capacidade residual funcional e o volume corrente são substituídos por perfluorcarbono líquido (PFC). Ensaio clínico randomizado em pacientes com SDRA não demonstrou diferença de mortalidade em relação as técnicas convencionais[36,37].

Ajustando o ventilador mecânico

- Escolha a modalidade PCV, VCV.
- PCV: os parâmetros fixos serão:
  - Pressão inspiratória (Pinsp) ou pressão controlada (PC): ajustar calculando de 4 a 6 mL/kg de peso ideal do paciente, a medida que quanto maior a PC maior o Volume Corrente (VC), desta forma, assim que o VC atingir o valor estipulado pelo peso iremos manter tal pressão;
  - Tempo inspiratório (Tinsp): 0,8 a 1,2 segundos (conforme o ajuste do Tinsp visualizar a relação Inspiração:Expiração (I:E) tentar manter 1:2; 1:3.
  - Frequência respiratória (FR): dentro da normalidade buscando adequar a gasometria;
  - Pressão expiratória final positiva (PEEP): o valor para manter $SpO_2 > 90\%$ (o ideal é otimizá-la - *PEEPideal e recrutamento*);
  - Sensibilidade (Sb): preferência a pressão (mais utilizado em adultos, o esforço é maior para o paciente) -2 cmH_2O;
  - FiO_2: admitir com 100% e ir diminuindo gradativamente de acordo com saturação. A FiO_2 ideal ≤ 60% (devido os efeitos deletérios do oxigênio).
- Parâmetros importantes a partir dos já fixados:
  - Volume minuto: entre 6 e 8 L (caso o Vm esteja maior ou menor do que os valores citados poderá reter ou lavar CO_2), para ajustar o Vm ideal, será necessário ajustar o VC e/ou a FR (Vm = VC x FR)
  - Pressão pico: até 40 cmH_2O;

- Pressão de platô: ≤ 30 cmH$_2$O, a fim de evitar a hiperdistensão alveolar;
- Tentar manter FiO$_2$ $\leq 60\%$ com SpO$_2$ > 90%, assim normalmente é preciso elevar a PEEP;
- A relação I:E invertida: não é mais recomendada (maior pressão média em vias aéreas com maior prejuízo hemodinâmico, sem benefício de oxigenação e proteção pulmonar).

Admitindo o paciente com ventilação assisto-controlada a volume (VCV)

A equipe opta por não ventilar o paciente na modalidade VCV, pois não temos como controlar a Ppico, no entanto, algumas vezes é necessário utilizarmos tal modo, devido à clínica do paciente.

- Escolha o modo e modalidade: Ventilação com volume assisto-controlado (VCV);
- Os parâmetros fixos serão:
  - Onda de fluxo decrescente: maior distribuição do ar inspirado;
  - VC: calcular de 4 a 6 mL/kg de peso do paciente (peso ideal);
  - PEEP: o valor para manter SpO$_2$ $\geq$ 88-95% ;
  - Fluxo: entre 40 e 60 L/min;
  - Pausa inspiratória;
  - FR: dentro da normalidade buscando adequar a gasometria;
  - Sb: preferência à pressão (mais utilizado em adultos, o esforço é maior para o paciente) -2 cmH$_2$O;
  - FiO$_2$: admitir com 100% e ir diminuindo gradativamente de acordo com saturação. A FiO$_2$ ideal $\leq 60\%$, se possível.
- Parâmetros importantes dados a partir dos já fixados:
  - Volume minuto: entre 6 e 8L, para ajustar o Vm ideal, será necessário ajustar o VC e/ou a FR (Vm = VC x FR);
  - Pressão pico: até 40 cmH$_2$O;
  - Pressão de platô: ≤ 30 cmH$_2$O, a fim de evitar a hiperdistensão alveolar;
  - Tentar manter FiO$_2$ $\leq 60\%$ com SpO$_2$ $\geq$ 90%, assim normalmente é preciso elevar a PEEP.

Conclusões

A Síndrome do Desconforto Respiratório Agudo é uma síndrome de complexa heterogenia em seus mecanismos e fisiopatologia. As limitações das novas definições permanecem. Embora a supe-rioridade, em valor preditivo, para mortalidade das definições de Berlim, em relação às anteriores, a magnitude dessa diferença é pequena em valores absolutos. Além disso, trata-se de apenas um cri-tério de análise da síndrome e o propósito da definição não é prognóstico[39]. Serão necessários novos estudos baseados na nova proposta de classificação para provavelmente aperfeiçoá-la ainda mais.

Referências bibliográficas

1. Burns KE, Adhikari NK, Slutsky AS, Guyatti GH, Villar J, Zhang H, Zhou K, Cook DJ, Stewart TE, Meade MO. Pressure and volume limited ventilation for the ventilatory management of patients with acute lung injury: a systematic review and meta-analysis.PLos One. 2011; 6(1):e14623.
2. Ashbaugh DG, Bigelow DB, Petty TL, Levine BE: Acute respiratory distress in adults. Lancet 1967;2:319-323.
3. Bernard GR, Artigas A, Brigham KL, et al: The American- European Consensus Conference on ARDS: Definitions, mechanisms, relevant outcomes, and clinical trial coordination. Am J Respir Crit Care Med1994;149:818-824.

4. Acute Respiratory Distress Syndrome : The Berlim Definition. The ARDS Definition Task Force. JAMA.2012;():1-8. doi:10.1001/jama.2012.5669.
5. Lamm WJ, Luchtel D, Albert RK. Sites of leakage in three models of acute lung injure. J Appl Physiol. 1988;64(3):1079-1083.
6. Leikauf GD, McDowell SA, Bachurski CJ, et al: Functional genomics of oxidant-induced lung injury. Adv Exp Med Biol 2001;500:479-487.
7. Lundy CT, Shield JP, Kvittingen EA, et al: Acute respiratory distress syndrome in long-chain 3-hydroxyacyl-CoA dehydrogenase and mitochondrial trifunctional protein deficiencies. J Inherit Metab Dis 2003;26:537-541.
8. Hudson LD, Milberg JA, Anardi D, Maunder RJ: Clinical risks for development of the acute respiratory distress syndrome. Am J Respir Crit Care Med 1995;151:293-301.
9. Guidot DM, Roman J: Chronic ethanol ingestion increases susceptibility to acute lung injury: Role of oxidative stress and tissue remodeling. Chest 2002;122(Suppl):S309-S314.
10. Greene KE, Wright JR, Steinberg KP, et al: Serial changes in surfactant-associated proteins in lung and serum before and after onset of ARDS. Am J Respir Crit Care Med 1999;160:1843-1850.
11. Ware LB, Golden JA, Finkbeiner WE, Matthay MA: Alveolar epithelial fluid transport capacity in reperfusion lung injury after lung transplantation. Am J Respir Crit Care Med 1999;159:980-988.
12. Lindroos PM, Coin PG, Osornio-Vargas AR, Bonner JC: Interleukin 1 beta (IL-1 beta) and the IL-1 beta-alpha 2-macroglobulin complex upregulate the platelet-derived growth factor alpha-receptor on rat pulmonary fibroblasts. Am J Respir Cell Mol Biol 1995;13:455-465.
13. Humann P, Hedenstierna G: Ventilation-perfusion distributionsin different porcine lung injury models. Acta Anaesthesiol Scand 2001;45:78-86.
14. Gattinoni L, Mascheroni D, Torresin A, et al: Morphological response to positive end expiratory pressure in acute respiratory failure: Computerized tomography study. Intensive Care Med 1986;12:137-142.
15. Desai SR, Wells AU, Rubens MB, et al: Acute respiratory distress syndrome: CT abnormalities at long-term follow-up. Radiology 1999;210:29-35.
16. Gattinoni L, Pesenti A, Avalli L, et al: Pressure-volume curve of total respiratory system in acute respiratory failure: Computed tomographic scan study. Am Rev Respir Dis 1987;136:730-736.
17. Carvalho CRR, Barbas CSV, Medeiros DM, Magaldi RB, Filho GL, Kairalla RA, et al. Temporal hemodynamic effects of permissive hypercapnia associated with ideal PEEP in ARDS. Am J Respir Crit Care Med 1997;156(5):1458-1466.
18. Carmichael LC, Dorinsky PM, Higgins SB, et al: Diagnosis and therapy of acute respiratory distress syndrome in adults: An international survey. J Crit Care 1996;11:9-18.
19. Petrucci N, Iacovelli W (2007) Lung Protective Ventilation Strategy for the acute respiratory distress syndrome. Cochrane Database of Systematic Reviews 18(3): CD003844.
20. Eichacker PQ, Gerstenberger EP, Banks SM, Cui X, Natanson C (2002) Metaanalysis of acute lung injury and acute respiratory distress syndrome trials tesing low tidal volumes. Am J Respir Crit Care Med 166: 1510-14.
21. Amato MB, Barbas CS, Medeiros DM, et al: Effect of a protective-ventilation strategy on mortality in the acute respiratory distress syndrome. N Engl J Med 1998;338: 347-354.
22. Brochard L, Roudot-Thoraval F, Roupie E, et al: Tidal volume reduction for prevention of ventilator-induced lung injury in acute respiratory distress syndrome: The Multicenter Trial Group on Tidal Volume reduction in ARDS. Am J Respir Crit Care Med 1998;158:1831-1838.
23. Stewart TE, Meade MO, Cook DJ, et al: Evaluation of a ventilation strategy to prevent barotrauma in patients at high risk for acute respiratory distress syndrome: Pressure and Volume-Limited Ventilation Strategy Group. N Engl J Med 1998;338:355-361.
24. Brower RG, Shanholtz CB, Fessler HE, et al: Prospective, randomized, controlled clinical trial comparing traditional versus reduced tidal volume ventilation in acute respiratory distress syndrome patients. Crit Care Med 1999;27:1492-1498.
25. Acute Respiratory Distress Syndrome Network: Ventilation with lower tidal volumes as compared with traditional tidal volumes for acute lung injury and the acute respiratory distress syndrome. N Engl J Med 2000;342:1301-1308.
26. Brower RG, Lanken PN, MacIntyre N, et al: Higher versus lower positive end-expiratory pressures in patients with the acute respiratory distress syndrome. N Engl J Med 2004;351:327-336.
27. Hyde RW, Rawson AJ: Unintentional iatrogenic oxygen pneumonitis: Response to therapy. Ann Intern Med1969;71:517-531.
28. Douglas WW, Rehder K, Beynen FM, et al: Improved oxygenation in patients with acute respiratory failure: The prone position. Am Rev Respir Dis 1977;115:559-566.
29. Gattinoni L, Tognoni G, Pesenti A, et al: Effect of prone positioning on the survival of patients with acute respiratory failure. N Engl J Med 2001;345:568-573.
30. Guerin C, Reignier J, Richard JC, et al. Prone positioning in severe acute respiratory distress syndrome.N Engl J Med. 2013 ;368(23):2159-68.
31. Bernard GR, Luce JM, Sprung CL, et al: High-dose corticosteroids in patients with the adult respiratory distress syndrome. N Engl J Med 1987;317:1565-1570.

32. Steinberg KP, Hudson LD, Goodman RB, Hough CL,Kanken PN, Hyzy R, Thompson BT, Ancukiewicz M. Efficacy and safety of corticosteroids for persistent acute respiratory distress syndrome. New Engl J Med 2006;354:1671-1684.

33. Wheeler AP, Bernard GR, Thompson BT, Schoenfeld DA, Wiedemann HP, de Boisblanc BP, Connors Jr. AF, Hite RD, Harabin AL. Pulmonary-artery versus central venous catheter to guide treatment of acute lung injury. New Engl J Med 2006;354:2213-2224.

34. Gregory TJ, Steinberg KP, Spragg R, et al: Bovine surfactant therapy for patients with acute respiratory distress syndrome. Am J Respir Crit Care Med 1997;155:1309-1315.

35. Anzueto A, Baughman RP, Guntupalli KK, et al: Aerosolized surfactant in adults with sepsis-induced acute respiratory distress syndrome: Exosurf Acute Respiratory Distress Syndrome Sepsis Study Group. N Engl J Med 1996;334: 1417-1421.

36. Spragg RG, Lewis JF, Wurst W, et al: Treatment of acute respiratory distress syndrome with recombinant surfactant protein C surfactant. Am J Respir Crit Care Med 2003;167: 1562-1566.

37. Zapol WM, Snider MT, Hill JD, et al: Extracorporeal membrane oxygenation in severe acute respiratory failure: A randomized prospective study. JAMA 1979;242:2193-2196.

38. Lewandowski K: Extracorporeal membrane oxygenation for severe acute respiratory failure. Crit Care 2000;4:156-168.

39. Dellinger RP, Zimmerman JL, Taylor RW, et al: Effects of inhaled nitric oxide in patients with acute respiratory distress syndrome: Results of a randomized phase II trial. Inhaled Nitric Oxide in ARDS Study Group. Crit Care Med 1998;26:15-23.

40. Hirschl RB, Croce M, Gore D, et al: Prospective, randomized, controlled pilot study of partial liquid ventilation in adult acute respiratory distress syndrome. Am J Respir Crit Care Med 2002;165:781-787.

41. Shaffer TH: A brief review: Liquid ventilation. Undersea Biomed Res 1987;14:169-179.

42. III- Consenso Brasileiro de ventilação mecânica. J Bras Pneumol. 2007;33(Supl 2):S 119-S 127. Ventilação mecânica na Lesão Pulmonar Aguda (LPA)/Síndrome do Desconforto Respiratório Agudo (SDRA).

43. Rubenfeld GD. Epidemiology of acute lung injury.Crit Care Med. 2003;31(4)(suppl):S276-S284.

Capítulo 15

Aspectos da Ventilação Mecânica Neonatal

◀ Fernando Sabia Tallo

Introdução

A insuficiência respiratória aguda, no período neonatal, está associada com alta morbimortalidade. A lesão pulmonar induzida pela ventilação mecânica (LPIV) é o principal fator de risco para o desenvolvimento da displasia broncopulmonar[1] (DBP).

Por isso a importância da mais adequada assistência ventilatória na tentativa de evitar essa morbidade pulmonar.

O capítulo vai apresentar ao leitor algumas das alternativas utilizadas na ventilação mecânica no período neonatal (Tabela 15.1).

Tabela 15.1
Causas de insuficiência respiratória aguda neonatal[2-4]
Síndrome do desconforto respiratório neonatal (SDRn)
Taquipneia transitória do recém-nascido
Síndrome de aspiração do mecônio (SAM)
Pneumonia (perinatal, nosocomial)
Malformações congênitas (hérnia diafragmática, outras)

Aspectos práticos

Podemos iniciar a assistência ventilatória ao recém-nascido através da ventilação não invasiva (VNI): utilizamos máscaras nasais e prongs nasais. O CPAP e outras formas de VNI podem ser utilizados (Tabela 15.2).

Tabela 15.2
Necessidade de oxigenoterapia neonatal
Recém-nascido pré-termo (RNPT) PaO$_2$ esperado $\geq$ 50 mmHg
Recém-nascido termo (RNT) e lactentes até seis meses PaO$_2$ esperado $\geq$ 55 mmHg

Escolhendo a prong nasal

A prong nasal deve estar ajustada adequadamente ao RN para que não haja escape de ar e a VNI seja eficaz (Figura 15.1). Na Tabela 15.3 o tamanho das cânulas de acordo com o peso do RN.

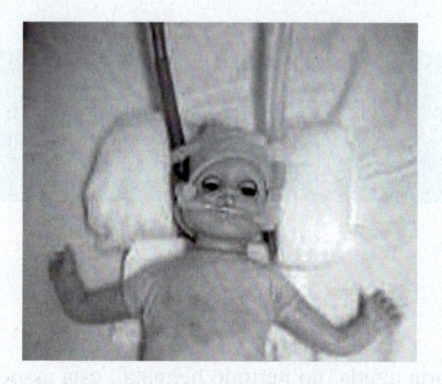

Figura 15.1

Tabela 15.3	
Escolhendo a cânula adequada	
Tamanho da cânula	Peso do RN
0	< 700 gramas (g)
1	701 a 1.250 g
2	1.251 a 2.000 g
3	2.001 a 3.000 g
4	> 3.000 g

Tabela 15.4
Prongs e fabricantes
Prong binasal curta tipo Argyle®
Prong binasal curta tipo Hudson®
Prong binasal curta tipo Inca®
Prong binasal curta tipo Fisher & Paykel®
Prong binasal curta tipo Impacto®
Prong binasal curta ou máscara nasal tipo Infant Flow®
Prong binasal longa (nasofaríngea) tipo Vygon®

Montagem do equipamento

O CPAP de bolhas artesanal pode ser instalado sem usar o ventilador. Com uma fonte de oxigênio e outra de ar comprimido com fluxômetros separados, umidificador aquecido e termômetro, duas traqueias corrugadas, dispositivo para a conexão ao neonato, um frasco de 250 mL, oxímetro e um manômetro. O problema são os vazamentos de pressão ou a imersão do ramo expiratório de forma incorreta ou imprecisa na coluna d´água que comprometerá a eficiência do sistema.

Há equipamentos específicos para essa forma de CPAP (Babypap FANEM®), que usa uma pressão controlada através de coluna de água e borbulha, com *blender* para a mistura de oxigênio e ar comprimido e um fluxômetro de saída com aquecimento e umidificação dos gases com controle eletrônico.

Pode-se utilizar também, se disponível nas unidades neonatais, ventilador mecânico na modalidade CPAP. Comparando com o CPAP administrado pelo ventilador, o CPAP em selo de água mostrou-se opção mais barata e eficaz.

Instalação do sistema no RN

- Prong adequada ao RN;
- Extensão do pescoço, com a cabeceira elevada à 30º;
- Aspiração prévia da oro e nasofaringe;
- Ajuste do gorro na cabeça do RN;
- Posicionar as traqueias corrugadas e a prong ao RN e fixar o sistema no gorro;
- Ajustar o sistema de umidificação e aquecimento dos gases;
- Verificar parâmetros ventilatórios;

Tabela 15.5 Ajustando os parâmetros
Pinsp ou PC: deve ser ajustado desde que corresponda 8 a 10 mL/kg do peso ideal do paciente, dependendo da patologia
PS: geralmente, 2 a 4 pontos abaixo da Pinsp ou PC (é a pressão utilizada nas respirações espontâneas)
PEEP: 3 a 5 cmH$_2$O
Tinsp: geralmente de 0,5 a 0,8 segundos
FR > 20 irpm, geralmente, porém sempre ajustado de acordo com gasometria arterial
FiO$_2$ = 100% na admissão, porém, vamos diminuindo de acordo com a SpO$_2$ do paciente. FiO$_2$ ideal ≤ 60%, desde que SpO$_2$ ≥ 92%
Sensibilidade (sb): 2,0 cmH$_2$O (ciclado à fluxo, mais fácil)

Iremos optar pela IOT, caso haja falha no CPAP utilizaremos os seguintes parâmetros na gasometria para avaliar a eficácia da VNI.

Tabela 15.6 Critérios de falha da VNI
PaO$_2$ < 50 mmHg em FiO$_2$ ≥ 60% e CPAP de 6 a 8 cmH$_2$O
SpO$_2$ < 86% persistente, em FiO$_2$ > 60 a 80% e CPAP de 6 a 8 cmH$_2$O
PaCO$_2$ ≤ 60 mmHg, persistente
Acidose metabólica persistente grave (pH ≤ 7,2) sem resposta ao uso de expansores de volume e/ou soluções alcalinizantes
Acidose respiratória: pH < 7,2 (nas primeiras 6 h de vida) e pH < 7,25 (a partir de 6 h de vida)
Desconforto respiratório clinicamente importante
Apneias frequentes

Tabela 15.7		
Lâminas e tubos endotraqueais		
Para sabermos quais as cânulas adequadas utilizamos a seguinte regra: idade/4 + 4 (± 0,5)		
Idade	*Lâmina*	*Tubo*
RN	Reta (zero)	3,0 - 3,5
RN prematuro	Reta (zero)	2,5 - 3,0
1 mês a 2 anos	Reta (um)	3,5 - 5,5
< 6 meses	Reta (um)	3,5 - 4,0

A ventilação do paciente pediátrico geralmente é realizada no modo:

SIMV (PC) + PSV:

- Pinsp: 10 - 15 cmH_2O, necessária para manter um VC de 8 a 10 mL/kg peso do paciente;
- PEEP: 3 - 4 cmH_2O;
- FR: 20 - 40 irpm;
- Tinsp: 0,35 - 0,40 segundos;
- Relação I:E: 1:1,2 - 1:5;
- FiO_2: necessária para manter uma SpO_2 > 88%.

Aspectos particulares da ventilação neonatal

O surfactante e a ventilação mecânica neonatal

Diversas dessas doenças (citadas na Tabela 15.1) são relacionadas com a deficiência primária ou inativação secundária do surfactante. No entanto, a própria ventilação mecânica, pode alterar e mesmo inibir a função surfactante deteriorando a mecânica pulmonar e aumentando a barreira alveolocapilar[5,6]. Essa situação pode levar a um temido círculo vicioso de necessidade de ventilação "mais agressiva" e ainda maior inativação de surfactante e assim sucessivamente.

Por que a ventilação pulmonar "protetora"?

O processo patológico antigamente descrito como DBP (displasia bronco pulmonar), atualmente, doença pulmonar crônica da prematuridade descreve uma interrupção no desenvolvimento alveolar e da microvasculatura[7]. Em estudos experimentais animais a ventilação mecânica e altos níveis de oferta de oxigênio estão diretamente ligados ao processo[8]. Como você já viu em outros capítulos desse livro, a base da ventilação protetora é impedir a hiperdistensão e colapsos alveolares (PEEP elevados, baixos volumes correntes) que parecem estar intimamente ligados a (LPIV), através de, entre outros fatores, a alteração da função surfactante mencionada[9-11].

Ventilação mecânica convencional na (SDRn)

Vários estudos demonstram que nessa situação clínica a maioria das equipes ventila os prematuros na modalidade a pressão[12,13] com níveis de PEEP < 6 cmH_2O e frequências respiratórias < 60 ipm com volumes < 7 mL/kg[14]. Não há evidências sobre os reais benefícios da estratégia *open lung* no período neonatal. A ventilação de alta frequência também é utilizada atualmente na (SDRn).

Complicações da ventilação mecânica convencional neonatal

LPIV (lesão pulmonar induzida pela ventilação mecânica)
Pneumonia
DBP (displasia bronco pulmonar)
Barotrauma (pneumotórax, enfisema intersticial)
Lesão e inflamação das vias aéreas (traqueobronquite, estenose de glote)
Instabilidade hemodinâmica

Parâmetros ventilatórios iniciais utilizados em terapia intensiva neonatal. Obviamente sempre respeitando as particularidades da mecânica respiratória e clínicas de cada paciente o que pode modificar amplamente a sugestão inicial abaixo.

A ventilação do paciente pediátrico geralmente é realizada nos modos: **PCV (assisto-controlado a pressão)**[15]:

- Pinsp: 15 – 20 cmH_2O, necessária para manter um VC de 8 a 10 mL/kg peso do paciente:
  - PEEP: 3 – 5 cmH_2O;
  - FR: 20 – 40 irpm;
  - Relação I:E: 1:1,3 ou menor;
  - Fluxo: 6 a 8 L/min;
  - FiO_2: necessária para manter uma SpO_2 > 88%.

SIMV (PC) + PSV:

- Pinsp: 10 – 15 cmH_2O, necessária para manter um VC de 8 a 10 mL/kg peso do paciente;
- PEEP: 3 – 4 cmH_2O;
- FR: 20 – 40 irpm;
- Tinsp: 0,35 - 0,40 segundos;
- Relação I:E: 1:1,2 – 1:5;
- FiO_2: necessária para manter uma SpO_2 > 88%.

- Recém-nascido com doença pulmonar e baixa complacência (SDRn)[16]:
  - Na fase aguda da doença, utilizar tempos inspiratórios entre 0,2 e 0,3 segundos;
  - Ajustar a PIP para manter volume corrente entre 4 a 6 mL/kg;
  - Ajustar os valores da PEEP para adequar o volume pulmonar;
  - Utilizar dispositivos (sensor de fluxo) para monitorar o volume corrente;
  - Manter níveis de $PaCO_2$ entre 45 e 65 mmHg ("hipercapnia permissiva");
  - Manter níveis de $SatO_2$ entre 85% e 93%;
  - Indicar a ventilação com alta frequência (VAF) nos casos de falha na ventilação convencional;
  - Na fase de retirada da ventilação preferir o modo A/C ou SIMV associado com pressão de suporte;
  - Na fase de retirada da ventilação iniciar metilxantinas (cafeína) tão logo possível;
  - Proceder a extubação traqueal tão logo possível instituindo protocolo de retirada da ventilação;
  - Após extubação traqueal colocar os bebes em CPAP nasal com pressões ≥ 5 cmH_2O (NÍVEL A) uma vez que isso reduz a necessidade de reintubação.

- Recém-nascido com alta resistência (SAM):
  - Pinsp = 20 a 40 cmH_2O;
  - PEEP = 2 a 4 cmH_2O;
  - Ti = 0,4 a 0,5;
  - FR = 40 a 60;
  - Fluxo 6 a 8L;
  - FiO_2 a menor possível para garantir boa saturação.

Desmame da VM

Após melhora do quadro clínico e resolução do motivo da IOT é desligada a sedação e alteramos o modo ventilatório para PSV.

O desmame da ventilação pediátrica é rápido. A criança geralmente permanece durante 30 a 120 minutos em PSV com parâmetros mínimos, ou seja, PS: 7 a 10 cmH_2O; FR: 20 a 40 irpm; $FiO_2 \leq$ 50%, e logo em seguida realiza-se a extubação.

Após a extubação, geralmente, realiza-se inalação com adrenalina e é instalado a VNI. Tais medidas não apresentam evidência científica que garantam o sucesso da extubação. Utiliza-se de oxigenoterapia, se necessário.

Caso clínico: Paciente de cinco meses chega ao PS com quadro de desconforto respiratório (dispneia - FR = 80 irpm, retração de fúrcula e diafragmática, e batimento de asa de nariz), além de cianose labial SpO_2 = 87%. O que devemos fazer sob o ponto de vista da assistência ventilatória imediata?

Primeiramente, devemos instalar a prong nasal para realizarmos a VNI com os seguintes parâmetros[17]:

- Pinsp ou PC: deve ser ajustado desde que corresponda 8 a 10 mL/kg do peso ideal do paciente;
- PS: 2 a 4 pontos abaixo da Pinsp ou PC;
- PEEP = 5 cmH_2O;
- Tinsp = 0,6 segundos;
- FR = 40 irpm, deve-se ajustar de acordo com gasometria arterial;
- FiO_2 = 100% na admissão, porém, vamos diminuindo de acordo com a SpO_2 do paciente;
- Sensibilidade (sb): 2,0 cmH_2O (ciclado à fluxo, mais fácil).

É permitido a VNI durante 30 minutos, caso haja melhora prolongamos por até 2 h. Caso não haja opta-se pela IOT. Os parâmetros da VMI são semelhantes ao da VNI.

Referências bibliográficas

1. Angus DC, Linde-Zwirble WT, Clermont G et al. Epidemiology of neonatal respiratory failure in the United States: projections from California and New York. Am J Respir Crit Care Med 2001; 164:1154-1160.
2. Horbar JD, Badger GJ, Carpenter JH et al. Trends in mortality and morbidity for very low birth weight infants, 1991–1999. Pediatrics 2002;110:143-151.
3. Rawlings JS, Smith FR: Transient tachypnea of the newborn. An analysis of neonatal and obstetric risk factors. Am J Dis Child 1984; 138:869-871.
4. Soll RF, Dargaville P: Surfactant for meconium aspiration syndrome in full term infants. Cochrane Database Syst Rev 2000.
5. Jobe A, Ikegami M, Jacobs H et al. Permeability of premature lamb lungs to protein and the effect of surfactant on that permeability. J Appl Physiol 1983;55:169-176. 116.

6. Coker PJ, Hernandez LA, Peevy KJ et al. Increased sensitivity to mechanical ventilation after surfactant inactivation in young rabbit lungs. Crit Care Med 1992; 20:635-640.

7. Husain AN, Siddiqui NH, Stocker JT. Pathology of arrested acinar development in postsurfactant bronchopulmonary dysplasia. Hum Pathol 1998;29:710-717.

8. Albertine KH, Jones GP, Starcher BC et al. Chronic lung injury in preterm lambs. Disordered respiratory tract development. Am J Respir Crit Care Med 1999; 159:945-958.

9. Michna J, Jobe AH, Ikegami M: Positive end-expiratory pressure preserves surfactant function in preterm lambs. Am J Respir Crit Care Med 1999; 160:634-639.

10. Carvalho C.R.R. Ventilação Mecânica I, 1° edição, São Paulo, Atheneu, 2000, 116-17.

11. Clark RH, Gerstmann DR, Jobe AH et al. Lung injury in neonates: causes, strategies for prevention, and long-term consequences. J Pediatr 2001; 139:478-486.

12. Sinha SK, Donn SM, Gavey J et al. Randomised trial of volume controlled versus time cycled, pressure limited ventilation in preterm infants with respiratory distress syndrome. Arch Dis Child Fetal Neonatal Ed 1997;77:202-205.

13. Plavka R, Kopecky P, Sebron V et al. A prospective randomized comparison of conventional mechanical ventilation and very early high frequency oscillatory ventilation in extremely premature newborns with respiratory distress syndrome. Intensive Care Med 1999; 25:68-75.

14. Johnson AH, Peacock JL, Greenough A et al. High-frequency oscillatory ventilation for the prevention of chronic lung disease of prematurity. N Engl J Med 2002; 347:633-642.

15. Sarmento, G. J. V. – Fisioterapia Respiratória no Paciente Crítico. Rotinas Clínicas, 1ª Ed, São Paulo, Editora Manole Ltda, 2005;385-394.

16. Miyoshi MH, Guinsburg R. Ventilação Pulmonar Mecânica Convencional no Período Neonatal. In: Kopelman BI, Santos AM, Goulart AL, Almeida MFB, Miyoshi MH, Guinsburg R ed. Diagnóstico e Tratamento em Neonatologia, São Paulo, Editora Atheneu, 2004, 149-59.

17. Muñoz-Bonet, J.I.; Flor-Macián, E.M; Brines, J. et al - Predictive factors for the outcome of noninvasive ventilation in pediatric acute respiratory failure. Pediatric Critical Care Med, 2010; 11 (5):1-6.

Capitulo 16

Aspectos Básicos da Abordagem da Ventilação Mecânica no Trauma de Tórax

◖ Fernando Sabia Tallo

Introdução

O traumatismo torácico corresponde a 25% das mortes por traumas[1]. Complicações respiratórias respondem por 75% das mortes por traumas torácicos. As lesões podem ser penetrantes, contusas (direta, desaceleração, compressão) ou iatrogênicas (Tabela 16.1).

Tabela 16.1
Fatores predisponentes ao desenvolvimento de LPA/SDRA no trauma
Contusão pulmonar
Aspiração de conteúdo gástrico/sangue
Sangramento pulmonar
Edema pulmonar de reexpansão
Lesão inalatória
Resposta inflamatória sistêmica

Contusão pulmonar

Ocorre em 35% dos pacientes com trauma torácico contuso e 75% dos pacientes com instabilidade da parede torácica. Trata-se de uma laceração do parênquima pulmonar com ruptura alveolar, com transudação de líquido e extravasamento de sangue, outro mecanismo é a expansão excessiva do gás[1].

Há uma inundação dos alvéolos rompidos e brônquios com obstrução das vias aéreas e atelectasia. A dor e as fraturas diminuem a capacidade do paciente de mobilizar as secreções efetivamente. Aumenta a resistência ao fluxo aéreo e à medida que aumenta o trabalho respiratório, a oxigenação e o pH sanguíneos diminuem, com elevação da pCO_2.

Os achados clínicos e radiológicos só aparecem entre 12 e 24 horas após a lesão. Os achados clínicos incluem secreções mucossanguinolentas abundantes, dor torácica, inquietação, apreensão, dispneia, taquipneia, cianose e taquicardia. A principal alteração radiográfica é a opacificação do parênquima pulmonar. Pode haver SDRA devido a liberação de mediadores inflamatórios, ao *shunt* intrapulmonar, distúrbios da ventilação perfusão, perda de complacência pulmonar e hemorragias.

Em um estudo analisando a contusão pulmonar por meio de tomografias de tórax a conclusão foi que pacientes com áreas de consolidação do tecido pulmonar acima de 28% necessitavam de ventilação mecânica[2].

O objetivo, no tratamento dos pacientes, são comuns ao da ventilação mecânica, diminuir o trabalho respiratório, melhorar as trocas gasosas e evitar as lesões associadas a ventilação mecânica.

Critérios de ventilação mecânica e IOT no trauma

Critérios básicos

- Glasgow ≤ 8;
- Via aérea comprometida;
- $SpO_2 < 90\%$ com oferta de O_2;
- Frequência respiratória ≥ 35;
- Choque prolongado;
- Controle ineficiente da dor.

Critérios avançados

- *Injury severity score* ≥ 25;
- $PaO_2/FiO_2 < 200$ com oferta de O_2;
- TOMO com $> 20\%$ de áreas não ventiladas;

Região	Descrição da lesão	Abbreviated Injury Scale (AIS) (0-6)	Pontuação ao quadrado	Total
Cabeça e pescoço				
Face				
Tórax				
Abdômen				
Extremidades				
Superfície				
				Soma total

(AIS) – 1 = lesão mínima; 2 = moderada; 3 = séria; 4 = grave; 5 = crítica; 6 = incompatível com a vida.

Fonte: Baker SP et al. The Injury Severity Score: a method for describing patients with multiple injuries and evaluating emergency care. J Trauma. 14:187-196;1974

Fonte: Copes WS, Sacco WJ, Champion HR, Bain LW. Progress in Characterising Anatomic Injury, In Proceedings of the 33rd Annual Meeting of the Association for the Advancement of Automotive Medicine, Baltimore, MA, USA 205-218.

Critérios para ventilação não invasiva no trauma

- *Injury severity score* < 25;
- PaO_2 < 300 > 200 com oferta de O_2;
- TOMO > 20% de áreas não ventiladas.

Abordagem da ventilação mecânica na contusão pulmonar

Um dos aspectos mais importantes, é identificar e tratar as condições precipitantes, para as complicações ventilatórias. Todos os passos da abordagem ventilatória devem estar focados na prevenção das complicações e facilitação para a progressão da ventilação espontânea.

É preciso que o médico saiba que, pacientes com trauma torácico isolado, muitas vezes suportam a oxigenoterapia em respiração espontânea, por vezes, até com 15% de volume pulmonar atelectasiado. Por esse motivo, não é rara a deterioração no segundo ou terceiro dias devido à progressão das áreas de atelectasias (diminuição da expansibilidade torácica, dor).

A atelectasia resultante causa alterações da relação ventilação perfusão contribuindo para a insuficiência respiratória e diminui o *clearence* de bactérias (*Klebsiella pneumoniae, Staphylococcus aureus, Streptococcus pneumoniae*) causando infecções pulmonares hospitalares.

Segundo bases fisiopatológicas a ventilação mecânica deve agir nesses pacientes prevenindo o colapso pulmonar, no recrutamento de tecidos colapsados, na minimização da hiperinsuflação e com estratégias que previnam a lesão pulmonar associada a própria ventilação mecânica.

A PIP (pressão inspiratória positiva) é ajustada para conseguir um volume corrente de 6 mL/kg de peso predito. Evitamos PIP > 35 cmH_2O e tentamos manter em 30 cmH_2O.

Não há ensaios clínicos randomizados que orientem com alto grau de evidência a melhor forma de ventilação mecânica nesses pacientes.

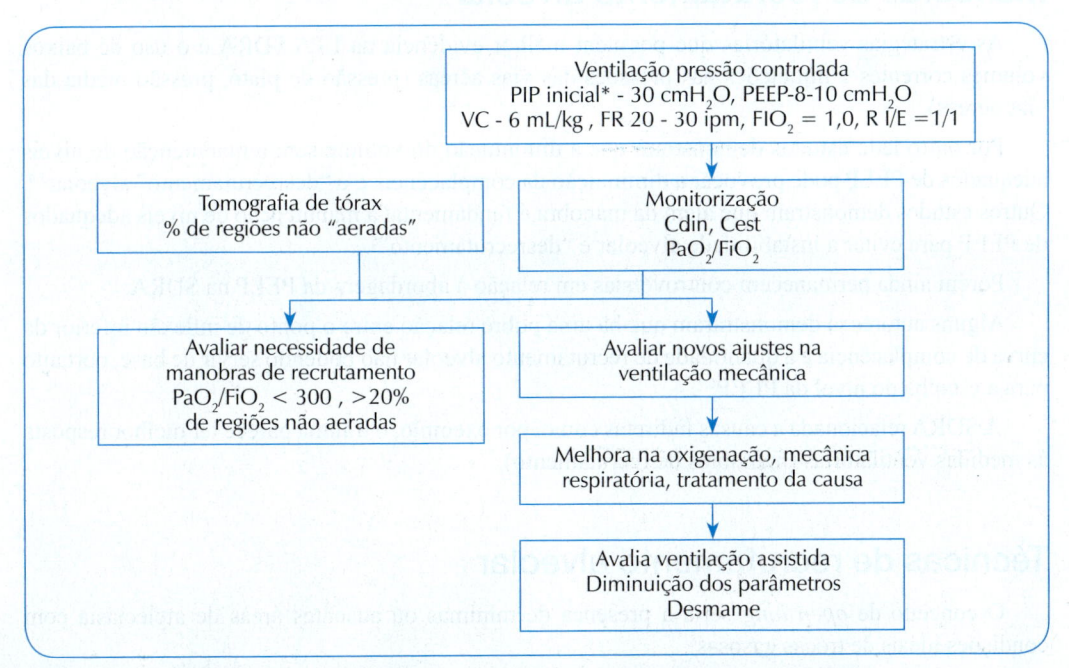

Fluxograma 16.1: Abordagem genérica do paciente vítima de trauma de tórax e LPA/SDRA.

Fonte: Modificado de Blunt Thoracic Trauma Reske A , Schreiter D[10].

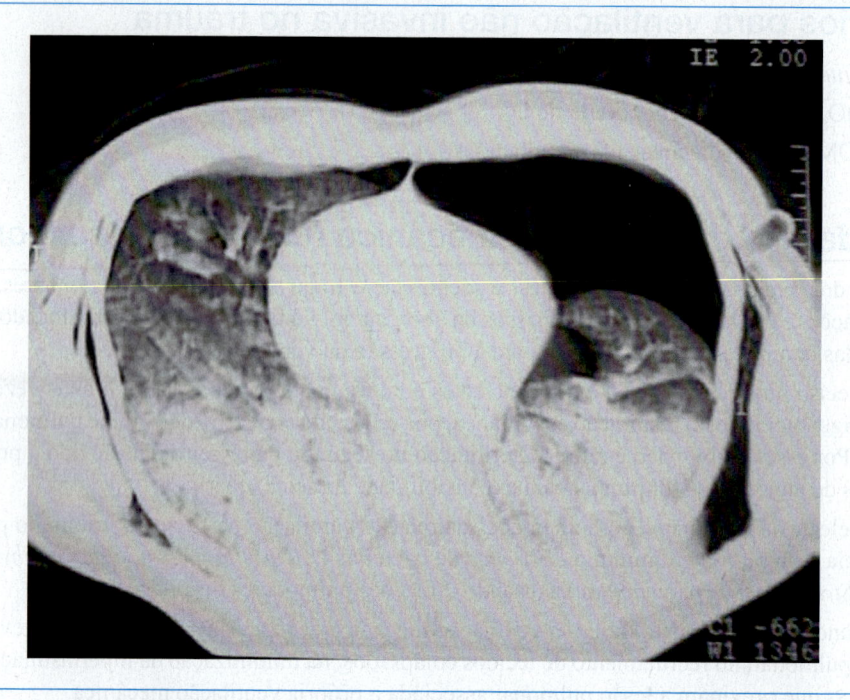

Figura 16.1: Tomografia de tórax do paciente na UTI. Áreas de contusão pulmonar, derrame pleural, atelectasias bilaterais.

Manobras de recrutamento alveolar

As estratégias ventilatórias que possuem melhor evidência na LPA/SDRA é o uso de baixos volumes correntes e limitações nas pressões das vias aéreas (pressão de platô, pressão média das vias aéreas).

Por outro lado estudos demonstram que a diminuição do volume sem a manutenção de níveis adequados de PEEP pode provocar a diminuição da complacência e o "desrecrutamento" alveolar[3,4]. Outros estudos demonstram que além da manobra é fundamental a manutenção de níveis adequados de PEEP para evitar a instabilidade alveolar e "desrecrutamento"[5].

Porém ainda permanecem controvérsias em relação à abordagem da PEEP na SDRA.

Alguns autores já demonstraram que há uma pobre relação entre o ponto de inflexão inferior da curva de complacência e a quantidade de recrutamento alveolar não podendo servir de base, portanto para a escolha do nível da PEEP[6,7].

A SDRA relacionada a causas indiretas como, por exemplo, o trauma parece ter melhor resposta às medidas ventilatórias (manobras de recrutamento).

Técnicas de recrutamento alveolar

O conceito de *open lung* seria a presença de mínimas ou ausentes áreas de atelectasia com condições ideais de trocas gasosas[8].

A manobra de recrutamento tem como característica a elevação sustentada da pressão da via aérea por 30 a 90 segundos ou por aumentos periódicos e repetidos na pressão inspiratória durante um curto período. Isso é alcançado com uso de (CPAP) definindo um nível de PEEP ou através da modalidade pressão controlada. (ler o capítulo de SDRA e recrutamento alveolar no manual de fisioterapia).

A pressão necessária para recrutamento alveolar pode necessitar de níveis de pressão de 60 a 70 cmH_2O, em pacientes com trauma torácico grave SDRA. Depois da manobra de recrutamento, o pico de pressão inspiratória é ajustado para os valores mais baixos, que são suficientes para manter os "alvéolos abertos". Geralmente 15 a 30 cmH_2O, abaixo da pressão utilizada para recrutamento, observando o volume corrente e os gases arteriais. O PEEP que se relaciona com o melhor PaO_2 é selecionado. O uso de tomografias antes e depois podem ser considerados e gasometrias seriadas são realizadas para verificar PaO_2, que se correlaciona com o parênquima pulmonar que está associado a troca gasosa.

Limitações das manobras de recrutamento alveolar

- Barotrauma;
- Instabilidade hemodinâmica;
- Dessaturação;
- Evitar em lesão pulmonar unilateral (hiperdistende áreas de maior complacência, ao invés de recrutar alvéolos);
- Pacientes com hipertensão intracraniana[9];
- Pacientes com hipotensão $SatO_2 < 85\%$.

Não há até o momento, evidências que as manobras de recrutamento diminuam a mortalidade dos pacientes em ventilação mecânica, e nem há, até o momento, a definição de qual seria a melhor forma de realizá-la. Novos ensaios clínicos são necessários pra responder essas perguntas.

Referências bibliográficas

1. Cohen S: Pulmonary contusion: Review of clinical entity. J Trauma 1997; 42:973-979.
2. Wagner RB, Jamieson PM: Pulmonary contusion. Evaluation and classification by computed tomography. Surg Clin North Am 1989; 69:31.
3. Richard JC, Maggiore SM, Jonson B, et al: Influence of tidal volume on alveolar recruitment. Respective role of PEEP and a recruitment maneuver. Am J Respir Crit Care Med 2001; 163:1609-1613.
4. Cereda M, Foti G, Musch G, et al: Positive end-expiratory pressure prevents the loss of respiratory compliance during low tidal volume ventilation in acute lung injury patients. Chest 1996; 109:480-485.
5. Halter JM, Steinberg JM, Schiller MD, et al: Positive end-expiratory pressure after a recruitment maneuver prevents both alveolar collapse and recruitment/derecruitment. Am J Respire Crit Care Med 2003; 167:1620-1626.
6. Ranieri VM, Mascia L, Fiore T, et al. Cardiorespiratory effects of positive end-expiratory pressure during progressive tidal volume reduction (permissive hypercapnia) in patients with acute respiratory distress syndrome. Anesthesiology 1995; 83:710-720
7. Crotti S, Mascheroni D, Caironi P, et al. Recruitment and derecruitment during acute respiratory failure. Am J Respir Crit Care Med 2001;164:1331-1340.
8. Lachmann B: Open up the lung and keep the lung open. Intensive Care Med 1992;18:319-321.
9. Bein T, Kuhr LP, Bele S, et al: Lung recruitment maneuver in patients with cerebral injury: Effects on intracranial pressure and cerebral metabolism. Intensive Care Med 2002;28:554-558.
10. Resky A, Shereiter D. Blunt Thoracic Trauma, in: Papadakos PJ, Lachmann B-, Mechanical Ventilation. Clinical Aplications and Pathophysiology. Philadelfia, Saunders Elsevier, 2008; 376-86.

Capítulo 17

Ventilação Pulmonar Independente e Abordagem na Fístula Broncopleural

◀ Maria Paula Martini Ferro, Fernando Sabia Tallo

Introdução

A ventilação pulmonar independente (VPI) tem seus primeiros relatos em 1931. Durante muitos anos foi utilizada, no período perioperatório, como técnica anestésica. Em cirurgias, nas quais, o paciente permanecia em decúbito lateral e com uma intubação orotraqueal de duplo lúmen, "isolando o pulmão sadio, do doente" evitava a contaminação com secreções, sangramentos e ofertava ao cirurgião melhores condições cirúrgicas. Apenas em 1976, essa forma de ventilação foi introduzida ao cenário da terapia intensiva[1].

Princípios da utilização da ventilação independente:

A. Proteção de um pulmão contra os efeitos prejudiciais da presença de certos fluidos do outro (sangue, pus, secreção com células neoplásicas, outros);

B. Necessidades de padrões ventilatórios diferentes para os dois pulmões.

Algumas indicações de VPI

Anestesia torácica e cirurgia	Afecções pulmonares unilaterais
Videotoracoscopia	Hemoptise maciça
Diagnóstica	Contusão pulmonar
Biópsias (pleura, pulmão)	Pneumonia pós-aspiração
Terapêutica	Edema pulmonar
Drenagens	Atelectasia
Simpatectomias	Embolia pulmonar
Lobectomias	Pneumonia lobar
Decorticação, pleurodese	Secreções purulentas

Um paciente com uma doença pulmonar assimétrica, ou unilateral, pode não responder adequadamente a modalidades convencionais de ventilação. O pulmão "sadio" ou menos doente tenderia a receber o maior volume com possibilidades de hiperinsuflação e volotrauma, ou barotrauma. O uso do PEEP também pode produzir desvio de perfusão sanguínea para o pulmão "doente" dessa forma aumento área de *shunt* intrapulmonar e diminuições da PaO_2 alterando a relação ventilação perfusão. Alguns autores chamam essa situação de efeito paradoxal da PEEP. Essa pode ser uma situação clínica em que se considera o uso da ventilação pulmonar independente.

Intubação endobrônquica

A ventilação independente é realizada principalmente, com dispositivos de duplo lúmen como demonstrado na Figura 17.1. O *design* foi idealizado por Robertshaw, ainda na década de 1960, até que na década de 1980, foi lançado um tubo com o mesmo design, mas de PVC não tóxico chamado (*broncocath*). Possibilitam a observação de condensação do ar expirado nas paredes e possuem menor resistência. Outros dispositivos estão disponíveis: Bloqueadores brônquicos, tubos endotraqueais monolúmen (Figura 17.1).

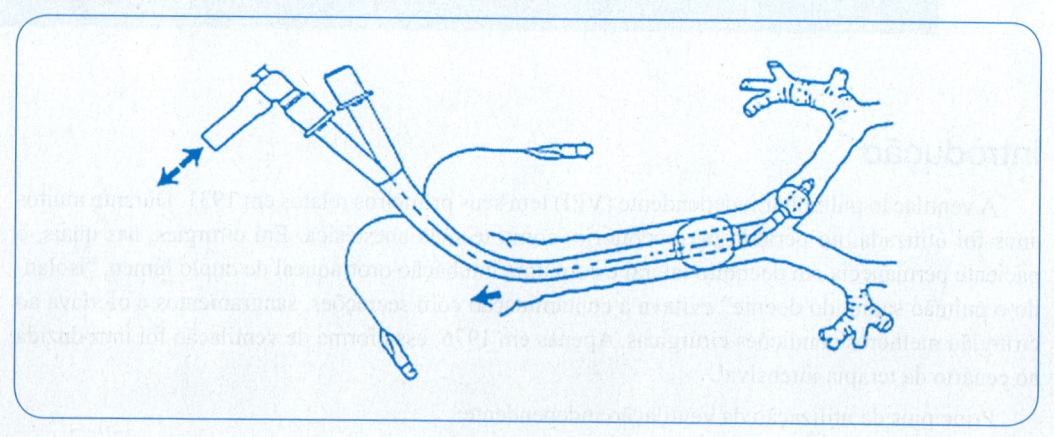

Figura 17.1

O dispositivo está disponível em vários tamanhos segundo uma escala chamada de Francesa relacionada à circunferência externa do tubo (1 Fr = 1/3 mm) (Tabela 17.1).

Tabela 17.1
Tamanhos disponíveis de tubos de duplo lúmen
Adulto esquerdo – 26, 28, 33, 35, 37,3 9, 41 Fr
Adulto direito – 35, 37, 39, 41 Fr
Pediátrico < 40 kg, 28 Fr
Pediátrico > 40 kg 35 Fr

O procedimento

Deve ser realizado por profissional treinado, com amplo conhecimento da anatomia da via aérea e com a disponibilidade de bronco fibroscopia. A descrição das técnicas foge ao objetivo desse capítulo.

Complicações

- Isquemia e estenose brônquica;
- Pneumotórax e pneumomediastino;
- Enfisema subcutâneo;
- Ruptura brônquica;
- Mal posicionamento do dispositivo;
- Retenção de secreções;
- Sangramentos.

A posição do tubo de duplo lúmen e sua função devem ser checados ou pelo método da ausculta, por broncoscopia ou método do vazamento. Borbulhamento do lado contralateral a ventilação presente demonstra vazamento.

Modos e técnicas de ventilação mecânica pulmonar independente

Ventilação monopulmonar (VMP)

Nessa situação, um pulmão é ventilado enquanto o outro está ocluído ou aberto sob o efeito atmosférico. Essa situação é utilizada, principalmente, nas cirurgias torácicas para manipulação do pulmão operado (não dependente) para permanecer imóvel e colapsado. Pode ser usado em pacientes com fístula broncopleural para evitar vazamentos e para isolar o pulmão afetado se houver riscos das secreções impedirem a ventilação do paciente (hemoptise maciça).

A (VMP) cria um *shunt* no pulmão em colapso. Apesar da vasoconstrição pulmonar hipóxica ainda ocorre perfusão para o pulmão não ventilado. A essa situação soma-se os efeitos no pulmão dependente, diminuição do volume pulmonar e atelectasia pelos efeitos da anestesia com paralisia e compressão do mediastino e do conteúdo abdominal contribuindo ainda mais para as alterações da ventilação/perfusão (V/Q). O *shunt* total pode chegar a 30% a 50% do total de fluxo diminuindo a PaO_2. As estratégias para melhora da oxigenação durante a (VMP) é a FiO_2 de 100% e o uso da PEEP seletiva no pulmão dependente para o recrutamento de alvéolos e melhora da complacência pulmonar. Essa manobra deve ser feita com cautela pela equipe porque o PEEP excessivo pode piorar ainda mais a hipoxemia provocando quedas no débito cardíaco e criando uma hiperinsuflação e auto-PEEP.

Volume controlado ou pressão controlada?

Normalmente iniciamos com volume controlado (VCV) com volumes de 8 mL/kg de peso, FiO_2 = 100%, e uma frequência respiratória suficiente para, manter níveis de Ph nas faixas da normalidade. Com essa modalidade a pressão nas vias aéreas é a variável dependente e varia de acordo com a mecânica do sistema respiratório. Na prática observamos um discreto aumento das pressões das vias aéreas depois que alteramos para a ventilação monopulmonar utilizando (VCV). A pressão da via aérea excessiva, além do risco de barotrauma, aumenta a resistência vascular no pulmão dependente e pode provocar o desvio de fluxo sanguíneo para o outro pulmão e efeito *shunt* ao final diminuindo a PaO_2.

Outros autores sugerem volumes correntes durante a (VMP) 5 a 6 mL/kg de peso para evitar a hiperinsuflação dinâmica.

Com a ventilação pressão controlada (PCV), o volume corrente é a variável dependente que se altera de acordo com a mecânica do sistema respiratório. Os efeitos positivos dessa modalidade resultam do fluxo inspiratório desacelerado, com melhor distribuição do gás. Em um estudo com 48 pacientes que necessitaram de toracotomia e ventilação monopulmonar os pacientes foram randomizados para (VCV) ou (PCV). O grupo tratado com PCV obteve uma média de PaO_2 mais elevada e pressões médias de vias aéreas menores[3].

Relação I/E e pausa inspiratória

A relação I/E normalmente utilizada na ventilação mecânica é ½. Pacientes com limitação ao fluxo aéreo, relações maiores podem ser utilizadas, para se evitar a hiperinsuflação dinâmica e suas consequências. Em um estudo analisando pacientes DPOC a presença da pausa inspiratória (0%-30% do Ti) na (VMP) na cirurgia torácica observou-se uma significativa queda da PaO_2 e presença do auto-PEEP[4]. Outros autores referem que seu uso clínico é importante, quando alcançando uma relação de 40% a 50% do tempo inspiratório, pode manter uma pressão média das vias aéreas em torno de 10 a 12 cmH_2O e promover uma distensão alveolar mais uniforme e seus efeitos sobre a diminuição do tempo expiratório poderiam ser minimizados com eficiência, diminuindo-se a frequência respiratória[5].

Não há estudos sobre o efeito da pausa inspiratória na ventilação monopulmonar do pulmão sadio.

Uso da pressão positiva contínua nas vias aéreas e ventilação de alta frequência oscilatória do pulmão não dependente

A presença de *shunt* direita-esquerda na (VMP) é inevitável pela perfusão do pulmão não ventilado atelectasiado. Uma alternativa a essa situação é promover o uso de CPAP (FiO_2 = 100%) ao pulmão na dependente (2-5 cmH_2O) sem causar alterações hemodinâmicas, distensões relevantes ou prejuízos no eventual campo cirúrgico. Outra possibilidade é a utilização da ventilação de alta frequência oscilatória (VAFO), volumes correntes < 2 mL/kg e frequências respiratórias 200-400 ipm, algumas vantagens são: movimento de inflação e desinsuflação muito pequeno baixas pressões médias de vias aéreas, baixos volumes correntes, no entanto, barotrauma , hiperinsuflação e desidratação da mucosa são desvantagens.

Técnicas da ventilação pulmonar independente

A ventilação pode ser realizada sincronizada que consiste no início sincronizado da inspiração em cada pulmão com um ventilador e dois circuitos com dispositivos que criam diferentes fluxos em cada circuito ou dois ventiladores.

Técnica sincronizada e não sincronizada com dois ventiladores

Dois ventiladores sincronizados (cabo sincronizador) com a mesma frequência respiratória com parâmetros diferentes para os dois pulmões de acordo com a mecânica respiratória de cada um.

Na técnica não sincronizada a completa independência na ventilação inclusive na frequência respiratória de cada ventilador. Essa técnica não parece trazer desvantagens em relação a anterior, o paciente deve receber sedação adequada. Muitas equipes utilizam essa ventilação com volumes correntes (1 mL/kg) e altas frequências respiratórias no pulmão não dependente, durante cirurgia torácica, com bons resultados na hipoxemia refratária. É possível com essa técnica, a utilização de modalidades diferentes de ventilação em cada pulmão.

Monitorização

De forma semelhante, a todos os pacientes em ventilação mecânica, as trocas gasosas através de gasometrias arteriais seriadas e cálculos da relação PaO_2/FiO_2 devem ser realizados.

A monitorização hemodinâmica também deve ser considerada lembrando que modificações induzidas pela ventilação mecânica são produzidas, e seu impacto deve ser continuamente avaliado no paciente crítico. Medidas como saturação venosa mista ou central de oxigênio, índices cardíacos, de resistência e outros podem ser muito úteis. A equipe deve avaliar a necessidade de uma monitorização invasiva caso a caso.

Mecânica pulmonar

As medidas das variáveis da mecânica respiratória devem ser realizadas para cada pulmão, para orientar a equipe quanto à evolução da assimetria entre os dois pulmões, na fisiopatologia das doenças de cada um, e guiar a intervenção ventilatória.

Níveis de gás carbônico expirado (ETCO$_2$)

A ETCO$_2$ é uma informação importante para a equipe responsável pela ventilação mecânica desse paciente. Para os mesmos volumes correntes menores níveis de ETCO$_2$ são observados no pulmão doente. A equalização das ETCO$_2$ entre os dois pulmões pode sugerir melhora da doença.

Desmame da ventilação mecânica independente

Não há critérios baseados em evidência para o início do desmame na ventilação mecânica independente. Para alguns autores, a racionalidade para o início envolve uma mínima, ou ausente diferença, entre volume corrente, complacência estática, e ETCO$_2$ entre os dois pulmões.

Aplicações clínicas da ventilação mecânica independente na terapia intensiva

As indicações clínicas para (VPI) podem ser divididas em cirurgia do tórax, necessidade de separação "anatômica" pulmonar, necessidade de separação "fisiológica" pulmonar.

Separação anatômica

A via aérea pode ser abordada com a (VPI) para isolamento dos dois pulmões. Geralmente associado a quadros unilaterais para proteger o pulmão sadio, ou menos doente, de secreções pulmonares (purulentas, associadas a processos neoplásicos), hemoptises maciças, lavados broncoalveolares unilaterais (proteinose alveolar pulmonar, fibrose cística, asma, bronquite crônica, inalação de pó radioativo).

Hemoptise maciça

A instituição da VPI pode salvar a vida do paciente, até a tentativa de resolução da origem do sangramento, que é habitualmente do sistema arterial brônquico. Posicionar o paciente em decúbito lateral com a cabeça voltada para baixo, com o pulmão suspeito do sangramento na posição inferior.

Abordagens terapêuticas: fibrobroncoscopia com colocação de um cateter de Fogart, broncoscopia rígida, mais útil no sangramento maciço, maior poder de sucção, melhor controle da via aérea, intubação orotraqueal com tubo endotraqueal (6,0 - 7,0 mm) com intuito de intubação seletiva, colocação de tubo endotraqueal de duplo lúmen para isolamento pulmonar.

Separação fisiológica

Quando há uma diferença de mecânica respiratória, em função de uma afecção pulmonar assimétrica ou unilateral, e até mesmo bilateral (SDRA), (fístula broncopleural, transplante de um pulmão, atelectasia ou broncoespasmo unilateral) a VPI pode ser considerada para promover diferentes estratégias ventilatórias.

Fístula broncopleural (FBP)

A fístula broncopleural representa um vazamento de ar inspirado entre a árvore brônquica e o espaço pleural por mais de 24 horas. A grande maioria dos casos é representada por lesões cirúrgicas. Independentemente da causa, a (FBP) está relacionada com alta mortalidade (18% a 50%)[5]. A persistência da fístula frequentemente leva a infecção do espaço pleural (Tabela 17.2).

Tabela 17.2 Causas de FBP
Ressecção pulmonar
Pneumotórax espontâneo persistente
Infecção pulmonar necrotizante
Doenças pulmonares inflamatórias
Malignidade
Pós-quimioterapia/Radioterapia pulmonar
Trauma torácico
Pós-transplante de pulmão
SDRA
Iatrogenia (acesso venoso central, drenagem de tórax)
Ventilação mecânica
Idiopática

Os pacientes com fístula broncopleural podem necessitar de ventilação mecânica e drenagem do espaço pleural. Vazamento maciço (1 a 16 L) pela fístula broncopleural na ventilação mecânica pode provocar insuficiência respiratória pela perda do volume corrente através da fístula e por vezes o pneumotórax hipertensivo com colapso respiratório e circulatório. Abordagem deve pretender aliviar a tensão no tórax, manter adequação das trocas gasosas e facilitar o fechamento da fístula[6].

Abordagens incluem: antibióticos, agentes esclerosantes pleurais, controle cirúrgico do vazamento por toracotomia, drenagem torácica com selo d'água, estratégias convencionais de ventilação para diminuir o vazamento de ar, posicionamento do paciente, uma variedade de técnicas de oclusão broncoscópicas, ventilação oscilatória de alta frequência e (VPI)[7,10].

A drenagem do tórax é crucial para o tamanho e o diâmetro do dreno deve ser adequado. A equipe deve ficar atenta porque a drenagem do tórax com sucção pode aumentar a pressão transpulmonar e causar o autodisparo do aparelho[8,9].

Um tubo curto com grande diâmetro interno permite um alto fluxo. Na prática essa capacidade de drenagem deve ser o volume corrente perdido pela fístula multiplicado pelo inspiratório em litros. Os sistemas disponíveis no mercado são capazes de produzir um fluxo de até 35 L/min.

Ventilação mecânica na (FBP)

O objetivo inicial da ventilação com pressão positiva é manter o valor da pressão das vias aérea inferior à pressão crítica de abertura da (FBP).

Não há ensaios clínicos randomizados e controlados comparando as modalidades ventilatórias na FBP. Em uma série de casos envolvendo 39 pacientes, vazamentos superiores a 500 mL e o desenvolvimento da FBP tardia na evolução da doença resultaram em alta mortalidade. Somente dois pacientes desenvolveram acidose respiratória refratária à ventilação convencional.

A estratégia ventilatória convencional visa, inicialmente, produzir baixas pressões alveolares e da via aérea. O vazamento através da fístula é proporcional à pressão média das vias aéreas que é determinada pelo volume minuto, PEEP e pelo fluxo inspiratório.

Um fluxo inspiratório alto pode diminuir o vazamento por diminuir o tempo inspiratório, porém o aumento provocado pela pressão de pico pode agravar vazamentos proximais. Pressões de pico nas vias aéreas acima de 30 cm H_2O estão associados com piora no vazamento da (FBP). Em um estudo PEEP $\geq$ 6 cmH_2O foram relacionados com aumentos na porcentagem de vazamentos pela (FBP).

A ventilação oscilatória de alta frequência (VOAF) pareceu ser benéfica em (FBP) proximais e parênquima pulmonar sem doenças, pulmões com FBP mais periféricas e com lesões parenquimatosas os resultados são variáveis.

Há alguns relatos do uso de (VPI) na (FBP), pneumonias, trauma, SDRA, contusão pulmonar, enfisema e cirurgias torácicas. A maioria dos pacientes possuía vazamentos que superavam 50% dos seus volumes correntes, colapso pulmonar apesar de múltiplos drenos de tórax e alterações acidobásicas graves e hipoxemias refratária apesar das tentativas com ventilação convencional. Não há evidências de diferenças entre a forma sincronizada ou não. A forma mais comum de VPI na FBP é o uso de dois ventiladores com modalidades convencionais utilizando baixos volumes correntes, sem uso de PEEP do lado da FBP, com baixas frequências respiratórias. Várias outras combinações foram relatadas: (CPAP) + (VOAF) lado da FBP, ventilação convencional + (VOAF) lado da FBP, outras combinações.

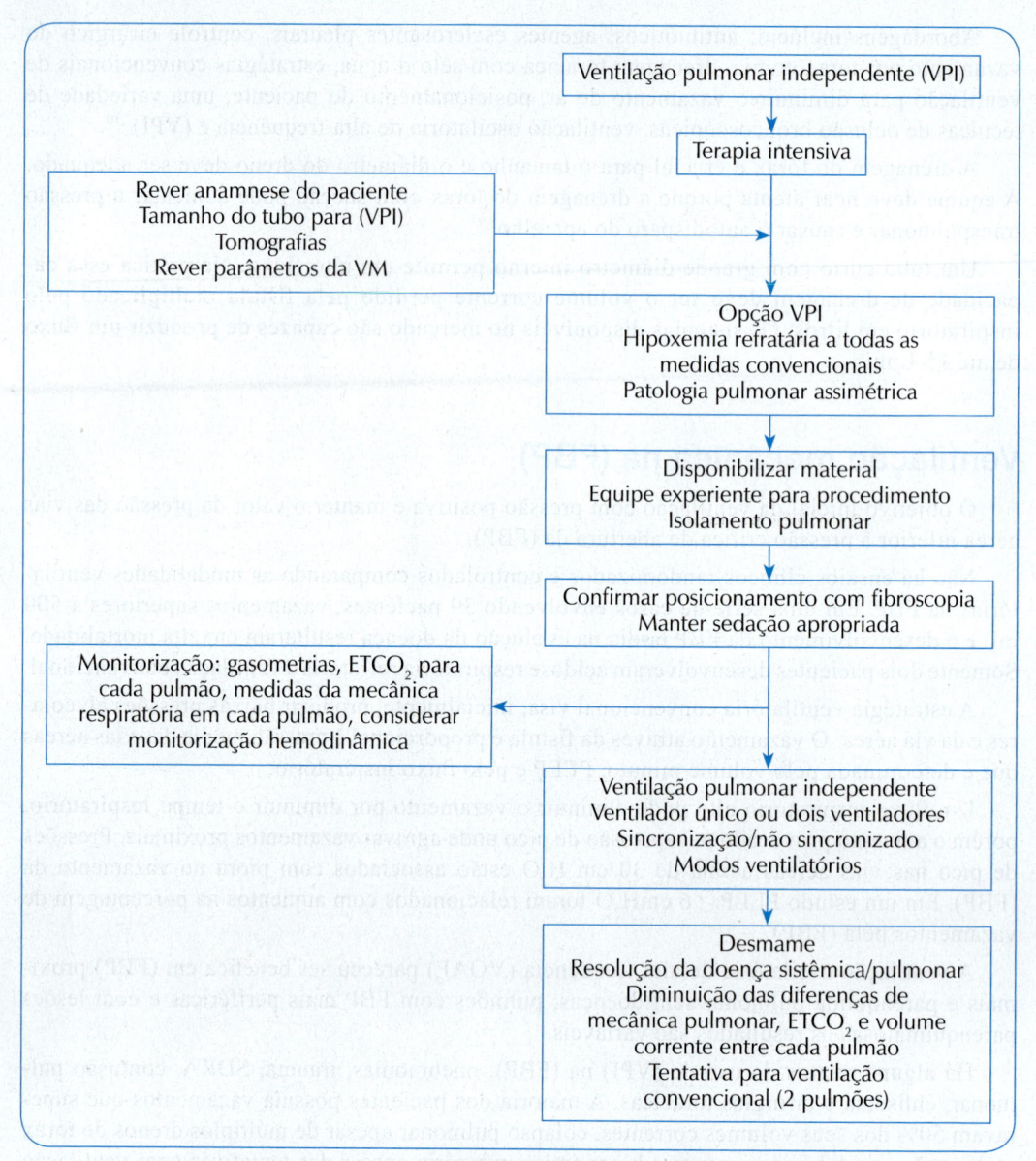

Figura 17.1: Ventilação independente em UTI.

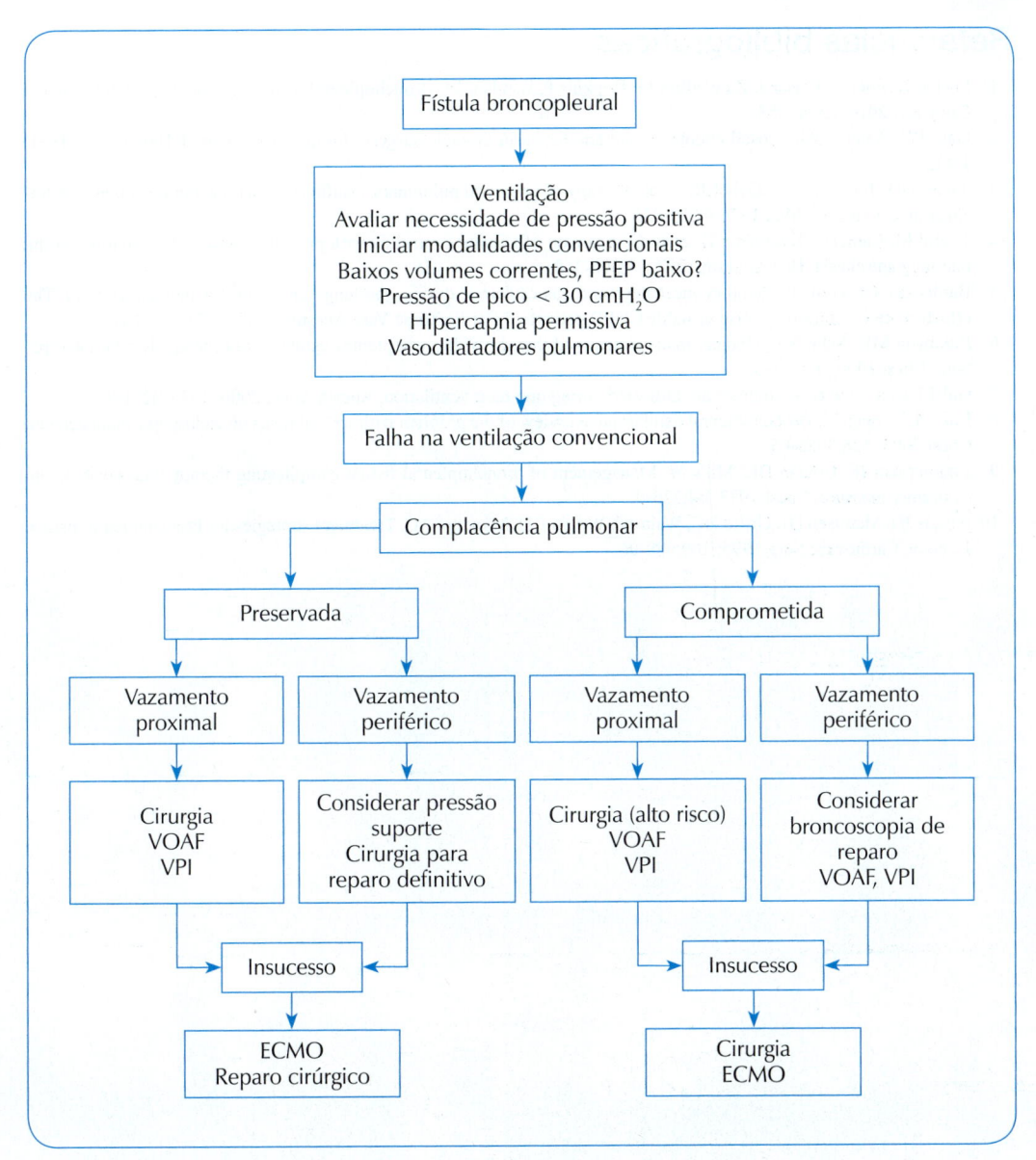

Figura 17.2: Recomendação de conduta na ventilação mecânica fístula broncopleural (FBP).

Referências bibliográficas

1. Shekar K, Foot C, Fraser J, Ziegenfuss M, Hopkins P, Windsor M. Bronchopleural fistula: An update for intensivists. J Crit Care. 2010; 25, 47–55.
2. Gale JW, Waters RM. Closed endobronchial anesthesia in thoracic surgery: Preliminary report. J Thorac Surg 1931; 1:432.
3. Glass DD, Tonnesen AS, Gabel JC, et al. Therapy of unilateral pulmonary insufficiency with a double lumen endotracheal tube. Crit Care Med 1976;4:323-326.
4. Tugrul M, Camci E, Karadeniz H, et al. Comparison of volume controlled with pressure controlled ventilation during one-lung anesthesia. Br J Anaesth 1997; 79:306-310.
5. Bardoczky GI, et al. Respiratory mechanics and gas exchange during one-lung ventilation for thoracic surgery. The effects of end-inspiratory pause in stable COPD patients. J Cardiothorac Vasc Anesth. 1998; 12(2): 137-141.
6. Baumann MH, Sahn SA. Medical management and therapy of bronchopleural fistulas in mechanically ventilated patient. Chest 1990; 97:721-8.
7. Gal TJ, Con. Low tidal volumes are indicated during one-lung ventilation. Anesth Analg.2006; 103:(2)271-3
8. Lois M, Noppen M. Bronchopleural fistulas: an overview of the problem with special focus on endoscopic management. Chest 2005; 128:3955-65.
9. Zimmerman JE, Colgan DL, Mills M. Management of bronchopleural fistula complicating therapy with positive end expiratory pressure. Chest 1973; 64:526-9.
10. Puskas JD, Mathisen DJ, Grillo HC, Wain JC, Wright CD, Moncure AC. Treatment strategies for bronchopleural fistula. J Thorac Cardiovasc Surg 1995; 109:989-96.

Capítulo 18

Transporte Intra-hospitalar de Pacientes em Assistência Ventilatória

◀ Fernando Sabia Tallo

Introdução

O paciente em ventilação mecânica na UTI é transportado, normalmente, para realizar procedimentos diagnósticos ou intervenções cirúrgicas[1].

Esse transporte frequentemente é subestimado em sua complexidade e potencial para riscos.

O transporte intra-hospitalar do paciente em ventilação pode ser curto, como do centro cirúrgico para UTI, ou durar horas como em alguns procedimentos diagnósticos ou terapêuticos (colangio-pancreatografia retrograda endoscópica). Equipamentos e pessoal treinado são necessários para o transporte do paciente crítico em ventilação mecânica para fora da unidade de terapia intensiva. Um planejamento sistemático deve ser realizado antes da transferência com um *checklist* de todo equipamento necessário e seu bom funcionamento, inclusive equipamento de comunicação e pessoal habilitado para receber o paciente no seu destino. É fundamental verificar as condições clínicas do paciente para o deslocamento[1].

Incidência

Embora os números absolutos de transferências intra-hospitalares não estão disponíveis na literatura, pode-se supor que pelo menos 15% dos pacientes internados em UTI são transportados durante um ano[2].

O número de transportes parece ser relacionado com os perfis das UTIs. Pacientes vítimas de trauma estão mais sujeitos a transportes diagnósticos em condições de ventilação mecânica que UTIs "gerais". Em um estudo realizado durante três meses, 103 transportes foram necessários entre 56 pacientes em uma UTI de trauma[3]. Em outro estudo de uma UTI com 50 leitos, 180 transportes foram realizados em um período de quatro meses[4].

Eventos adversos durante o transporte dos pacientes em ventilação mecânica

Os profissionais responsáveis pelo transporte devem estar atentos a duas situações comuns de eventos adversos no transporte:

- Falhas relacionadas ao equipamento: exemplos incluem desconexões, perda de energia da bateria, perda de acesso venoso, extubação acidental, a oclusão de tubo endotraqueal, e interrupção do fornecimento de oxigênio.

- Intercorrências com o paciente: há imprecisão da literatura em definir um evento adverso relacionado ao transporte[1]. Essas intercorrências são na maioria das vezes inesperadas, porém, quase sempre necessitam de intervenção médica[1].

Em um estudo envolvendo 27 pacientes internados com trauma cranioencefálico com 35 transportes realizados em > 50% das vezes ocorreram intercorrências. Os eventos descritos foram (hipotensão, pressão sistólica < 90 mmHg 8,6%), hipóxia $SaTO_2$ < 90%, 5,7%), aumento da pressão intracraniana (pressão intracraniana > 20 mmHg 42%). Entretanto, no estudo, foram registradas intercorrências em 60% dos pacientes durante as quatro horas que antecederam o transporte e em 66% dos pacientes depois de realizado o transporte. Logo depois do transporte 17 pacientes pioraram. Não há muitos dados na literatura sobre os efeitos, em longo prazo, que podem repercutir no paciente transportado da UTI. Em um estudo de 127 transportes realizados intra-hospitalar, foi demonstrado que pelo menos 24% dos pacientes transportados retornavam em piores condições[11].

Os índices de intercorrências em transportes intra-hospitalares de doentes críticos variam entre 5,9% a 84% talvez pela imprecisão das definições do que seja exatamente, um evento adverso relacionado ao transporte[1,3,5]. Em outros estudos variaram de 6% a 71,1%[7,9].

Intercorrências típicas durante o transporte intra-hospitalar dos pacientes em assistência ventilatória

- Hiperventilação (alcalose, arritmias, hipotensão);
- Perda da PEEP instituída na UTI (hipoxemia, choque);
- Mudanças posturais no trajeto (hipotensão, hipoxemia, hipercapnia);
- Taquicardia ou outras arritmias tem sido associada ao transporte desses pacientes;
- Falhas em equipamentos (dados imprecisos, interpretações equivocadas, perda da monitorização);
- Desconexão inadvertida do acesso venoso (impossibilidade ou interrupção de agentes farmacológicos, choque, hipotensão);
- A movimentação, desconexão transitória do respirador (grave comprometimento ventilatório);
- A movimentação, extubação acidental;
- A movimentação perda do acesso vascular;
- Perda do suporte de oxigênio durante o transporte (hipoxemia);
- Pneumonia associada a ventilação mecânica tem sido relacionada ao transporte.

Em que medida, os eventos adversos podem ser atribuídos, exclusivamente, ao transporte dos pacientes críticos tem sido avaliado em alguns estudos, mas com resultados controversos. Eventos adversos considerados ameaçadores a vida, necessitando de intervenção (drogas vasoativas, reposição volêmica rápida, reanimação cardiopulmonar), desconexões do respirador, perda de acessos venosos nos estudos variaram em torno de 8%[1,4,7].

Não obstante a morte ser um evento, obviamente, possível durante o transporte não há relatos na maioria dos estudos[1,2,4,7].

Complicações do aparelho respiratório relacionadas ao transporte

As complicações são relacionadas a alterações de ventilação, oxigenação e problemas com equipamentos (monitores, respirador, circuito, fonte de oxigênio)

Essas intercorrências ocorrem em até 29% dos transportes intra-hospitalares e incluem alterações de frequência respiratória (20%), alterações de Ph, PcO_2, queda da saturação de oxigênio (2% a 17%)[2,3].

Em um estudo envolvendo 273 pacientes de UTI em assistência respiratória que foram transportados dentro do hospital, por diversos motivos, a incidência de pneumonia foi de 24,4% comparado com 4,4% do grupo controle (pacientes que não realizaram transporte)[12].

Em outro estudo envolvendo 49 pacientes submetidos ao transporte, quedas superiores a 20% na relação PaO_2/FiO_2 (267 mmHg para 220 mmHg) foram observadas em 42,8% dos pacientes depois de uma hora do transporte e mantidas durante 24 horas em até 12,2% desses pacientes.

Complicações do sistema cardiocirculatório relacionadas ao transporte

Nos mais diversos estudos sobre o assunto as complicações foram descritas em 0% a 47% dos pacientes transportados dentro do hospital em ventilação mecânica[1,2,9].

A hipotensão (quedas de pressão arterial sistólica ≥ 40 mmHg) e arritmias foram as mais encontradas.

Em um estudo prospectivo envolvendo 50 pacientes considerados de alto risco com doenças cardíacas 84% sofreram arritmias e 54% necessitaram de tratamento de urgência durante o transporte[8]. Em outro estudo foi encontrado uma maior incidência de complicações hemodinâmicas em pacientes transportados da UTI para o centro cirúrgico do que para outros locais do hospital[11].

Comparou-se também o transporte realizado do centro cirúrgico a UTI, e da UTI até o departamento de radiologia. As complicações graves (arritmias, hipotensão) ocorreram apenas envolvendo o primeiro grupo e atingiu 44% dos pacientes. O que revela que trata-se de população de alto risco para complicações e exige a melhor infraestrutura possível intra-hospitalar envolvendo equipamentos, pessoal treinado e boa logística.

Em estudo envolvendo pacientes vítimas de trauma, transporte intra-hospitalar e ventilação mecânica foram observados mudanças em frequência cardíaca e pressão arterial em 20% e 40% respectivamente.

Intercorrências no transporte de pacientes intra-hospitalares envolvendo manuseio do equipamento

Recomendação de checklist pré-transporte do paciente grave em ventilação mecânica

- Monitores e alarmes configurados e em funcionamento;
- Desfibrilador manual portátil testado em funcionamento;
- Ventilador de transporte com configuração compatível com a complexidade necessária da ventilação do paciente (alarmes e parâmetros checados);
- Aspirador disponível;

- Cilindros de oxigênio e ar cheios e checados;
- Cilindro de oxigênio extra;
- Material para acesso a via aérea e material para ventilação manual;
- Prontuário completo do paciente;
- Bombas de infusão disponíveis ou em funcionamento com alarmes configurados.

Em um estudo, envolvendo 125 pacientes, em transporte intra-hospitalar houve eventos adversos em 34% dos casos. A maioria foi relacionada ao equipamento ou a própria monitorização. Desconexão de eletrodos (23%), falhas nas baterias dos monitores, ou ambas, desconexão do respirador (3%), perda de acessos venosos foram os problemas mais prevalentes. Interessante notar que os eventos adversos ocorreram no local de destino do transporte ou durante o procedimento, mas não durante o transporte[7]. Em outro estudo intercorrências com equipamentos ocorreram em 10% dos casos[4], incluíram mal funcionamento do equipamento perda de sondas nasogástricas, drenos torácicos, tubos endotraqueais e acessos venosos.

Estratificação de risco para o transporte intra-hospitalar de pacientes em assistência ventilatória

Alguns estudos tentam avaliar o grau de probabilidade dessa população (pacientes transportados dentro do hospital) desenvolver o evento (intercorrência ligada ao transporte) em um período de tempo.

Em um estudo os pacientes foram estratificados em baixo e alto risco de acordo com o regime de tratamento e o tempo do transporte[1].

Os tratamentos considerados de alto risco para o transporte foram:

PEEP > 5 cmH$_2$O, suporte inotrópico com dobutamina, suporte vasopressor com noradrenalina.

A mortalidade no grupo considerado alto risco foi maior, em relação ao grupo controle, e não houve diferença no grupo considerado de baixo risco.

A duração do transporte, e a gravidade da intervenção terapêutica se relacionaram de maneira significativa com a evolução desfavorável. A prevalência da necessidade de grandes intervenções terapêuticas foi três vezes maior nos pacientes com ventilação mecânica[4].

Pacientes vítimas de trauma crânioencefálico grave e com altos escores de gravidade foram preditores, independentes de eventos adversos no transporte[5].

A necessidade de procedimentos diagnósticos em doentes em UTI que serão relevantes para mudanças de conduta varia de 25% a 70%. Infelizmente, poucas informações foram fornecidas pelos pesquisadores a respeito de porque um procedimento específico tinha sido feito, e se métodos alternativos estavam disponíveis o que dificulta a análise dos achados.

O estudo concluiu que a eficiência do transporte intra-hospitalar era moderada a alta e que a busca pelo diagnóstico (foco séptico, fonte de hemorragia, etc.) tinha uma relação risco/benefício favorável sob determinados critérios[13].

Procurar soluções alternativas à necessidade de transporte do paciente

O risco do transporte é realmente necessário? Essa deve ser a primeira pergunta a ser feita pela equipe multiprofissional responsável pelo paciente. É possível a utilização de tecnologia portátil? (Endoscopia, ultrassom).

Em trabalho retrospectivo realizado com 103 pacientes transportados das unidades intensivas de trauma e choque 68% das pacientes sofreram graves alterações fisiológicas (hipotensão, parada cardiorrespiratória, hipoxemia), enquanto em apenas 25% dos casos o procedimento que foi motivo do transporte mudou a conduta terapêutica do paciente[2].

Métodos de ventilação durante o transporte

É preciso uma avaliação inicial da maneira pela qual o paciente será ventilado durante o transporte e durante o procedimento para preparar o equipamento.

Atualmente a várias formas de transportar os pacientes em assistência ventilatória que serão analisadas a seguir:

* Ventilação manual, bolsa inflável, valva unidirecional, fonte de oxigênio, dispositivos de ventilação manual;
* Respirador específico de transporte;
* Respirador no qual o paciente se encontra na UTI.

Ventilação mecânica x manual

Ainda é muito utilizada a ventilação manual (AMBU), estudos recentes mostram que, a utilização de ventiladores de transporte com pressão de suporte é capaz de manter uma ventilação mais consistente, quando se analisa a relação PaO_2/FiO_2, comparando-se pacientes ventilados manualmente com ventiladores mecânicos[14].

Três estudos compararam ventilação manual com ventilação mecânica intra-hospitalar.

O primeiro ensaio clínico randomizado controlado, em crianças em pós-operatório de cirurgia cardíaca, mostrou risco de hiperventilação com a ventilação manual. Com diminuições significativas de $PaCO_2$[15]. Um estudo em adultos revelou resultados semelhantes em adultos no $PaCO_2$ com diminuições 41 ± 2 para 34 ± 2 ($p < 0,1$) com aumentos de Ph[16]. Alguns pacientes podem evoluir com arritmias (taquicardia supraventricular) ligadas a alcalose respiratória[14].

Transporte com ventilação mecânica

Muitos autores recomendam a utilização da ventilação mecânica no transporte de pacientes no intra-hospitalar pela alta variação de $PaCO_2$, $ETCO_2$ e Ph com a ventilação manual[9,17].

A ventilação mecânica intra-hospitalar pode utilizar um respirador específico para transporte ou o respirador do paciente em uso na UTI, geralmente, para transportes mais curtos.

O respirador de transporte ideal seria aquele capaz de reproduzir todos os parâmetros que estão sendo utilizados no respirador em uso no paciente. Parâmetros como FiO_2 ajustáveis são importantes, por exemplo, para neonatos prematuros com risco de retinopatia da prematuridade. Os respiradores devem conter PEEPs ajustáveis e alarmes para configuração de volumes correntes, volume minuto, pico de pressão e desconexão. Além do mais o tamanho, o peso, o tempo de autonomia da bateria, a quantidade de consumo de gás, a facilidade para limpeza, tudo deve ser levado em consideração[8]. Em um estudo variações em volumes correntes em ventiladores de transporte pioraram condição prévia dos pacientes[19]. Estudos posteriores a esses dois, que foram pioneiros mostram menores variabilidades de variáveis com os respiradores mais atuais.

A mudança do paciente da ventilação mecânica, com respirador da UTI, para o respirador de transporte deve ser bem planejada, assim como o modo ventilatório escolhido, um estudo mostrou aumento do trabalho respiratório durante um período de respiração espontânea enquanto o paciente era conectado ao respirador de transporte.

Alternativa é o transporte do paciente com o próprio ventilador em uso na UTI. Os modernos respiradores estão sendo adaptados para cumprir essa função com baterias de autonomia de 30 minutos a 2 horas e 30 minutos, com mecanismos de diminuição de consumo do gás aproveitando o ar ambiente[21-23]. Em um estudo "experimental" utilizado entre respiradores portáteis e de UTI foi verificado um desempenho de ventilação mais homogêneo nos respiradores de UTI, e volumes correntes mais adequados[24].

Os volumes correntes, por exemplo, foram muito diminuídos nos respiradores portáteis quando aumentos na resistência foram simulados[25].

Seja qual for a forma de transporte escolhida para o paciente crítico em ventilação mecânica, recomenda-se a monitorização do volume minuto e das pressões nas vias aéreas, assim como, os parâmetros hemodinâmicos não invasivos e de oxigenação. A preocupação com a umidificação dos gases inspirados também deve ser considerada.

Em resumo, o processo de transporte intra-hospitalar é complexo, e exige equipe multiprofissional treinada para reconhecer e tratar as possíveis intercorrências que ocorrem com o paciente dependente da ventilação mecânica.

Monitorização durante o transporte

Recomenda-se que a monitorização mínima durante o transporte intra-hospitalar do paciente em ventilação mecânica seja, no mínimo, aquela que o paciente está recebendo dentro da UTI. Pode ser, na verdade até mais abrangente envolvendo ventilômetros, de acordo com a assistência ventilatória prestada e capnografia[26].

Considerações pré-transporte

É recomendável que todo seu hospital tenha seu protocolo para o transporte de pacientes críticos em ventilação mecânica no intra-hospitalar[1,4,26]. A equipe deve checar todo o equipamento antes do transporte e estar familiarizado com ele. A comunicação deve assegurar a prontidão da equipe que receberá o paciente, a adequação do local e o pleno conhecimento da história e condições clínicas do paciente. Acompanhe, a seguir, os materiais e equipamentos necessários recomendados para o transporte intra-hospitalar do paciente crítico em assistência ventilatória.

Checklist *pré-transporte para o material e equipamento de suporte respiratório, fonte de oxigênio, máscaras*

- Oximetria de pulso;
- Estetoscópio;
- Material e equipamento de aspiração;
- Tubos endotraqueais;
- *Kit* para intubação;
- *Kit* para cricotireoidostomia;

- *Kit* para drenagem torácica de emergência;
- Sistema manual de ventilação autoinflável montado preferencialmente com válvula de PEEP, tamanho apropriado (adulto, criança, neonato);
- Capnografia;
- Respirador portátil;
- PEEP (preferencialmente);
- Alarme para desconexão;
- Controle de frequência respiratória;
- Controle para volume corrente;
- Ajuste de fração inspirado a de oxigênio;
- Monitorização de pressão das vias aéreas;

Checklist *para equipamento de suporte cardiovascular*

- Monitor cardíaco;
- Desfibrilador, cardioversor, marca-passo transcutâneo;
- Monitorização de pressão arterial;
- Material para acesso venoso central e periférico (jalecos, cateteres, etc.);
- Bombas de infusão;
- Dispositivos de canulação arterial e equipamento para monitorização (se indicado);
- Seringas e agulhas;
- Drogas vasoativas e utilizadas em paradas cardiocirculatórias;
- Fluidos para reposição (fisiológico, ringer, etc.).

Checklist *de outros equipamentos*

- *Kit* para cateterização vesical;
- *Kit* para sondagem nasogástrica;
- Luvas, material de proteção pessoal, esparadrapos;
- Material para restrição do paciente no leito.

Checklist *para drogas no transporte nas seguintes emergências*

- Parada cardiocirculatória;
- Hipotensão/hipertensão;
- Acesso à via aérea;
- Agitação e dor;
- Anafilaxia;
- Broncoespasmo;
- Convulsões;
- Hipoglicemia/hiperglicemia;
- Específicas (hipertensão intracraniana, atonia uterina, disfunção adrenal, depressão narcótica).

Equipe de transporte

Uma equipe multiprofissional bem definida, e treinada de maneira específica para o transporte, reduz o número de complicações associados a ele[26]. Não há ensaios clínicos randomizados para determinar, o número e a qualificação da equipe necessária para o transporte, que dependerá da gravidade do paciente e da complexidade de equipamentos do transporte, portanto, é baseada em recomendações[27].

A presença de uma enfermeira e de um médico com treinamento em suporte avançado de vida e via área difícil, além de uma fisioterapeuta, para o transporte do paciente crítico em ventilação mecânica intra-hospitalar é recomendável, e dentro da experiência de nossa unidade indispensável[28].

Preparo do paciente

A preparação final para o transporte do paciente é essencial. Administração prévia de sedativos e bloqueadores neuromusculares, se necessários, preparar as soluções intravenosas, em uso, de acordo com o planejamento do tempo de transporte, esvaziamento dos drenos e uma reavaliação final antes do início do transporte com o paciente já monitorizado e preparado para o procedimento, inclusive checando toda monitorização, acessos venosos, drenos, via aérea, estabilidade hemodinâmica, drogas e equipamentos recomendados.

Para os pacientes em ventilação mecânica

- Há equipamentos, no local de destino, capazes de manter a assistência ventilatória equivalente à recebida atualmente pelo paciente?
- Há pessoal treinado para acompanhar todos os aspectos do transporte durante o procedimento?
- Caso o aparelho disponível portátil, ou apenas possibilidade de transporte com ventilação manual, não mantenha o modo ventilatório, com os parâmetros atuais, avaliar os riscos do modo alternativo para o transporte do paciente.
- Caso não haja a presença de pessoal treinado no destino do paciente crítico, obviamente recomendamos a permanência da equipe de transporte no local durante todo o procedimento.
- Contraindicações: Inadequada ventilação e/ou oxigenação com os equipamentos disponíveis para o transporte, impossibilidade de monitorização recomendada durante o transporte, incapacidade de manter bom controle da via aérea, impossibilidade de manutenção de estabilidade hemodinâmica. Realizar o transporte, apenas com todo pessoal considerado necessário para o procedimento.

Recomendações durante o transporte do paciente crítico em ventilação mecânica

- Planejamento antecipado da rota mais rápida e segura.
- Avaliação periódica do paciente durante o trajeto com ações imediatas diante de todos os possíveis eventos adversos.
- Sistema de comunicação contínuo com o local de destino.
- É desejável o uso de sistemas de transportes, com todos os equipamentos necessários disponíveis em local seguro e com arranjo claro, especialmente planejado para transporte de

pacientes. Há estudos que demonstram que tais sistemas específicos para transporte, podem diminuir o tempo de preparo do paciente, encurtar o tempo de transporte e o número de pessoal necessário[29].

• Todo prontuário do paciente, com exames considerados relevantes, deve acompanhá-lo.

Procedimentos na chegada do paciente ao destino

Toda a monitorização necessária deve ser instituída no local de destino já com prévia comunicação das necessidades. Deve ser realizada nova avaliação com a monitorização e equipamentos do local de destino. Avalia-se a equipe que será responsável pelo paciente a partir desse momento. Lembramos que na maioria dos serviços em nosso meio, locais de exames diagnósticos, nem sempre há equipes treinadas para continuarem a assistência ao paciente crítico em ventilação mecânica.

Referências bibliográficas

1. Szem JW, Hydo LJ, Fischer E, et al: High-risk intrahospital transport of critically ill patients: Safety and outcome of the necessary "road trip." Crit Care Med 1995; 23:1660-1666.
2. Indeck M, Peterson S, Smith J, Brotman S: Risk, cost, and benefit of transporting ICU patients for special studies. J Trauma 1988; 28:1020-1025.
3. Hurst JM, Davis K Jr, Johnson DJ, et al: Cost and complications during in-hospital transport of critically ill patients: A prospective cohort study. J Trauma 1992; 33:582-585.
4. Wallen E, Venkataraman ST, Grosso MJ, et al: Intrahospital transport of critically ill pediatric patients. Crit Care Med 1995; 23:1588-1595.
5. Andrews PJ, Piper IR, Dearden NM, Miller JD: Secondary insults during intrahospital transport of head-injured patients. Lancet 1990; 335:327-330.
6. Kalisch BJ, Kalisch PA, Burns SM, et al: Intrahospital transport of neuro ICU patients. J Neurosci Nurs 1995; 27:69-77.
7. Smith I, Fleming S, Cernaianu A: Mishaps during transport from the intensive care unit. Crit Care Med 1990;18:278-281.
8. Taylor JO, Chulay, Landers CF, et al: Monitoring high-risk cardiac patients during transportation in hospital. Lancet 1970; 2:1205-1208.
9. Braman SS, Dunn SM, Amico CA, Millman RP: Complications of intrahospital transport in critically ill patients. Ann Intern Med 1987; 107:469-473.
10. . Evans A, Winslow EH: Oxygen saturation and hemodynamic response in critically ill, mechanically ventilated adults during intrahospital transport. Am J Crit Care 1995;4:106-111.
11. Smith SC, Clarke TA, Matthews TG, et al: Transportation of newborn infants. Ir Med J 1990; 83:152-153.
12. Kollef MH, Von Harz B, Prentice D, et al: Patient transport from intensive care increases the risk of developing ventilator-associated pneumonia. Chest 1997; 112:765-773.
13. Waydhas C: Intrahospital transport of critically ill patients. Crit Care 1999;3:R83-R89.
14. Nakamura T, Fujino Y, Uchiyama A, Mashimo T, Nishumura M. Intrahospital transport of critically ill patients using ventilador with patient-triggering function. Chest 2003; 123: 159-64.
15. Dockery WK, Futterman C, Keller SR, et al: A comparison of manual and mechanical ventilation during pediatric transport. Crit Care Med 1999;27:802-806.
16. Gervais HW, Eberle B, Konietzke D, et al: Comparison of blood gases of ventilated patients during transport. Crit Care Med 1987; 15:761-763.
17. Evans W, Capelle SC, Edelstone DI. Lack of a critical cardiac output and critical systemic oxygen delivery during low cardiac output in the third trimester in the pregnant sheep. Am J Obstet Gynecol 1996; 175:222-228.
18. Branson RD: Intrahospital transport of critically ill, mechanically ventilated patients. Respir Care 1992; 37:775-793.
19. Heinrichs W, Mertzlufft F, Dick W: Accuracy of delivered versus preset minute ventilation of portable emergency ventilators. Crit Care Med 1989;17:682-685.
20. Campbell RS, Paul N, Johannigman JA, et al: Comparison of the imposed work of breathing of 9 portable ventilators [abstract]. Crit Care Med 1999; 27:A107.
21. Barton AC, Tuttle-Newhall JE, Szalados JE: Portable power supply for continuous mechanical ventilation during intrahospital transport of critically ill patients with ARDS. Chest 1997; 112:560-563.
22. . Murphy EJ, Desautels DA, Modell JH: A compact headboard and ventilator transport system. Crit Care Med 1978; 6:387-388. 33.

23. Campbell RS, Davis K Jr, Johnson DJ, et al: Laboratory and clinical evaluation of the impact Uni-Vent 750 portable ventilator. Respir Care 1992;37:29-36.

24. Zanetta G, Robert D, Guerin C: Evaluation of ventilators used during transport of ICU patients: A bench study. Intensive Care Med 2002;28:443-451.

25. Bernasconi M, Ploysongsang Y, Gottfried SB, et al: Respiratory compliance and resistance in mechanically ventilated patients with acute respiratory failure. Intensive Care Med 1988; 14: 547- 553.

26. Brokalaki HJ, Brokalakis JD, Digenis GE, et al: Intrahospital transportation: Monitoring and risks. Intensive Crit Care Nurs 1996;12:183-186.

27. Bellingan G, Olivier T, Batson S, Webb A: Comparison of a specialist retrieval team with current United Kingdom practice for the transport of critically ill patients. Intensive Care Med 2000; 26:740-744.

28. Wauer H, Wolf S.Intrahospital Transport of the Ventilator-Supported Patient. P. J.Papadakos, B. Lachmann. Mechanical Ventilation: Clinical Aplications and Pathophysiology. 1Ed.Philadelfia.Saunders Elsevier, 2008, 355-362.

29. Velmahos GC, Demetriades D, Ghilardi M, et al. Life support for trauma and transport: A mobile ICU for safe in--hospital transport of critically injured patients. J Am Coll Surg 2004; 199:62-68.

Capítulo 19

Aspectos Pré-hospitalares da Ventilação Mecânica

◖ Carlos Henrique Duarte Bahia, Fernando Silva Bernardes, Paulo Cézar Vaz de Almeida Filho, Paulo Roberto Cunha Vêncio

Introdução

O cenário do socorro pré-hospitalar é o mais hostil para o exercício das habilidades adquiridas durante graduação e especialização. As preocupações do socorrista vão além da atenção ao paciente, sendo exigido dele primeiramente preocupações acerca da segurança da cena e de sua equipe, para que os próprios socorristas não se tornem novas vítimas. Em cada ocorrência, o socorrista confronta novos cenários, novas apresentações, que exigem versatilidade do profissional de saúde para adequar os protocolos e treinamentos em cada caso específico. Conhecimento técnico, rapidez, frieza e segurança ao tomar as condutas adequadas e bom trabalho em equipe são características inerentes ao bom profissional do pré-hospitalar.

A imprevisibilidade e a hostilidade encontrada nos cenários do socorro pré-hospitalar exigem além de todas as características citadas, experiência, treinamento e aperfeiçoamento constantes. A responsabilidade da equipe que assiste o paciente no pré-hospitalar é gigantesca, ao ponto de mudar e muito o prognóstico do paciente até a chegada ao hospital, podendo ter impacto até mesmo na sobrevida desses doentes críticos. Equipe médica inexperiente, equipamento inadequado, meio de transporte inadequado comprovadamente gera aumento da morbimortalidade dos pacientes assistidos[1,2].

Este capítulo foca os aspectos dos cuidados pré-hospitalares ao paciente crítico, necessários para que haja sucesso no transporte do mesmo até o hospital, principalmente os cuidados na ventilação mecânica. Os aspectos supracitados incluem monitorização mínima necessária no APH, equipamento de ventilação mecânica disponível e adequado em cada situação (vantagens, desvantagens, grau de complexidade dos ventiladores de transporte disponíveis e mais utilizados no APH), escolha do transporte pré-hospitalar mais adequado para a situação em questão (terrestre, asa rotativa ou asa fixa), cuidados específicos em cada um desses transportes (alterações fisiológicas no transporte de asa fixa e cuidados necessários nesta situação), e conclusões gerais. Aspectos de transferências entre hospitais dentro de uma mesma unidade hospitalar serão abordados em outros capítulos.

Monitorização no pré-hospitalar

Protocolos de monitorização respiratória e equipamento necessário para tal, dependem muito da natureza da transferência e do tempo estimado para realizá-la.

O transporte do paciente crítico sempre envolve uma série de riscos ao paciente, sendo que o problema mais comum é a falha no controle das funções cardiorrespiratórias, resultando em instabilidade fisiológica, com prejuízo da oxigenação tecidual, o que pode trazer sérias consequências. Podem ainda ocorrer outras alterações como arritmias, obstrução de via aérea, entre várias outras[3].

Alguns riscos são inerentes ao transporte, independentes do tempo ou da distância a ser percorrida[1-3]. As causas dessas alterações nem sempre são facilmente explicadas, até porque as alterações podem não ser detectadas, caso não haja monitorização adequada. Conhecendo esses fatos, concluímos que no pré-hospitalar a monitorização cardiorrespiratória é de fundamental importância para sucesso do transporte.

O mínimo necessário e aceitável para se realizar no pré-hospitalar, um monitoramento seguro inclui um oxímetro de pulso, cardioscópio e monitoramento de pressão não invasiva[3-5]. A presença de ventiladores de alta complexidade no transporte facilita este monitoramento, apresentando gráficos e alarmes que informam a necessidade de correção de alguns parâmetros[6].

Equipamento no pré-hospitalar

Quando se planeja cuidados pré-hospitalares ao paciente crítico, um importante fator é a decisão de qual tipo de ventilador de transporte será o mais indicado para aquele paciente específico.

Nenhum ventilador mecânico de transporte é capaz de reproduzir a sofisticação e monitorização ideais que ventilador mecânico de uma unidade de terapia intensiva em um hospital oferece.

As características necessárias de um bom ventilador de transporte são pequeno tamanho e peso (4 a 5 kg), robustez, portabilidade e confiabilidade, economia no consumo de oxigênio e bateria. A versatilidade de oferecer vários modos ventilatórios, com comandos simples de serem direcionados, complementa as características de um ventilador de transporte ideal.

A despeito de todas essas características, nos EUA e no Brasil, a forma mais utilizada para ventilar pacientes críticos durante o transporte pré-hospitalar continua sendo com dispositivo bolsa-valva-máscara (BVM)[7,8]. Esse tipo de dispositivo é utilizado preferencialmente no manejo e remoção iniciais dos pacientes da cena primária do trauma ou da injúria no pré-hospitalar até a chegada ao hospital para tratamento definitivo, principalmente quando transporte terá duração de no máximo 20 minutos.

As diferentes formas de ventilação de transporte são essencialmente de dois tipos: ventilação manual com bolsa-valva-máscara (BVM) e a ventilação mecânica, que inclui vários tipos de ventiladores mecânicos (ventiladores de emergência; ventiladores de baixa complexidade e ventiladores de alta complexidade).

Ventilação manual BVM

O uso de BVM em pacientes críticos, como relatado anteriormente, permanece comum no pré-hospitalar, principalmente quando o tempo de transporte terá duração inferior a 20 minutos.

Apesar disso, uma série de desvantagens são observadas com ventilação manual de bolsa-valva-máscara, sendo as mais comuns: hiperventilação (que gera uma alcalose respiratória não intencional), volume corrente variável e pressões excessivas na via aérea podendo levar ao barotrauma, arritmias cardíacas e hipotensão[9]. Somado a essas desvantagens, temos ainda a limitação por parte do operador do dispositivo de BVM, que pode entrar em fadiga e comprometer a ventilação.

A prática comum de desconexão do ventilador mecânico para dispositivo de BVM para mover paciente de uma maca para outra ou para dentro de ambulâncias deve ser desestimulada, principalmente nos pacientes que requerem altos níveis de PEEP. Tal atitude gera uma variação importante na pressão média das vias aéreas, resultando em perda súbita da capacidade residual funcional com hipoxemia sustentada e comprometimento cardiovascular[10].

Existe, entretanto uma indicação universal para uso de ventilação manual com dispositivo de BVM, que é manter um dispositivo de ventilação efetivo conectado ao paciente caso haja falha ou mau funcionamento do ventilador mecânico de transporte.

Ventilação mecânica

Existem no mercado uma grande variedade de ventiladores mecânicos de transporte, que diferem entre si quanto modos ventilatórios, capacidade de monitorização, ajustes de PEEP, tamanho, desempenho, consumo de oxigênio dentre outras características.

Essas diferenças permitem divisão dos ventiladores em ventiladores de emergência, ventiladores de menor complexidade e ventiladores de maior complexidade.

Ventiladores de emergência

Estes ventiladores, bastante utilizados no pré-hospitalar, promovem ventilação no modo controlado com FiO_2 fixa, dispondo somente de controles de frequência respiratória e volume corrente. Possuem a vantagem de serem extremamente simples de serem manuseados, além de pequeno tamanho e peso. Podem ser ciclados a tempo, fluxo ou pressão. São alimentados pneumaticamente e possuem mínimos parâmetros para monitorização respiratória, necessitando de constante atenção por parte da equipe médica que assiste o paciente.

A grande desvantagem destes ventiladores consiste no fato deles fornecerem um volume corrente que varia de acordo com complacência pulmonar, o que predispõe a hipoventilação naqueles pacientes que possuem redução da complacência pulmonar, como os DPOC's por exemplo (Figura 19.1).

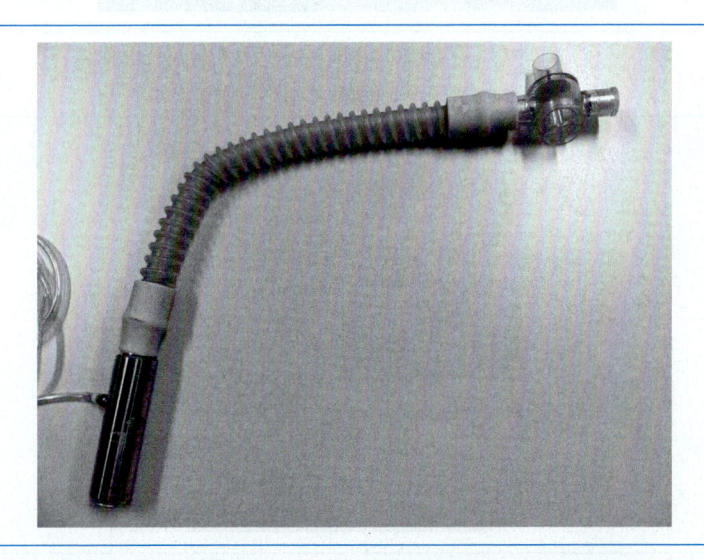

Figura 19.1: Ventilador pneumático Vent-Logos VLP 2000E.

Fonte: NEP SAMU Metropolitano de Goiânia.

Ventiladores de transporte de baixa complexidade

Estes dispositivos possuem um maior nível de complexidade em relação aos ventiladores pneumáticos, oferecendo ao operador uma ampla faixa de controle da frequência respiratória e volume corrente. Alarmes, e uma FiO_2 ajustável além da capacidade de gerar PEEP intrínseca (ou externamente através de válvula externa) são características desta classe de ventiladores (Figura 19.2).

Ventiladores de transporte de alta complexidade

Estes dispositivos são os mais modernos ventiladores de transporte disponíveis no mercado, e oferecem muitos dos dispositivos e ajustes presentes nos modernos ventiladores das unidades de terapia intensiva dos grandes hospitais.

A grande maioria deles possui avançados dispositivos, que possibilitam controle de PEEP, FiO_2, frequência respiratória, volume corrente além de monitores com gráficos e alarmes que permitem uma monitorização adequada e precisa da relação paciente-ventilador. Geralmente consomem baixas quantidades de oxigênio, permitindo transportes mais prolongados com segurança (Figuras 19.3 e 19.4).

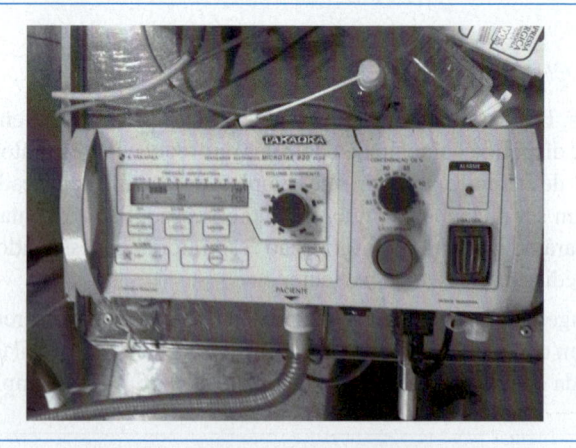

Figura 19.2: Takaoka Microtak 920 Resgate.

Fonte: NEP SAMU Metropolitano de Goiânia.

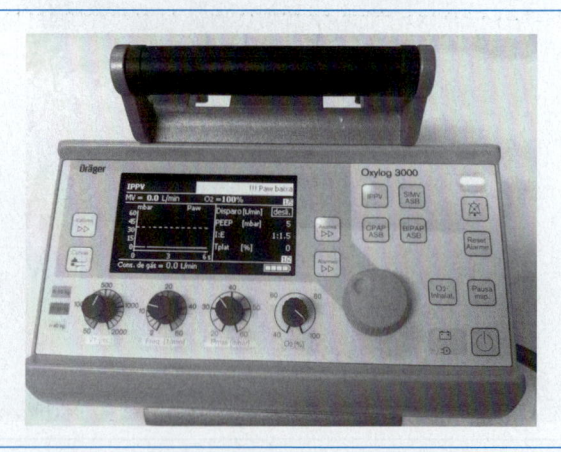

Figura 19.3: Oxilog 3000 Drager Medical.

Fonte: NEP SAMU Metropolitano de Goiânia.

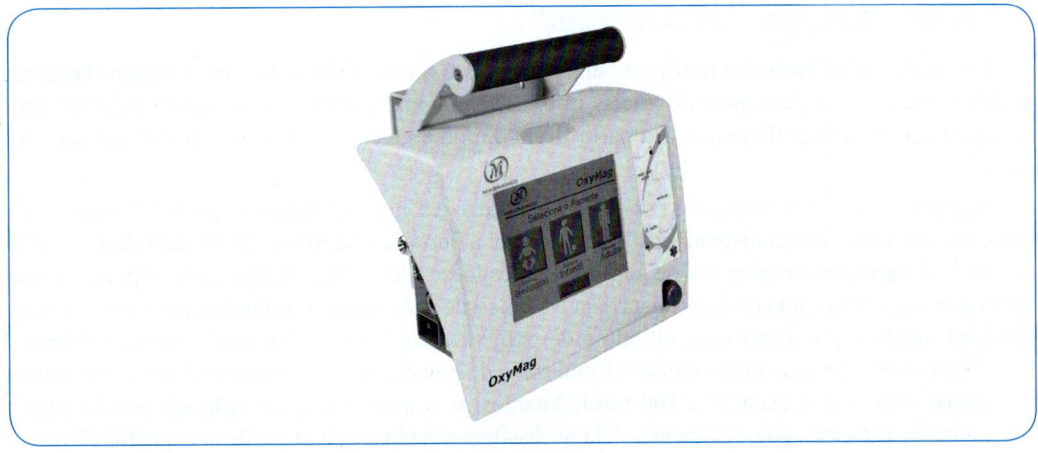

Figura 19.4: OxyMag.

Escolha do meio de transporte pré-hospitalar

A decisão de transportar um paciente crítico deve ser baseada na avaliação dos benefícios potenciais, ponderados contra os riscos potenciais. A razão básica para o transporte do paciente crítico é a necessidade de cuidados adicionais (tecnologia, especialistas, tratamento definitivo, etc.), não disponíveis no local onde o paciente se encontra[3].

Cada localidade tem o seu protocolo de correlação entre os meios para efeito de tempo e distância. O que temos disponível na literatura, e na prática é utilizado na maioria dos protocolos é a seguinte determinação:

- Ambulâncias: distâncias de 60 km até 150 km[11,12];
- Asa rotativa (helicóptero): distâncias de até 400 km[11,12];
- Asa fixa (aviões): distâncias maiores que 400 km[11,12];

Para todos os meios (terrestre, aéreo de asa fixa ou rotativa), temos que considerar o princípio básico do APH (atendimento pré-hospitalar): *"Salvar o máximo, com a melhor técnica e com o mínimo de tempo"*, que recaem sobre as mortes evitáveis no APH. Estas correspondem ao primeiro (50%) e ao segundo (30%) pico de mortalidade do trauma. Na Figura 19.5, temos a proporção de tempo resposta de transporte terrestre e transporte de asa rotativa.

Discutiremos agora as características e os cuidados necessários em cada tipo de transporte.

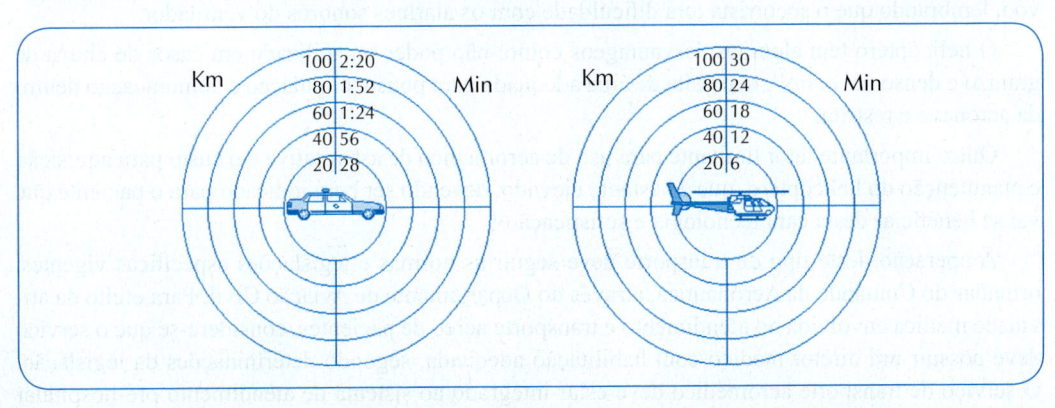

Figura 19.5

Transporte terrestre (ambulâncias)

O uso de ambulâncias no transporte dos pacientes é o mais difundido e mais barato. Pode ser utilizado, de forma segura, para distâncias inferiores a 60 km[12], muitas vezes, sendo indicado para distâncias de até 150 quilômetros e, a partir desta quilometragem, torna-se inviável devido ao alto custo[11,12].

Seu uso pode ser limitado pelas condições de tráfego e condições meteorológicas[12]. Há dois tipos principais de ambulâncias disponíveis de acordo com a Portaria GM/MS n.º 2048, de 5 de novembro de 2002: A de suporte básico e a de suporte avançado de vida[11]. A ambulância de suporte básico, normalmente, conta com condutor socorrista e técnico de enfermagem (treinados em suporte básico de vida), tendo à sua disposição, cilindros de oxigênio, material para punção venosa, periférica, imobilização e hidratação endovenosa[11]. Em termos de planejamento, devemos ter uma ambulância de suporte básico para cada 75 a 100 mil habitantes, se a ambulância for utilizada apenas para o transporte de pacientes que, realmente, dela necessitem devido à gravidade do seu quadro clínico.

A ambulância de suporte avançado conta com uma equipe de médico, enfermeiro ou técnico de enfermagem e condutor socorrista, sendo equipada com material para ventilação mecânica, bombas de infusão, equipamentos de monitorização, desfibriladores, tubos endotraqueais, material de drenagem pleural, acesso venoso profundo, talas para imobilização, material para pequenas cirurgias e medicações variadas e padronizadas.

A ambulância deve ter suporte para geração de energia e sistema de *backup* para carregamento de energia para o funcionamento dos diversos aparelhos, além de cilindros de oxigênio e ar comprimido[11].

Em termos de planejamento, devemos ter uma ambulância de suporte avançado para cada 300 mil habitantes. Quando há uma regulação médica, eficiente, 5% a 8% dos casos são transportados pela ambulância de suporte avançado.

Transporte aeromédico asa rotativa (helicópteros)

Seu uso deve ser considerado para distâncias de até 400 km, principalmente quando a gravidade do quadro clínico do paciente exigir uma intervenção rápida e as condições de trânsito e/ou topográficas do local impedir rápido deslocamento[11,12]. Sua velocidade depende do modelo, podendo variar de 200 a 320 km/hora[11].

Em relação à ventilação mecânica segue os mesmos critérios relatados acima do resgate ou transporte terrestre, devido a não ocorrer diferença de pressão atmosférica na altitude costume do voo, lembrando que o socorrista terá dificuldade com os alarmes sonoros do ventilador.

O helicóptero tem algumas desvantagens como: não poder ser utilizado em casos de chuva de granizo e denso nevoeiro[11], necessita de área adequada para pouso, circulação e comunicação dentro da aeronave é restrita.

Outro importante fator limitante para uso de aeromédico de asa rotativa é o custo para aquisição e manutenção do helicóptero, que é bastante elevado, devendo ser bem indicado para o paciente que vai se beneficiar desta cara tecnologia e sofisticação[11].

A operação deste tipo de transporte deve seguir as normas e legislações específicas vigentes, oriundas do Comando da Aeronáutica, através do Departamento de Aviação Civil. Para efeito da atividade médica envolvida no atendimento e transporte aéreo de pacientes, considera-se que o serviço deve possuir um diretor médico com habilitação adequada, segundo determinações da legislação. O serviço de transporte aeromédico deve estar integrado ao sistema de atendimento pré-hospitalar móvel e à central de regulação médica de urgências da região e deve ser considerado sempre.

Aeromédico de asa fixa

O transporte aeromédico por asa fixa é o transporte de escolha para pacientes críticos que estão a uma distância maior que 400 quilômetros da unidade hospitalar que lhe fornecerá tratamento definitivo[13-15]. As aeronaves de asa fixa têm a vantagem de voar em condições de tempo desfavoráveis e de poderem voar em qualquer horário, fatores que limitam deslocamentos do aeromédico de asa rotativa.

Várias aeronaves estão sendo utilizadas para esta finalidade, desde aeronaves bimotoras como o Sêneca III-EMB810D, aeronaves executivas a jato como Learjet (Bombardier Aerospace, Inc., Montreal, Canada) até grandes aeronaves comerciais ou militares desenhadas para transporte de massa. Em todos os casos é necessária uma ambulância UTI para efetuar deslocamento do paciente até a aeronave ou a partir dela (Tabela 19.1).

Tabela 19.1
Componentes mínimos aeromédico asa fixa
Aeronave de transporte médico (tipo E) ASA FIXA
Maca ou incubadora
Cilindro de ar comprimido e oxigênio com autonomia de pelo menos quatro horas;
Régua tripla para transporte;
Suporte para fixação de equipamentos médicos
Equipamentos médicos fixos
Respirador mecânico
Monitor cardioversor com bateria e marca-passo externo não invasivo
Monitor de pressão não invasiva
Oxímetro portátil
Bomba de infusão
Capnógrafo
Prancha longa para imobilização de coluna
Equipamentos médicos móveis: maleta de via aérea, maleta medicações, etc.

Ministério da Saúde Portaria nº 1863/GM em 29 de setembro de 2003[16].

Para que essas aeronaves sejam homologadas como aeromédico de asa fixa, é necessário que elas possuam configuração específica mínima, determinada pelo Departamento de Aviação Civil-DAC Portaria nº 1863/GM em 29 de setembro de 2003[16].

As aeronaves utilizadas para aeromédico de asa fixa podem ou não ter cabine pressurizada, fato que pode influenciar na atenção e nos cuidados ao paciente durante o transporte, como veremos adiante.

É possível pressurizar a aeronave ao nível do mar, ou à pressão de 1 (um) atm (760 mmHg), para transportar determinados pacientes, como por exemplo pacientes com tromboembolismo pulmonar ou outros barotraumas. A desvantagem nesses casos, é que para conseguir este nível de pressurização é necessário que voe a uma menor altitude, o que reduz velocidade de cruzeiro, expõe a aeronave a uma maior turbulência e aumenta consumo de combustível. Isto faz com que esta situação se restrinja a aeronaves pequenas com distâncias limitadas a no máximo 1.500 quilômetros[17,18].

Particularidades aeromédico de asa fixa

Nas cabines do aeromédico de asa fixa há muita vibração e barulho. O espaço é muito reduzido para realização de qualquer tipo de procedimento. Estes fatores, além de gerarem grande estresse na equipe e no próprio paciente, faz com que a estabilização do paciente em terra seja mandatória e de grande valia nesse tipo de transporte[19,20]. O barulho dentro da cabine é um fator limitante em vários aspectos. O uso do estetoscópio, tão comum na prática médica diária, torna-se bastante difícil devido ao barulho; a comunicação da equipe é bastante prejudicada assim como os alarmes sonoros dos ventiladores e monitores[20]. Além de todos estes fatores, temos as alterações fisiológicas que pode causar grande impacto no transporte e devem ser conhecidas, sendo discutidas adiante.

Fisiologia aeromédico de asa fixa

Uma série de considerações são necessárias quando se realiza o transporte de paciente em aeromédico de asa fixa. Particularidades fisiológicas que ocorrem no ambiente de baixa pressão (hipobárico) em voos de altitudes elevadas juntamente com as condições de voo como umidade, vibração, turbulências, barulho e restrições de espaço influenciam diretamente no sucesso do transporte.

Condições hipobáricas

Existem cuidados e considerações especiais a serem feitas quando se realizará um transporte de pacientes em uma cabine aeronave de asa fixa. As duas principais preocupações nessa situação são a aerodilatação, que afeta tanto o paciente quanto o equipamento, e a hipóxia hipobárica.

Aerodilatação

A expansão gasosa é ditada pela Lei de Boyle, que determina a máxima de que sob temperatura constante o volume de um gás é inversamente proporcional à variação de sua pressão.

Portanto, a uma altitude de 8.000 pés, uma massa gasosa expande seu volume em 1,35 vezes em relação a seu volume ao nível do mar. Tal observação é de tamanha importância, que essa expansão pode determinar um aumento de 34,5% em um pneumotórax não drenado e fazer com que ele adquira características hipertensivas, trazendo sérios riscos à vida do paciente[20,21]. De forma semelhante, podemos ter expansão de gás aprisionado em bolhas subpleurais causando atelectasia do pulmão subjacente ou até mesmo ruptura deste pulmão ocasionando pneumotórax.

O aumento da pressão intra-abdominal devido à expansão dos gases intra-abdominais pode causar comprometimento respiratório e vascular com mudança ou piora da complacência pulmonar.

Os equipamentos também são afetados pela expansão gasosa em altitudes elevadas durante os voos, o que gera a necessidade de cuidados especiais no transporte aeromédico de asa fixa. Um exemplo claro disso é o que ocorre com *cuffs* dos tubos endotraqueais. Com a expansão gasosa, caso os *cuffs* estejam repletos de ar como é de rotina na prática médica ao nível do mar, ao ganhar altitude o gás dentro do *cuff* poderá expandir levando à isquemia da mucosa da traqueia, podendo ocorrer ruptura do *cuff* e raramente ruptura da traqueia[20]. Por esse motivo, os *cuffs* no transporte aeromédico de asa fixa são preenchidos por água e não por ar como de costume.

Os ventiladores mecânicos também sofrem alterações com altitude de voo. A expansão gasosa altera o volume corrente fornecido por ventiladores ciclados a volume, ao menos que esses ventiladores tenham sido equipados com mecanismo compensador, o que é incomum.

Hipóxia hipobárica

Embora a fração de inspiração de oxigênio (FiO_2) do ar ambiente permaneça constante em 21% ao nível do mar, a pressão parcial do oxigênio no ar cai progressivamente à medida que altitude aumenta e a pressão atmosférica declina. Assim um paciente com máscara de oxigênio de alto fluxo com reservatório que forneça 70% de oxigênio ao nível do mar necessitará na realidade de uma mascara que forneça 97% de oxigênio a 8.000 pés para que ele mantenha a mesma FiO_2. Tal fato faz com que necessitemos de um fluxo maior de oxigênio em grandes altitudes para que mantenha a mesma FiO_2 do nível do mar[21].

Isso não leva em conta o efeito da adição de PEEP, mas não existem dados confiáveis para determinar com precisão as alterações necessárias na FiO_2 para os diversos valores de PEEP aplicados em grandes altitudes. O equilíbrio entre mudanças terapêuticas no recrutamento alveolar e os efeitos deletérios da PEEP sobre a hemodinâmica do paciente com seu consequente impacto no fornecimento de oxigênio em grandes altitudes comparado ao nível do mar é imprevisível[21]. Mesmo em indivíduos hígidos, mudanças na função pulmonar como diminuição da capacidade vital forcada e aumento do volume residual ocorrem em altitudes moderadas[22].

O que podemos concluir é que oxigênio suplementar é essencial na maioria dos pacientes que são transportados por aeromédico de asa fixa.

Ventilação mecânica será necessária nos pacientes que se apresentam ao nível do mar com aumento do esforço respiratório com comprometimento respiratório importante a despeito de altos níveis de FiO_2, pelo alto risco de piora durante o voo.

Os princípios básicos de ventilação que limite estresse alveolar devem ser aplicados de maneira semelhante aos princípios aplicados aos pacientes internados em unidade de terapia intensiva, limitando assim o risco e a incidência de barotrauma e volutrauma[23].

Apesar de experimentos animais demonstrarem que o uso da PEEP deve ser feito rotineiramente em pacientes sob ventilação mecânica que estão submetidos a grandes altitudes, existe necessidade de maiores estudos em humanos que demonstrem uma maneira mais segura e eficaz de se utilizar a PEEP, principalmente nos casos de síndrome da angústia respiratória do adulto[21,24].

A redução da pressão atmosférica nas grandes altitudes causa, por si só, uma redução da pressão parcial de oxigênio arterial nos pacientes submetidos à ventilação mecânica independente de qualquer efeito da PEEP[25]. Os exatos mecanismos responsáveis por isso são desconhecidos, porém especula-se que edema pulmonar intersticial, mudanças regionais na complacência pulmonar, redistribuição do fluxo sanguíneo e vasoconstrição pulmonar possam explicar tais alterações (Tabela 19.2).

Tabela 19.2 Consequências do hipobarismo	
Expansão gasosa	**Mudanças função pulmonar**
Hipóxia	Diminuição capacidade vital forcada
Aumento de pneumotórax	Aumento do volume residual
Atelectasia	
Expansão *cuff* tubo endotraqueal	
Embolia gasosa	
Aumento pressão intra-abdominal	
Doença da descompressão	

Fonte: Anthony F.T. Brown and Jeffrey Lipma. Chapter 28 Prehospital Care.

Conclusão

Os cuidados pré-hospitalares em pacientes críticos, seja nos casos onde há a remoção do paciente da cena do acidente até hospital ou no transporte aeromédico de uma unidade hospitalar para outra, exigem treinamento constante das equipes e cuidados constantes sob todos os aspectos fisiológicos envolvidos em cada transporte pré-hospitalar (ambulâncias terrestres, aeromédico asa rotativa e asa fixa).

Os ventiladores de transporte e a ventilação mecânica no pré-hospitalar constituem uma parte pequena, porém importante, dos cuidados pré-hospitalares necessários ao paciente crítico. Por isso, compreender e dominar este aspecto do manejo do paciente grave no pré-hospitalar torna-se importante para que as taxas de sucesso no transporte desses doentes críticos atinjam taxas de sucesso cada vez maiores.

Ao saber indicar qual tipo de unidade a ser utilizada no transporte do paciente que se encontra a determinada distância da unidade hospitalar, as vantagens e desvantagens de cada ventilador de transporte, as alterações fisiológicas que ocorrem no aeromédico de asa fixa, cuidados e monitorização necessária, você estará melhorando os cuidados fornecidos ao doente que está assistindo, melhorando o prognóstico e taxa sucesso no cuidado pré-hospitalar do doente crítico.

Referências bibliográficas

1. Guidelines Committtee of the American College of Critical Care Medicine; Society of Critical Care Medicine and American Association of Critical Care Nurses Transfer Guidelines Task Force: Guidelines for the transfer of critically ill pacients. Crit Care Med 21:931-937, 1993.
2. Manji M & Bion JF. Transporting critically ill patients. Intensive Care Med 21:781-783, 1995.
3. Braman SS; Dunn SM; Amico CA & Millman RP. Complications of intrahospital transport in critically ill patients. Ann Intern Med 107: 469-473, 1987.
4. Waydhas C; Scheneck G, Duswald KH. Deterioration of respiratory function after intra-hospital transport of critically ill surgical patients. Intensive Care Med 21:784-789, 1995.
5. Day S, Mccloskey K. Pediatric interhospital critical care transport: Consensus of national leadership conference. Pediatrics 88: 696 – 704, 1991.
6. Uusaro A, Parviainen I, Takala J, Ruokonen E: Safe long distance interhospital ground transfer of critically ill patients with acute severe unstable respiratory and circulatory failure. Intensive Care Med 2002; 28:1122-1125.
7. Austin PN, Campbell RS, Johannigman JA, Branson RD: Transport ventilators. Respir Care Clin N Am 2002; 8: 119–150.
8. Perez L, Klofas E, Wise L: Oxygenation/ventilation of transported intubated adult patients: A national survey of organizational practices. Air Med J 2000; 19: 55–58.
9. Miyoshi E, Fujino Y, Mashimo T, Nishimura M: Performance of transport ventilator with patient-triggered ventilation. Chest 2000; 118:1109–1115.
10. Reynolds HN, Habashi NM, Cottingham CA, et al: Interhospital Transporto f the extremely ill patient: The mobile intensive care unit. Crit Care Clin N Am 2002; 8:37-50.
11. CONN AKT. Transport of the critically ill patient. In: SHOEMAKER WC; AYRES SM & A, eds.Textbook of critical care. 3th. ed. W.B. Saunders, Philadelphia, Pennsylvania, p. 74-79, 1995.
12. Mannarino L, Timerman S. Transporte terrestre e aéreo do paciente crítico Rev. Soc. Cardiol. Estado de São Paulo 4:866-878, 1998.
13. Conn AKT. Transporto f the critically ill patient. In: Shoemaker WC; Ayres SM & A, eds Textbook of critical care 3th. Ed. W.B.Saunders, Philadelphia, Pensnsylvania, p.74-79 , 1995.
14. Manarino L & Timerman S. Transporte terrestre e aéreo do paciente crítico Rev Soc Cardiol Estado de São Paulo 4:866-878, 1998.
15. Pereira Júnior GA; Nunes TL & Basile Filho A. Transporte do Paciente Crítico, Medicina, Ribeirão Preto, 34, 143-153, abril/junho 2001.
16. Ministério da Saúde Portaria nº 1863/GM em 29 de setembro de 2003.
17. Gilligan JE, Goon P, Maughan G, et al: An airbone intensive care facillity (fixed wing). Anaesth Intensive Care 1996; 24:245-253.
18. Chang D-M; Intensive care air transport: The sky is the limit; o ris it? Critical Care Med 2001; 29:2227-2230.
19. Fromm RE Jr, Varon J Critical care transport. Crit Care Clin 2000; 16:695-705.
20. Beninati W, Jones KD: Mechanical ventilation during long-range air transport. Respir Care Clin N Am 2002; 8: 51–65.
21. Chang D-M; Intensive care air transport: The sky is the limit; o ris it? Critical Care Med 2001; 29:2227-2230.
22. Dillard TA, Rajagopal KR, Slivka WA, et al: Lung function during moderate hypobaric hypoxia in normal subjects and patients with chronic obstructive pulmonar disease. Aviat Space Environment Med 1998; 69:979-985.
23. Tremblay L, Valenza F, Ribeiro SP, et al: Injurious ventilatory strategies increase cytokines and c-fos m-RNA expression. In an isolated rat lung model. J Clin Invest 1997:99:944-952.
24. Lawless N, Tobias S, Mayorga MA: FiO_2 and positive end-expiratory pressure as compensation for altitude induced hypoxemia in acute respiratory distress syndrome model: Implications for air transportation of critically ill patients. Crit Care Med 2001; 29:2149-2155.
25. Saltzman AR, Grant BJ, Aquilina AT, et al: Ventilatory criteria for aeromedical evacuation. Aviat Space Environ Med 1987; 58:958-963.

Capítulo 20

Desmame da Ventilação Mecânica

◖ Fernando Sabia Tallo

Introdução

A ventilação mecânica invasiva ainda está associada a riscos e complicações que prolongam a sua duração[1], e esse aumento está associado com elevação da mortalidade[2]. Por isso, interromper a ventilação de forma segura, o mais precocemente possível é primordial.

Para alguns autores o desmame é um processo que se inicia a partir da intubação orotraqueal e se encerra com a alta hospitalar[3] (Figura 20.1). Para outros, trata-se de um processo de transição da ventilação mecânica para espontânea nos pacientes que permanecem em ventilação artificial por mais que 24 horas[4].

A equipe, reconhecendo melhora na função da musculatura respiratória, e a possível capacidade do paciente de retomar a ventilação espontânea, o submete a um "teste de respiração espontânea" e caso, o paciente, não apresente critérios de intolerância ao teste, e não tendo nenhuma outra contraindicação, a ventilação mecânica é interrompida[5-7].

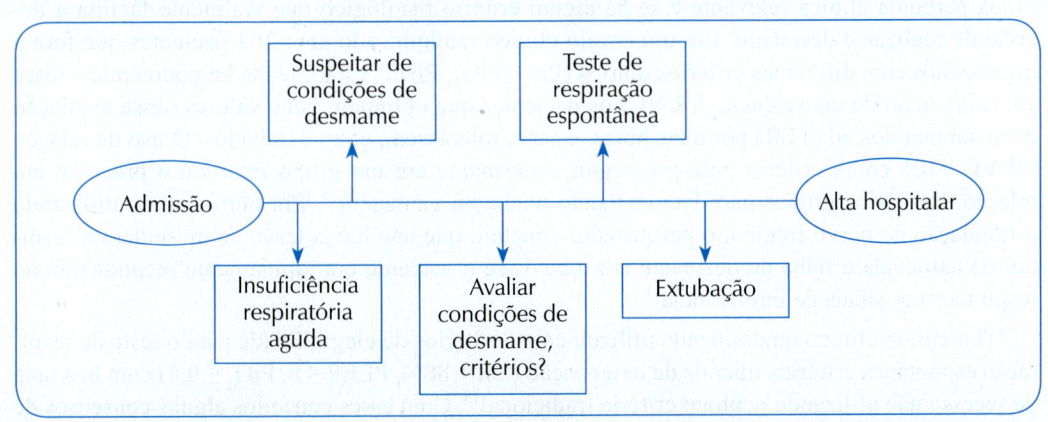

Figura 20.1: Processo de desmame.

Uma minoria dos pacientes falha no processo de desmame, depois de tolerarem o teste de respiração espontânea, e podem necessitar de um processo mais gradual, e uma abordagem direcionada a identificação das causas da intolerância.

Uma recente classificação foi proposta para o desmame[3]:

a) Desmame fácil – paciente tolera o primeiro teste de respiração espontânea (TRE) e é extubado com sucesso (70% dos pacientes);

b) Desmame difícil – o paciente não tolera o primeiro (TER) e necessita três testes, ou ate sete dias para extubação com sucesso a partir do primeiro (TER);

c) Desmame prolongado – o paciente falha em mais de três (TER), ou leva mais de sete dias, a partir do primeiro (TER) para a extubação.

Os pacientes do item "b" e "c" tem um maior índice de mortalidade (25%) que os outros pacientes na UTI (5%).

Critérios elegíveis para o teste de respiração espontânea

A capacidade de o paciente respirar espontaneamente é frequentemente subestimada. Mais de 50% dos pacientes com extubação espontânea não retornam a ventilação mecânica[8].

O julgamento clínico subjetivo parece não ter bom valor preditivo para a possível elegibilidade para a respiração espontânea sendo associados critérios objetivos. No entanto, cerca de 30% dos pacientes, não preenchem critérios objetivos, e mesmo assim, poderiam ser extubados com sucesso[9].

Existem mais de 50 critérios fisiológicos objetivos para testar a elegibilidade do sucesso do desmame. Apenas cinco desses critérios foram associados com mudanças significativas nas probabilidades de sucesso ou insucesso do desmame, mesmo assim, com baixo valor preditivo: volume corrente, volume minuto, pressão inspiratória máxima, frequência respiratória, e a razão entre frequência respiratória/volume corrente. (FR/VC)

A razão (FR/VC), medida durante 1-3 minutos, foi mais acurada, embora associada apenas com moderada mudança na probabilidade de sucesso ou fracasso do desmame.

Um dos problemas é relacionado à forma que o teste é feito, por exemplo, se realizado em pressão de suporte, em CPAP ou tubo T, os valores serão diferentes[10], além disso, pesquisadores demonstraram diferença na reprodutibilidade do teste, com diferentes examinadores o que também comprometeria seus objetivos[11].

A pergunta clínica relevante é se há algum critério fisiológico que realmente facilita a decisão de realizar o desmame. Em um ensaio clínico randomizado com 304 pacientes que foram organizados com diferentes critérios diários (PaO_2/FiO_2, PEEP, estabilidade hemodinâmica, tosse eficiente, nível de consciência, FR/VC) os pacientes que obtinham bons valores nessa avaliação eram submetidos ao (TER) por duas horas, e caso, tolerassem, eram extubados. O uso da relação FR/VC >105 como critério para prosseguir o desmame em um grupo retardou o processo em relação aos outros grupos não demonstrando nenhuma vantagem[12]. Em outro estudo utilizando estimulação do nervo frênico, o pesquisador concluiu que não havia lesão de musculatura respiratória associada a falha de desmame em tubo T, se o paciente era rapidamente reconduzido ao respirador aos sinais de intolerância[13].

Um ensaio clínico randomizado utilizou como critérios de elegibilidade para o teste de respiração espontânea critérios liberais de oxigenação (Sat > 88%, PEEP $\leq$ 8, $FiO_2 \leq 0,5$) com boa taxa de sucesso não utilizando nenhum critério tradicional[14]. Com esses conceitos alguns consensos de desmame em ventilação mecânica não recomendam mais o uso de critérios para ajudar a decidir sobre o (TRE)[3,15]. Os parâmetros mais considerados seriam estabilidade hemodinâmica, critérios de oxigenação, evidência de melhora clínica, presença de esforços respiratórios espontâneos. Porém os critérios fisiológicos elegíveis ainda podem ser úteis nos pacientes nos quais os riscos de um a falha de desmame são extremamente elevados.

Testes de respiração espontânea

Proceder a extubação direta depois de estabelecer critérios elegíveis para o desmame evolui com 40% de reintubação dos pacientes[16]. Dessa forma um teste de respiração espontânea prévio está indicado envolvendo Pressão de suporte (PS) (< 7 mm Hg), "CPAP" ou "Tubo T".

Os ensaios clínicos randomizados que compararam as três formas do teste foram equivalentes em seus objetivos de interrupção da ventilação mecânica[5,17-19].

A duração ideal do tempo de teste de respiração espontânea foi estudada em dois ensaios clínicos e sugeriu equivalência entre 30 e 120 minutos para o "Tubo T" ou "PS"[6,20].

Esse tempo pode depender da doença subjacente. Em um estudo envolvendo pacientes com DPOC e tempo de ventilação mecânica superior a 15 dias, os pacientes tiveram um tempo médio de insucesso no teste de 120 minutos[21].

Causas de insucesso no desmame

Diversos motivos vêm sendo atribuídos a insucessos no processo de desmame, desequilíbrios entre a carga imposta a musculatura inspiratória (diafragma) e sua capacidade (*endurance*), pelo circuito, tubo endotraqueal, dispositivos de umidificação e calor, e as próprias válvulas do respirador. Fatores intrínsecos como o aumento da resistência das vias aéreas, elastância, hiperinsuflação dinâmica e redução da capacidade muscular respiratória são mais comumente implicados[22,23].

A fadiga muscular inspiratória não ocorre em consequência do teste de respiração espontânea, desde que, utilizando-se de monitorização rigorosa, e acompanhamento ao teste na beira do leito, o retorno a ventilação mecânica confortável seja rápido, logo que identificado a intolerância ao teste.

Sabe-se que um importante componente do desequilíbrio entre a carga/capacidade muscular respiratória é a alteração geométrica do diafragma, por exemplo, pela hiperinsuflação pulmonar, lesão do nervo frênico depois de cirurgia cardíaca, essa alteração diminui a eficiência da contração e aumenta o trabalho respiratório. Outras causas desse desequilíbrio são a neuromiopatia do doente crítico[24,25], disfunção diafragmática induzida pelo respirador, efeitos endocrinológicos[26] (hipotireoidismo, insuficiência adrenal) e desnutrição[27].

A disfunção cardíaca também pode estar relacionada com o insucesso do desmame nos pacientes com insuficiência cardíaca e doença arterial coronariana[28]. A respiração espontânea pode estar relacionada com aumento da pré-carga e pós-carga do ventrículo esquerdo com risco de edema pulmonar, além disso, o aumento do trabalho respiratório na respiração espontânea esta relacionada com aumento da descarga de catecolaminas podendo causar isquemia miocárdica. Esses pacientes podem não ser capazes de aumentar o débito cardíaco durante o teste de respiração espontânea e podem ter diminuição da saturação venosa de oxigênio central[29-31].

Níveis de BNP (peptidio natriurético cerebral) em um estudo > 275 pg/dL foi preditor para o aumento do tempo de desmame[32], balanços hídricos positivos também vem sendo associados com insucesso de desmame por alguns autores.

Progressão do desmame

Caso haja insucesso no teste de respiração espontânea e a causa for identificada como fadiga muscular, então o paciente deve receber assistência ventilatória por 24 horas[33] antes de nova tentativa, se, ao contrário, a causa do insucesso não for identificada como fadiga muscular e a causa puder ser corrigida outras tentativas são aceitas.

A equipe deve decidir se optará pela tentativa de um (TRE) diário, ou um processo progressivo de desmame. Se esse processo recondiciona a musculatura ou, simplesmente, oferece mais tempo a recuperação não se sabe. Dois ensaios clínicos randomizados compararam as técnicas progressivas de desmame em pacientes com critérios elegíveis, mas que falharam no (TRE) de duas horas. O uso de tubo T foi superior em um estudo e ambos demonstraram que o uso de SIMV isolada retardava o tempo de desmame[34,35].

Vários estudos vêm sendo realizados utilizando a ventilação não invasiva (VNI) como alternativa para o desmame difícil ou prolongado. Um ensaio clínico randomizado envolveu pacientes com insucessos nos (TRE), a maioria com DPOC. Esse estudo foi interrompido antes do seu final por ter encontrado uma diferença significativa de diminuição do tempo de desmame, dias de internação em UTI, tempo de permanência em ventilação mecânica, mortalidade, incidência de pneumonias nosocomiais e choque séptico nos pacientes submetidos à ventilação não invasiva para a progressão do desmame[36]. Portanto, possivelmente, para subgrupos de pacientes pode ser uma alternativa válida de desmame.

Alternativa recente é a possibilidade do desmame automatizado. Um estudo multicêntrico[37] e randomizado comparou 144 pacientes em desmame convencional versus automatizado. O respirador monitoriza parâmetros fisiológicos e diminui progressivamente a pressão de suporte do aparelho mantendo o paciente teoricamente "confortável". No estudo, quando níveis mínimos de PS foram alcançados o paciente foi conduzido para um teste de respiração espontânea padronizado. O desmame automatizado demonstrou um menor tempo de desmame e permanência em UTI sem maiores efeitos adversos como reintubação. Um estudo posterior não confirmou essa superioridade[38].

Protocolos de desmame

O processo de interrupção da ventilação mecânica segue impondo grande dificuldade a equipe multiprofissional na UTI. Em recente revisão sistemática para análise do efeito de protocolos padronizados de desmame na UTI, conclui-se que, não obstante, exista grande heterogeneidade entre os estudos, haveria evidências sobre a diminuição do tempo de ventilação mecânica, de desmame, e de permanência na UTI com a utilização de protocolos padronizados[39].

Porém acredita-se que os protocolos devem ser específicos para diferentes UTIs (neurocirúrgica, pediátrica, etc.). Alguns estudos utilizando protocolos que, provavelmente, não levavam em consideração as particularidades da população estudada não demonstraram vantagens no desmame com uso de protocolos[40,41].

Vários estudos randomizados e observacionais têm demonstrado que a minimização da utilização da sedação está associada à diminuição do tempo de desmame. O uso de escalas de sedação e da sua interrupção programada diária parece diminuir o tempo de desmame da ventilação mecânica[14]. Um estudo observacional sugeriu que o uso de sedação intermitente ao invés da sedação contínua diminui o tempo de desmame[42].

Recentemente, um estudo clínico randomizado[43] comparou a consagrada técnica do despertar diário com a ausência de sedação (usado apenas morfina intermitente no grupo intervenção). O grupo de pacientes sem sedação teve um maior número de dias livres de ventilação mecânica em 28 dias (13,8 ± 11 *vs.* 9,6 ± 10, p = 0,01) que o grupo despertar diário. Não houve diferença entre extubações acidentais, necessidade de reintubação, pneumonias nosocomiais, mortalidade na UTI ou hospitalar entre os grupos.

Apesar da altíssima relação enfermeiros/pacientes no estudo (1/1), e imprecisões na descrição do nível de consciência mantido entre os pacientes, além de altas taxas de exclusões de pacientes 288, é possível que para pacientes selecionados seja uma alternativa. Novos estudos estão sendo conduzidos para responder essa questão.

Extubação

Depois da realização do (TRE) com sucesso procede-se a extubação do paciente. Entre 25% a 40% dos pacientes apresentam um desconforto respiratório após a extubação, e uma falha da extubação (reintubação em 24 a 72 h), ocorre em 5% a 20% dos casos[44,45].

A necessidade de reintubação aumenta o tempo de permanência em UTI, necessidade de traqueostomia e a mortalidade dos pacientes, por outro lado, retardar o processo, também está associado com aumento de mortalidade[46,47].

Não há ainda métodos eficientes e confiáveis para servirem como preditores da falha da extubação.

Uma falha frequente na extubação está relacionada com a incapacidade do paciente, de proteger com eficiência, as vias aéreas e manipular secreções.

Algumas manobras podem ser tentadas com a desinsuflação do *cuff* (teste do vazamento) previamente a extubação para tentar predizer o estridor pós-extubação, mas há um número significativo de falsos positivos. Um estudo randomizado encontrou redução do risco de reintubação com o uso de metilpredinisona durante 24 horas antes da extubação[48]. O III consenso Brasileiro de Ventilação Mecânica não recomenda o uso de corticoides profiláticos para evitar estridor pós--extubação em pacientes adultos.

A capacidade de tossir (pico de fluxo de tosse > 60 L/min) e a quantidade de secreção das vias aéreas (necessidade de aspiração < 2 horas) e o nível de consciência (capacidade de responder a 4 comandos simples) foram parâmetros altamente preditivos para o sucesso da extubação em um estudo[49].

O uso da ventilação não invasiva pós-extubação foi estudado em dois ensaios clínicos randomizados e parece ser útil em subgrupos de paciente com alto risco de falha de extubação. (tosse ineficiente, insuficiência cardíaca, APACHE II > 12, mais que uma comorbidade, pacientes > 65 anos, falhas no TRE)[50,51].

Desmame em pacientes com ventilação mecânica prolongada (VMP)

Cerca de 10% a 20% dos pacientes necessitam de ventilação mecânica por mais de três semanas. A literatura sugere que a mudança na assistência a esse paciente (por exemplo, a transferência para "UTIs de doentes crônicos") faz com que cerca de 50% não progridam um desmame que teria alta probabilidade de sucesso[52,53].

Para parcela desses pacientes, o desequilíbrio entre a carga respiratória imposta e a capacidade neuromuscular do paciente, forma o substrato da dependência ao respirador e permanecem com o grande desafio relacionado à interrupção da ventilação mecânica[54].

Novos ensaios clínicos e perspectivas

Vários ensaios clínicos estão em andamento sobre o assunto. Um estudo chamado: *Pulmonary and Cardiac Ultrasound During Weaning From Mechanical Ventilation* (PULCO) estuda as características do ultrasom (áreas ventiladas) durante o processo de desmame entre pacientes que permanecerão livres da ventilação mecânica e pacientes que necessitaram da reintubação. Possivelmente introduzindo essa ferramenta como possibilidade de auxílio ao processo de desmame. Outro ensaio clínico: *Music Therapy for Patients Being Weaned From Mechanical Ventilation* avalia a possibilidade da intervenção "musicoterapia" estar associada a uma maior velocidade de desmame que o grupo controle com métodos tradicionais.

Conclusão

Há um bom número de estudos para conduzir atualmente, com um bom nível de evidência, muitos aspectos do processo de desmame. Os pacientes estariam prontos para o desmame antes da percepção clínica do especialista. A condução do processo pode ser guiada por uma estratégia mais liberal de oxigenação sem a necessidade, e a real utilidade, de preditores de desmame. A tentativa de respiração espontânea deve ser realizada por no mínimo 30 minutos em Tubo T, CPAP ou pressão de suporte mínima. O insucesso do desmame quase sempre está relacionado com o desequilíbrio entre a carga imposta ao músculo e sua capacidade de resistir a ela. A equipe deve levar em consideração a condição cardíaca do candidato ao desmame. O processo conduzido pela ventilação não invasiva e de forma "automática" parecem estratégias promissoras. Identificação de pacientes com alto risco de falha na extubação deve ser realizada pela equipe. Integridade da capacidade da tosse, quantidade de secreção, nível de consciência e o teste de vazamento do cuff do tubo endotraqueal parecem estar implicados. Nesses pacientes o uso da ventilação não invasiva parece uma boa alternativa no processo de desmame[55].

Aspectos práticos do processo de desmame (Figura 20.2)

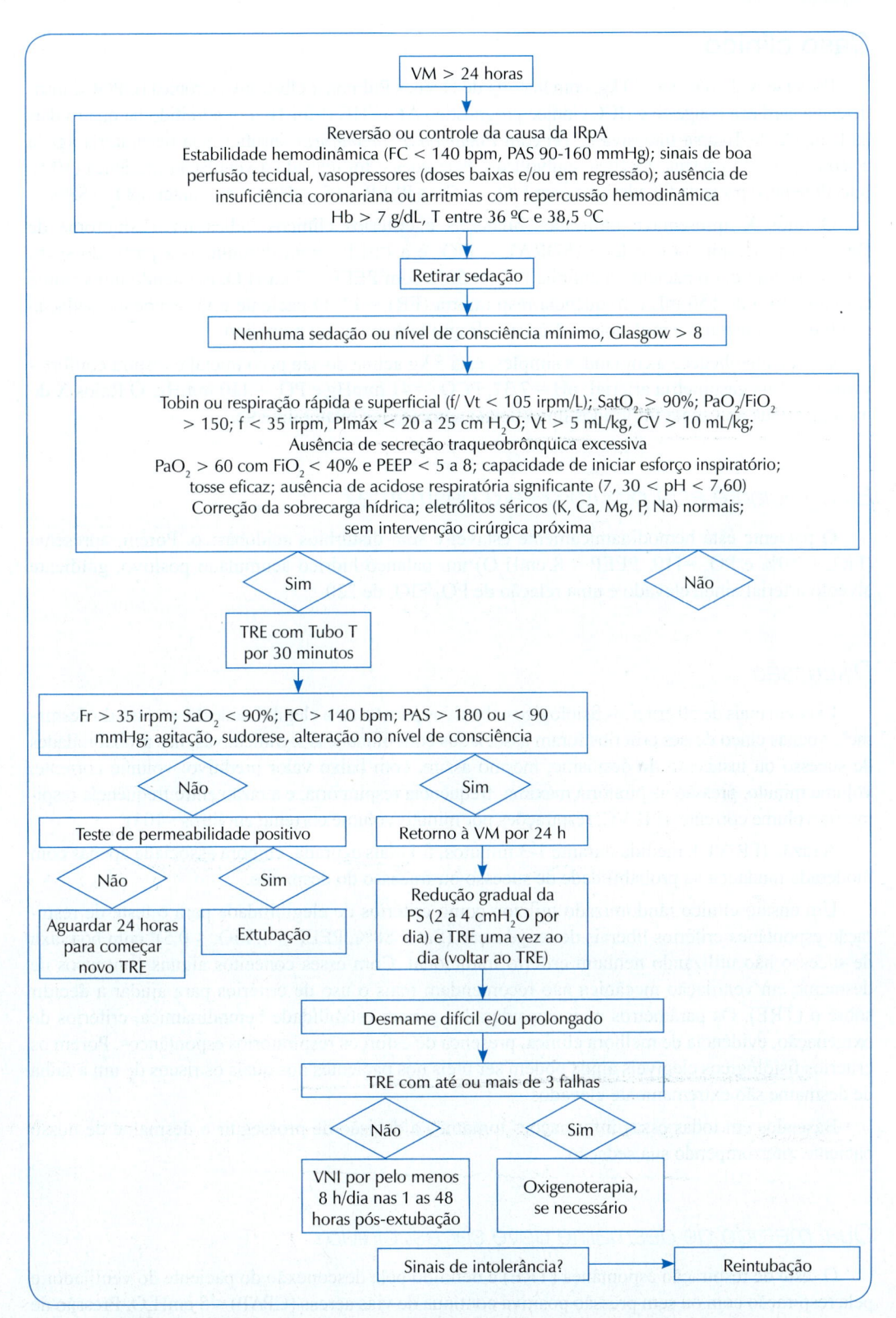

Figura 20.2: Protocolo da unidade de terapia intensiva da clínica médica da Unifesp.

Caso clínico

Paciente A. J., 66 anos, 70 kg, com história de Doença Pulmonar Obstrutiva Crônica (DPOC), insuficiência cardíaca congestiva (ICC) índice prognóstico APACHE II foi 16. Foi admitido há quatro dias na Unidade de Terapia Intensiva (UTI) com *Pneumonia conumitária*, insuficiência respiratória aguda e sepse grave. O paciente recebeu antibióticos, esteroides e foi iniciado a ventilação mecânica (VM). Inicialmente, o paciente foi admitido com $FiO_2 > 75\%$ e $PEEP > 15$ cmH_2O para manter $SpO_2 > 88\%$.

O raios X apresentava inflitrados bilaterais e critérios clínicos indicaram a Síndrome de Desconforto Respiratório Adulto (SDRA). A FiO_2 e a PEEP foram diminuídas a partir do sexto dia. No sétimo dia o paciente mantinha $FiO_2 = 50\%$ com $PEEP = 7$ cmH_2O, mantendo um volume corrente (VC) de 550 mL e frequência respiratória (FR) = 12. O paciente está recebendo sedação contínua com fentanil e midazolam. Não usa drogas vasoativas no momento.

O paciente obedece a comandos simples, está 5 kg acima do seu peso inicial e respira confortavelmente. Sua gasometria arterial: $pH = 7,37$, $PCO_2 = 41$ mmHg e $PO_2 = 110$ mmHg. O Raios X do paciente ainda apresenta infiltrados intersticiais aumentados bilateralmente.

Este paciente está pronto para o desmame?

O paciente está hemodinamicamente estável e sem distúrbios acidobásico. Porém, apresenta ($FiO_2 < 50\%$ e $PO_2 = 110$, $PEEP < 8$ cmH_2O) um balanço hídrico acumulado positivo, gradiente alvéolo arterial ainda elevado e uma relação de PO_2/FIO_2 de 220.

Discussão

Existem mais de 50 critérios fisiológicos objetivos para testar a elegibilidade do sucesso do desmame[8]. Apenas cinco desses critérios foram associados com mudanças significativas, nas probabilidades de sucesso ou insucesso do desmame, mesmo assim, com baixo valor preditivo: volume corrente, volume minuto, pressão inspiratória máxima, frequência respiratória, e a razão entre frequência respiratória/volume corrente. (FR/VC, respirações por minuto/volume corrente em litros <105).

A razão (FR/VC), medida durante 1-3 minutos, foi mais acurada, embora associada apenas com moderada mudança na probabilidade de sucesso ou fracasso do desmame.

Um ensaio clínico randomizado utilizou como critérios de elegibilidade para o teste de respiração espontânea critérios liberais de oxigenação (Sat > 88%, $PEEP \leq 8$, $FiO_2 \leq 0,5$)[9] com boa taxa de sucesso não utilizando nenhum critério tradicional. Com esses conceitos alguns consensos de desmame em ventilação mecânica não recomendam mais o uso de critérios para ajudar a decidir sobre o (TRE). Os parâmetros mais considerados seriam estabilidade hemodinâmica, critérios de oxigenação, evidência de melhora clínica, presença de esforços respiratórios espontâneos. Porém os critérios fisiológicos elegíveis ainda podem ser úteis nos pacientes nos quais os riscos de um a falha de desmame são extremamente elevados

Baseados em todas essas informações tomamos a decisão de prosseguir o desmame de nosso paciente interrompendo sua sedação.

Qual método de desmame deve ser escolhido?

O teste de respiração espontânea (TRE) é definido pela desconexão do paciente do ventilador e pela respiração com ou sem pressão positiva contínua de vias aéreas (CPAP) < 5 cmH_2O, Pressão de suporte < 7 mmHg, Tubo "T".

Os ensaios clínicos randomizados que compararam as três formas do teste foram equivalentes em seus objetivos de interrupção da ventilação mecânica[10].

A duração ideal do tempo de teste de respiração espontânea foi estudada em dois ensaios clínicos e sugeriu equivalência entre 30 e 120 minutos para o "Tubo T" ou "PS"[11].

Apresentando alguns critérios de intolerância como taquicardia ou bradicardia (aumento ou decréscimo de 20% da frequência basal), taquipneia (mais de 35 respirações por minuto), hipoxemia (SpO_2 < 90%), hipertensão (Pressão sistólica > 180 mmHg) ou hipotensão (Pressão sistólica < 90 mmHg), e/ou critérios subjetivos que podem alterar a FR como ansiedade e agitação.

Caso o paciente falhe no TRE ou no índice de respiração, o paciente necessita retornar a VM e deve-se discutir o que pode ser feito para corrigir o problema.

Evolução do caso

Nosso paciente foi submetido ao tubo T e sua frequência respiratória com 15 minutos elevou-se para 40 ipm e seu volume corrente medido foi de 250 mL.

O que você faria agora diante da falha no TRE?

Reavalie seu paciente. Veja tabela para orientação das causas.
- Determinar as causas da dependência da ventilação.
- Checar trocas gasosas (análise de distúrbios acido básicos).
- Balanço hídrico (nosso paciente possuía balanço positivo).
- Distúrbio hidroeletrolítico (não foi mencionado).
- Use o protocolo de desmame.
- Use uma abordagem multiprofissional.
- Realize tentativas diárias de respiração espontânea, caso haja critérios.
- Considere fatores psicológicos.
- Considere influências posturais na ventilação, possibilidade de posição sentada?
- O suporte nutricional está adequado?
- Todas as manobras fisioterápicas e avaliações clínicas foram realizadas?

Caso haja insucesso no teste de respiração espontânea e a causa for identificada como fadiga muscular, então o paciente deve receber assistência ventilatória por 24 horas antes de nova tentativa, se, ao contrário, a causa do insucesso não for identificada como fadiga muscular e a causa puder ser corrigida outras tentativas são aceitas.

Evolução do caso

Não encontramos nenhuma alteração que pudesse justificar o insucesso do desmame.

Continuamos tentativas diárias de TER.

E agora o que você faria? Você poderia utilizar VNI no ato da extubação desse paciente?

Depois da realização do (TRE) com sucesso procede-se a extubação do paciente. Entre 25% a 40% dos pacientes apresentam um desconforto respiratório após a extubação, e uma falha da extubação (reintubação em 24 a 72 horas), ocorre em 5% a 20% dos casos.

Não há ainda métodos eficientes e confiáveis para servirem como preditores da falha da extubação.

O uso da ventilação não invasiva pós-extubação foi estudado em dois ensaios clínicos randomizados e parece ser útil em subgrupos de paciente com alto risco de falha de extubação. (tosse ineficiente, insuficiência cardíaca, APACHE II > 12, mais que uma comorbidade, pacientes > 65 anos, falhas no TRE)[12,13].

Evolução do caso

Quando encontramos critérios de sucesso do (TER) tentamos a realização da extubação com VNI e, finalmente, houve sucesso (> 48 horas livre da ventilação mecânica pós-extubação).

Quando você indicaria traqueostomia para esse doente?

O tempo exato da traqueostomia (TQT) é controverso. Alguns defendem a TQT com pelo menos três dias de intubação, caso acredita-se que a VM se prolonge por mais de uma semana. Outros podem esperar semanas para realizar a TQT. Alguns ainda defendem a TQT precoce para melhor tolerância do paciente e menor quantidade de sedação quando comparado a IOT. Outros preferem prorrogar a realização da TQT para evitar complicações desnecessárias em relação à cirurgia.

Referências bibliográficas

1. Pierson DJ. Patient-ventilator interaction. Respir Care. 2011; 56(2) : 214-228.
2. Esteban A, Anzueto A, Frutos F, et al. Characteristics and outcomes in adult patients receiving mechanical ventilation: a 28-day international study. J Am Med Assoc 2002; 287:345-355.
3. Boles JM, Bion J, Connors A, et al. Weaning from mechanical ventilation. Eur Respir J 2007; 29:1033-1056.
4. Goldwasser R, Farias A, Freitas EE, Sady F, Amado V, Okamoto NV. Desmame e Interrupção da Ventilação Mecânica. Rev. Bras. Ter. Intensiva, 2007;19:384-392.
5. Esteban A, Alia I, Gordo F, et al. Extubation outcome after spontaneous breathing trials with T-tube or pressure support ventilation. The Spanish Lung Failure Collaborative Group. Am J Respir Crit Care Med 1997; 156:459-465.
6. Esteban A, Alia I, Tobin MJ, et al. Effect of spontaneous breathing trial duration on outcome of attempts to discontinue mechanical ventilation. Spanish Lung Failure Collaborative Group. Am J Respir Crit Care Med 1999; 159:512-518.
7. Vallverdu I, Calaf N, Subirana M, et al. Clinical characteristics, respiratory functional parameters, and outcome of a two--hour T-piece trial in patients weaning from mechanical ventilation. Am J Respir Crit Care Med 1998; 158:1855-1862.
8. Mion LC, Minnick AF, Leipzig R, et al. Patient-initiated device removal in intensive care units: a national prevalence study. Crit Care Med 2007; 35:2714-2720.
9. Ely EW, Baker AM, Evans GW, et al. The prognostic significance of passing a daily screen of weaning parameters. Intensive Care Med 1999; 25: 581-587.
10. El-Khatib MF, Zeineldine SM, Jamaleddine GW. Effect of pressure support ventilation and positive end expiratory pressure on the rapid shallow breathing index in intensive care unit patients. Intensive Care Med 2008; 34:505-510.
11. Tobin MJ, Jubran A. Variable performance of weaning-predictor tests: role of Bayes' theorem and spectrum and test--referral bias. Intensive Care Med 2006; 32:2002-2012.
12. Tanios MA, Nevins ML, Hendra KP, et al. A randomized, controlled trial of the role of weaning predictors in clinical decision making. Crit Care Med 2006; 34:2530-2535.
13. Laghi F, Cattapan SE, Jubran A, et al. Is weaning failure caused by low frequency fatigue of the diaphragm? Am J Respir Crit Care Med 2003; 167:120-127.
14. Girard TD, Kress JP, Fuchs BD, et al. Efficacy and safety of a paired sedation and ventilator weaning protocol for mechanically ventilated patients in intensive care (awakening and breathing controlled trial): a randomized controlled trial. Lancet 2008; 371:126-134.
15. MacIntyre NR, Cook DJ, Ely EW Jr, et al. Evidence-based guidelines for weaning and discontinuing ventilatory support: a collective task force facilitated by the American College of Chest Physicians; the American Association for Respiratory Care; and the American College of Critical Care Medicine. Chest 2001; 120:375S-395S

16. Zeggwagh AA, Abouqal R, Madani N, et al. Weaning from mechanical ventilation: a model for extubation. Intensive Care Med 1999; 25:1077-1083.
17. Farias JA, Retta A, Alia I, et al. A comparison of two methods to perform a breathing trial before extubation in pediatric intensive care patients. Intensive Care Med 2001; 27:1649-1654.
18. Jones DP, Byrne P, Morgan C, et al. Positive end-expiratory pressure vs. Tpiece.Extubation after mechanical ventilation. Chest 1991; 100:1655-1659.
19. Haberthur C, Mols G, Elsasser S, et al. Extubation after breathing trials with automatic tube compensation, T-tube, or pressure support ventilation. Acta Anaesthesiol Scand 2002; 46:973-979.
20. Perren A, Domenighetti G, Mauri S, et al. Protocol-directed weaning frommechanical ventilation: clinical outcome in patients randomized for a 30-min or 120-min trial with pressure support ventilation. Intensive Care Med 2002;28:1058-1063.
21. Vitacca M, Vianello A, Colombo D, et al. Comparison of two methods for weaning patients with chronic obstructive pulmonary disease requiring mechanical ventilation for more than 15 days. Am J Respir Crit Care Med 2001; 164:225-230.
22. Vassilakopoulos T, Routsi C, Sotiropoulou C, et al. The combination of the load/force balance and the frequency/tidal volume can predict weaning outcome. Intensive Care Med 2006; 32:684-691.
23. Girault C, Breton L, Richard JC, et al. Mechanical effects of airway humidification devices in difficult to wean patients. Crit Care Med 2003; 31:1306-1311.
24. Jubran A, Grant BJ, Laghi F, et al. Weaning prediction: esophageal pressure monitoring complements readiness testing. Am J Respir Crit Care Med 2005; 171:1252-1259.
25. De Jonghe B, Bastuji-Garin S, Sharshar T, et al. Does ICU-acquired paresis lengthen weaning from mechanical ventilation? Intensive Care Med 2004; 30:1117-1121.
26. Vassilakopoulos T, Petrof BJ. Ventilator-induced diaphragmatic dysfunction. Am J Respir Crit Care Med 2004; 169:336-341.
27. Datta D, Scalise P. Hypothyroidism and failure to wean in patients receiving prolonged mechanical ventilation at a regional weaning center. Chest 2004; 126:1307-1312.
28. Richard C, Teboul JL. Weaning failure from cardiovascular origin. Intensive Care Med 2005; 31:1605-1607.
29. Chatila W, Ani S, Guaglianone D, et al. Cardiac ischemia during weaning from mechanical ventilation. Chest 1996; 109:1577-1583.
30. Frazier SK, Brom H, Widener J, et al. Prevalence of myocardial ischemia during mechanical ventilation and weaning and its effects on weaning success. Heart Lung 2006; 35:363-373.
31. Hurford WE, Lynch KE, Strauss HW, et al. Myocardial perfusion as assessed by thallium-201 scintigraphy during the discontinuation of mechanical ventilation in ventilator-dependent patients. Anesthesiology 1991; 74:1007-1016.
32. Lemaire F, Teboul JL, Cinotti L, et al. Acute left ventricular dysfunction during unsuccessful weaning from mechanical ventilation. Anesthesiology 1988; 69:171-179.
33. Mekontso-Dessap A, de Prost N, Girou E, et al. B-type natriuretic peptide and weaning from mechanical ventilation. Intensive Care Med 2006; 32:1529-1536.
34. Laghi F, D'Alfonso N, Tobin MJ. Pattern of recovery from diaphragmatic fatigue over 24 h. J Appl Physiol 1995; 79:539-546.
35. Brochard L, Rauss A, Benito S, et al. Comparison of three methods of gradual withdrawal from ventilatory support during weaning from mechanical ventilation.
36. Am J Respir Crit Care Med 1994; 150:896-903.
37. Esteban A, Frutos F, Tobin MJ, et al. A comparison of four methods of weaning patients from mechanical ventilation. Spanish Lung Failure Collaborative Group. N Engl J Med 1995; 332:345-350.
38. Ferrer M, Esquinas A, Arancibia F, et al. Noninvasive ventilation during persistent weaning failure: a randomized controlled trial. Am J Respir Crit Care Med 2003; 168:70-76.
39. Lellouche F, Mancebo J, Jolliet P, et al. A multicenter randomized trial of computer-driven protocolized weaning from mechanical ventilation. Am J Respir Crit Care Med 2006; 174:894-900.
40. Rose L, Presneill JJ, Johnston L, et al. A randomised, controlled trial of conventional versus automated weaning from mechanical ventilation using SmartCaretrade mark/PS. Intensive Care Med 2008; 34:1788-1795.
41. Blackwood B, Alderdice F, Burns K, et al. Use of weaning protocols for reducing duration of mechanical ventilation in critically ill adult patients: Cochrane systematic review and meta-analysis. BMJ. 2011 Jan 13; 342:c7237.
42. Namen AM, Ely EW, Tatter SB, et al. Predictors of successful extubation in neurosurgical patients. Am J Respir Crit Care Med 2001; 163:658-664.
43. Randolph AG, Wypij D, Venkataraman ST, et al. Effect of mechanical ventilator weaning protocols on respiratory outcomes in infants and children: a randomized controlled trial. J Am Med Assoc 2002; 288:2561-2568.
44. Kollef MH, Levy NT, Ahrens TS, et al. The use of continuous i.v. sedation is associated with prolongation of mechanical ventilation. Chest 1998;114(2):541-548.
45. Strom T, Martinussem T, Toft P. A protocol of no sedation for critically ill patients receiving mechanical ventilation: a randomized trial. Lancet 2010;375(9713):475-80.

46. Esteban A, Frutos-Vivar F, Ferguson ND, et al. Noninvasive positive-pressure ventilation for respiratory failure after extubation. N Engl J Med 2004; 350:2452-2460.

47. Epstein SK. Decision to extubate. Intensive Care Med 2002; 28:535-546.

48. Epstein SK, Ciubotaru RL, Wong JB. Effect of failed extubation on the outcome of mechanical ventilation. Chest 1997; 112:186-192.

49. Coplin WM, Pierson DJ, Cooley KD, et al. Implications of extubation delay in brain-injured patients meeting standard weaning criteria. Am J Respir Crit Care Med 2000; 161:1530-1536.

50. Cheng KC, Hou CC, Huang HC, et al. Intravenous injection of methylprednisolone reduces the incidence of postextubation stridor in intensive care unit patients. Crit Care Med 2006; 34:1345-1350.

51. Salam A, Tilluckdharry L, Amoateng-Adjepong Y, et al. Neurologic status, cough, secretions and extubation outcomes. Intensive Care Med 2004; 30:1334-1339.

52. Ferrer M, Valencia M, Nicolas JM, et al. Early non-invasive ventilation averts extubation failure in patients at risk. a randomized trial. Am J Respir Crit Care Med 2006; 173:164-170.

53. Nava SG, Gregoretti C, Fanfulla F, et al. Noninvasive ventilation to prevent respiratory failure after extubation in high-risk patients. Crit Care Med 2005; 33:2465-2470.

54. Scheinhorn DJ, Hassenpflug MS, Votto JJ, et al. Post-ICU mechanical ventilation at 23 long-term care hospitals: a multicenter outcomes study. Chest 2007; 131:85-93.

55. Scheinhorn DJ, Hassenpflug MS, Votto JJ, et al. Ventilator-dependent survivors of catastrophic illness transferred to 23 long-term care hospitals for weaning from prolonged mechanical ventilation. Chest 2007; 131:76-84.

56. Purro A, Appendini L, De Gaetano A, et al. Physiologic determinants of ventilator dependence in long-term mechanically ventilated patients. Am J Respir Crit Care Med 2000; 161:1115-1123.

57. Epstein SK. Weaning from ventilatory support. Curr Opin Crit Care 2009; 15 36-43.

Capitulo 21

Exercícios

◀ Fernando Sabia Tallo

1. **O paciente está recebendo ventilação mecânica com pressão positiva. Observe a figura abaixo e responda a alternativa que julgar correta.**

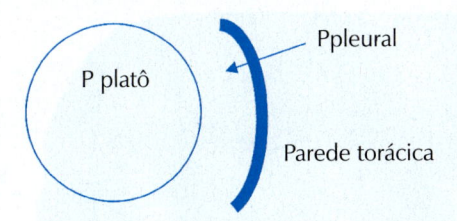

a) A pressão de platô é a principal determinante da Lesão induzida pela ventilação mecânica.

b) A pressão transpulmonar corresponde à pressão das vias aéreas.

c) A principal responsável pela da lesão induzida pela ventilação mecânica é a pressão transpulmonar.

d) A pressão transpulmonar não muda durante a ventilação mecânica o que muda é a pressão das vias aéreas.

Resposta C.

Comentário: A principal responsável pela VILI é a pressão transpulmonar (Paw – Ppl) e o volume associado a distensão das unidades funcionais. Observe o exemplo abaixo e reconheça diferentes pressões transpulmonares com pressões de platô iguais. A pressão de platô não substitui portanto o conceito de pressão transpulmonar. Suponha a pressão de platô, uma estimativa da pressão alveolar. Em complacências da parede torácica desiguais, ou esforço inspiratório intenso haverá pressões transpulmonares diferentes com diferentes pressões pleurais, e no exemplo, pressões de platô iguais.

> Suponha a pressão de platô uma estimativa da pressão alveolar. Em complacências da parede torácica desiguais, ou esforço inspiratório intenso haverá pressões transpulmonares diferentes com diferentes pressões pleurais, e no exemplo, pressões de platô iguais.

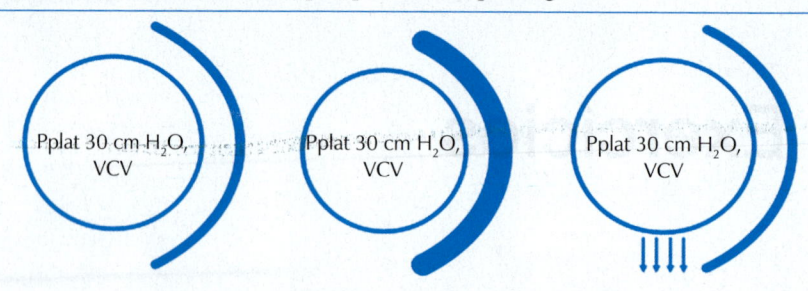

2. **Nos aparelhos de ventilação mecânica atuais é possível observarmos em tempo real o comportamento do fluxo em relação ao volume através de uma curva disponibilizada e habitualmente chamada _loop_ fluxo/volume. Observe a figura abaixo e responda a melhor alternativa.**

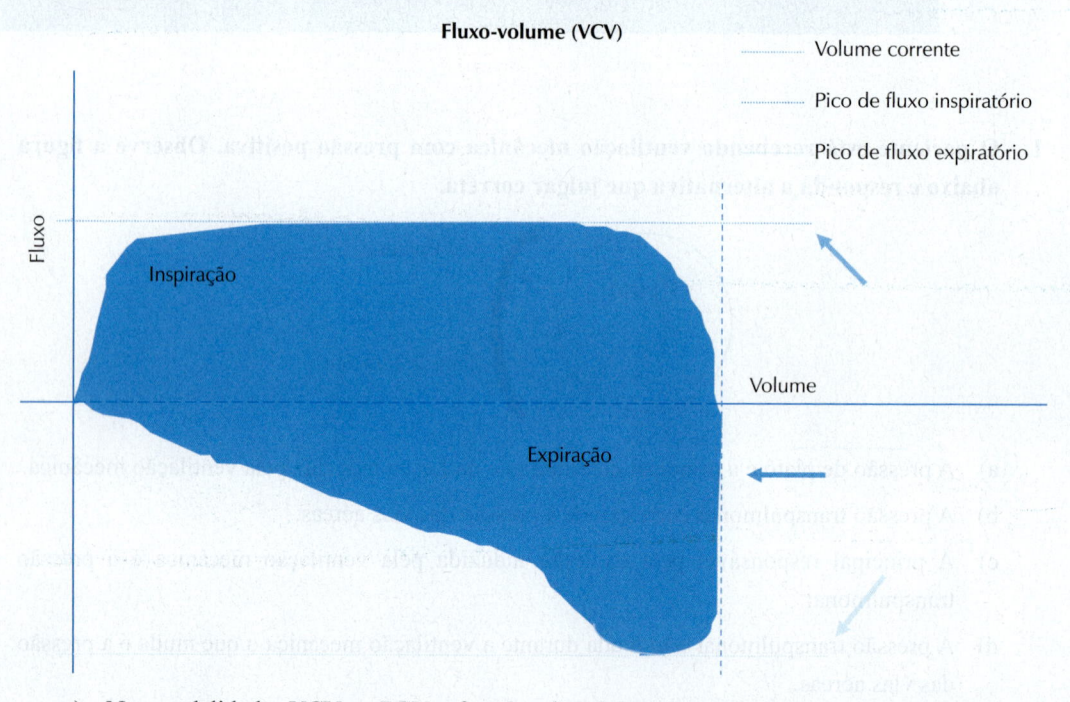

a) Nas modalidades VCV ou PCV o formato do LOOP não se altera.

b) No aumento da resistência das vias aéreas a diminuição do pico de fluxo inspiratório.

c) Com o aumento da resistência das vias aéreas a aumento da constante de tempo expiratória e mudança do formato da curva expiratória.

d) No aumento da resistência respiratória há aumento do pico do fluxo expiratório.

Comentário: A fase expiratória do ciclo é passiva e depende da mecânica respiratória do paciente. Um aumento da resistência do sistema respiratório, circuito, via aérea artificial ou válvula expiratória altera o formato da curva. Diminuições do pico de fluxo expiratório e achatamento da curva em direção às abscissas são observados.

3. Um paciente em ventilação mecânica está configurado em modo ventilatório que lhe permite iniciar o ciclo mecânico. Veja as figuras da pressão das vias aéreas e pressão esofágica no tempo. Responda as questões seguintes assinalando a afirmativa correta.

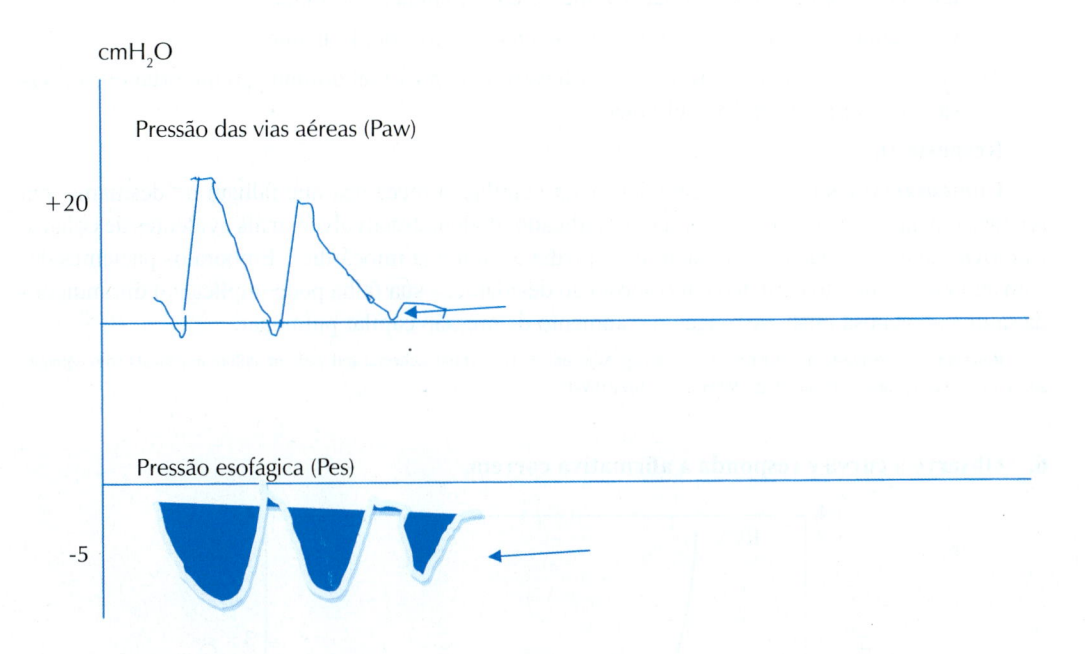

a) A seta mostra ausência de esforço inspiratório do paciente.

b) O paciente está muito sedado.

c) O paciente não pode estar em PSV.

d) Trata-se de um esforço inspiratório que não resultou em um ciclo mecânico.

Resposta D.

4. **Ainda sobre a questão anterior responda a afirmativa correta.**

a) A hiperinsuflação dinâmica não é uma explicação para o fenômeno acima porque ela só ocorre em ventilação controlada.

b) Uma pressão de suporte excessiva pode gerar o fenômeno acima.

c) O limiar para o disparo foi gerado. O que ocorreu foi falha no equipamento.

d) Essa é a assincronia de delay atraso entre o início do esforço e a geração do ciclo respiratório.

Resposta B.

Comentário: A assincronia apresentada na figura (*ineffective triggering*) é a mais prevalente nos pacientes em PSV. Uma pressão de suporte elevada demais para o paciente gerando grandes volumes correntes pode provocar a insuflação dinâmica e AUTO-PEEP. Na inspiração o paciente precisa contrabalançar o gradiente de pressão gerado nas vias aéreas para depois gerar a pressão necessária para atingir o limiar de disparo e iniciar o ciclo.

5. **Sobre os pacientes em desmame da ventilação mecânica responda a afirmativa incorreta.**

   a) O desmame pode ser considerado um teste de estresse cardiovascular

   b) Os pacientes que falham no desmame podem apresentar diminuições da $SatO_2$ por não terem conseguido acompanhar o aumento da demanda metabólica.

   c) O esperado é aumento do débito cardíaco na tentativa do desmame

   d) Nos casos de falência cardiovascular haverá uma provável diminuição importante na pressão de oclusão da artéria pulmonar

Resposta D.

Comentário: Os pacientes dependentes da ventilação mecânica que falham no desmame têm seu desempenho de base cardiovascular prejudicado. Podem desenvolver sinais evidentes de colapso cardiovascular, com edema pulmonar, taquicardia e isquemia miocárdica. Embora os pacientes devam aumentar o débito cardíaco em resposta ao desmame, a sua falha pode implica em diminuições da saturação venosa mista de oxigênio e aumento da pressão capilar pulmonar.

Referências: 1. Srivastava S, Chatila W, Amoateng-Adjepong Y Myocardial ischemia and weaning failure in patients with coronary artery disease: an update. Crit Care Med. 1999 Oct; 27(10):2109-12.

6. **Observe a curva e responda a afirmativa correta.**

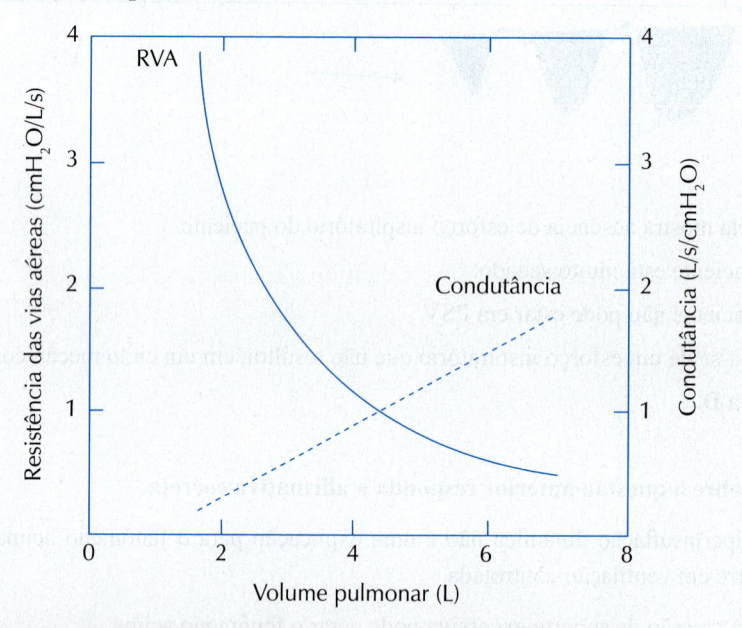

   a) A resistência vascular pulmonar é desprezível na ventilação mecânica.

   b) A resistência das vias aéreas aumenta muito abaixo da CRF.

   c) A resistência expiratória é passiva e independe do volume pulmonar.

   d) Valores abaixo da capacidade residual funcional aumentam a condutância.

Resposta B.

Comentário: Observe que a medida que o pulmão diminui de volume aumenta sua resistência, com pouca alteração acima da capacidade residual funcional e grande alteração abaixo dela. Uma das explicações para tal fato é que aumentos importantes dos raios das pequenas vias aéreas estando relacionados a quarta potência da resistência conferem grandes diminuições dessa variável.

7. **Observe a figura abaixo e responda a correta. O paciente está sob ventilação a Pressão de Suporte.**

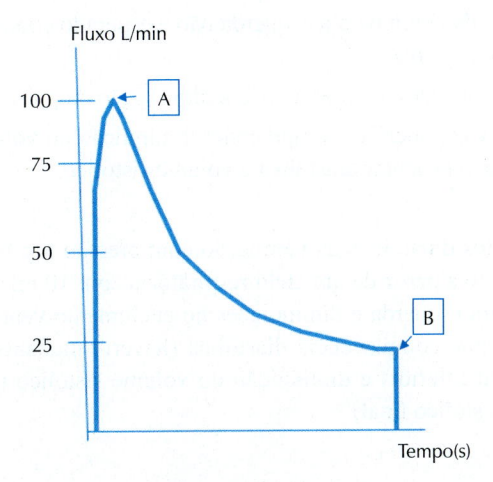

a) O ponto 'A' é determinado apenas pela pressão de suporte configurada.

b) O ponto B é determinado por uma configuração prévia do tempo inspiratório.

c) O ponto 'B' representa a ciclagem do aparelho a tempo.

d) O ponto 'B' representa determinada porcentagem do pico de fluxo configurada pelo operador.

e) Essa paciente está ventilando a volume controlado com onda de fluxo quadrada.

Resposta D.

Comentário: O paciente está sob ventilação a pressão de suporte. A ciclagem é determinada por configuração prévia do operador. O chamado "fluxo de corte" é determinada porcentagem do pico de fluxo onde se dará a interrupção da inspiração e início da fase expiratória. O pico de fluxo depende além da pressão de suporte configurada, do próprio paciente.

8. **Observe uma curva pressão/volume do Ventrículo esquerdo em um paciente em ventilação mecânica com pressão positiva intermitente com 10 mL/kg de peso ideal.**

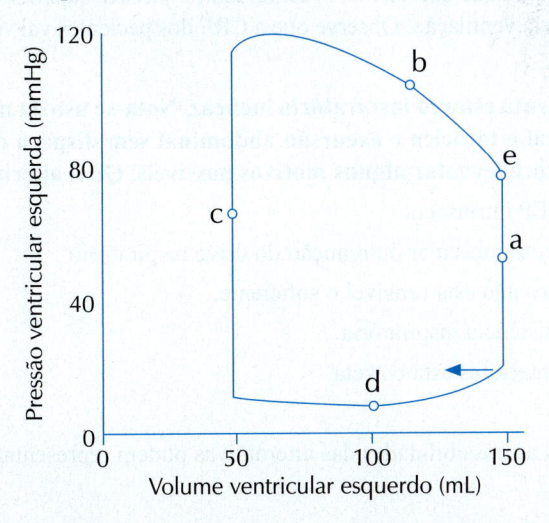

a) A seta vermelha aponta para um aumento dinâmico provocado pela ventilação com pressão positiva no volume diastólico final máximo.

b) Um deslocamento da curva para a esquerda não é esperado como efeito dinâmico da ventilação com pressão positiva.

c) O único efeito que a curva apontaria seria a diminuição da pré-carga.

d) Os efeitos dinâmicos poderiam compreender diminuição no volume diastólico final máximo, complacência ventricular diastólica e volume sistólico.

Resposta D.

Comentário: Os efeitos dinâmicos da ventilação com pressão positiva na relação pressão volume do ventrículo esquerdo a partir de um ciclo respiratório com 10 mL/kg de peso ideal seria um deslocamento da curva para esquerda e diminuições no enchimento ventricular (volume diastólico final máximo) seta vermelha, complacência diastólica (haveria mudança na inclinação da curva, para cima, linha horizontal inferior) e diminuição do volume sistólico (diferença entre o volume diastólico final e volume sistólico final)

9. **A decisão do volume corrente apropriado é uma decisão essencial apara o início da ventilação mecânica no paciente grave. Assinale a afirmativa errada.**

a) O volume corrente de peso predito é o Peso "ideal" do paciente que prediz a CPT prévia a lesão pulmonar.

b) O volume corrente para todos os pacientes na sala de emergência deve ser menor que 6 mL/kg de peso.

c) O volume corrente não corresponde a um valor associado ao pulmão "lesado" que deve ser um valor variável e não fixo.

d) Em estudos experimentais, o volume corrente associado a VILI foi uma fração Vt/CRF de 1,5 a 2,0.

Resposta B.

Comentário: Não há evidências suficientes para apoiar essa conduta. O volume corrente baseado no cálculo de altura do paciente e sexo tem correlação com a CPT do paciente antes da lesão pulmonar. Essa correspondência não existe para o peso real do paciente. Ex.: 6 mL/kg de peso ideal deve corresponder a 6% da capacidade pulmonar total do paciente antes do quadro de lesão pulmonar. Estudos experimentais demonstraram que um "*strain*", "estiramento" Vt/CRF superior a 1.5-2,0 seria capaz de causar Lesão induzida pela ventilação. Observe que a CRF dos pacientes vai variar muito na SDRA.

10. **Seu paciente apresenta esforço inspiratório ineficaz. Nota-se uso da musculatura acessória respiratória cervical e torácica e excursão abdominal sem disparo do aparelho. Seu preceptor pede para você levantar alguns motivos possíveis. Qual alternativa está ERRADA.**

a) Presença de PEEP intrínseco.

b) Fadiga ou fraqueza muscular ou redução do drive respiratório

c) Ajuste do disparo não esta sensível o suficiente.

d) Aumento da resistência inspiratória.

e) Nenhuma das anteriores está correta.

Resposta E.

Comentário: Todas as possibilidades das alternativas podem representar as razões por esforço inspiratório ineficaz.

11. Observe a figura abaixo e responda a alternativa correta sobre um ciclo da modalidade volume controlada com pausa inspiratória. Assinale a afirmativa correta.

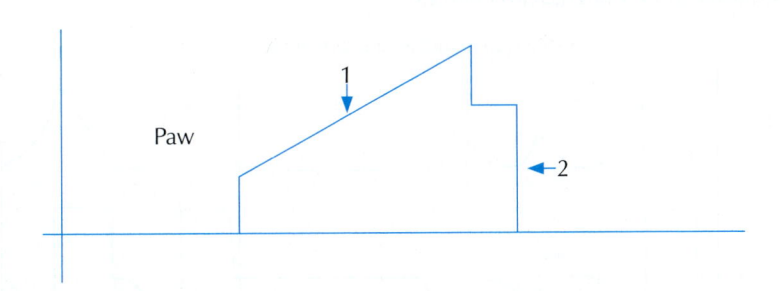

a) A reta indicada pelo número 1 altera sua inclinação de acordo com propriedades resistivas.

b) A reta indicada pelo número 2 representa a pressão resistiva.

c) O tempo inspiratório nessa modalidade depende do fluxo e do volume corrente.

d) O tempo expiratório é fixo e depende do volume corrente e do fluxo inspiratório exclusivamente.

Resposta C.

Comentário: A reta representada pelo número 1 depende da complacência do sistema respiratório e pode ser mais ou menos inclinada conforme essa propriedade. A reta representada pelo número dois é a pressão elástica. O tempo expiratório é passivo e depende basicamente da mecânica respiratória do paciente o seu comportamento

12. Paciente de 22 anos interna na Unidade de Terapia intensiva com quadro de crise asmática grave. Com o decorrer do atendimento no pronto-atendimento a opção foi, ventilação mecânica com sedação e bloqueio neuromuscular. Calcule a complacência estática desse paciente. O modo ventilatório escolhido foi ventilação a volume controlado com os parâmetros: Volume corrente = 500 mL, Fluxo de 60 L/min, Fr = 10 ipm, tempo de pausa ins = 2s, a Pressão de pico é 35 cmH_2O e a Pressão de Platout = 20 cmH_2O, PEEP = 10 cmH_2O.

Qual é a complacência estática e dinâmica do paciente?

a) Complacência estática será a divisão do volume corrente sobre a pressão de Platout e a dinâmica não é possível calcular.

b) Não há dados suficientes para os cálculos de complacência.

c) Cest = 50 mL/cmH_2O, Cdin = 20 mL/cmH_2O.

d) A complacência dinâmica só pode ser calculada com o paciente sedado e com bloqueio neuromuscular.

e) Nda.

A complacência estática será Cs = Vol/Pressão de Plateau –PEEP

Cs = 500/10 = 50 mL/cmH_2O

A complacência dinâmica será Cd = Vol/Pressão Pico-PEEP

Cd= 500/25 = 20 mL/cmH_2O

13. **Na discussão de ventilação mecânica realizada na visita acadêmica de sua UTI a fisioterapia referiu-se a ventilação mecânica do paciente abaixo como modo SIMV. Observe as curvas de monitorização abaixo e considere seus conhecimentos sobre a modalidade SIMV para responder qual a afirmação correta.**

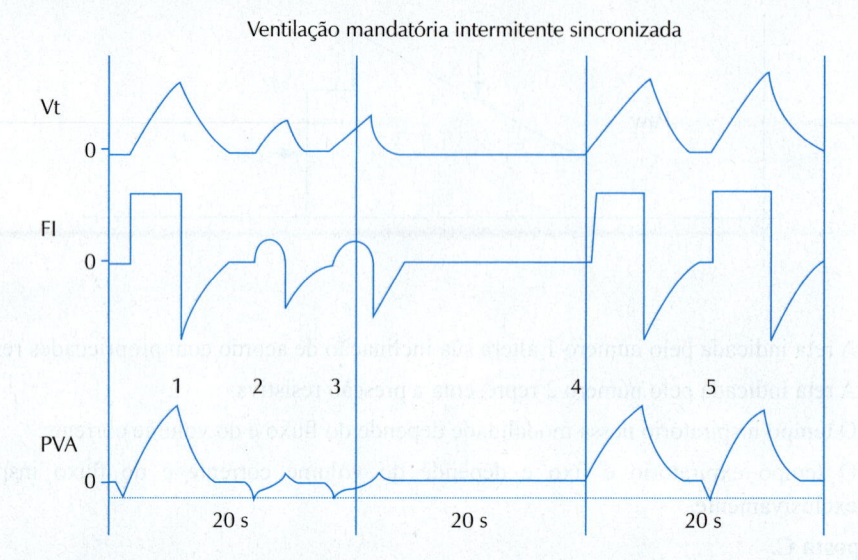

Ventilação mandatória intermitente sincronizada

a) A ventilação controlada é a pressão.

b) O paciente não realiza ventilações espontâneas.

c) O paciente não realiza ventilações assistidas.

d) A frequência respiratória será variável.

e) Nda.

Resposta D.

Comentário: Note que na modalidade SIMV a volume controlado a frequência respiratória será determinada pelo paciente uma vez que na janela de sincronia após o primeiro ciclo assistido os demais serão espontâneos, podendo ser em CPAP ou em pressão de suporte.

14. **Um paciente de 44 anos é recebido pela equipe da UTI em pós-operatório imediato de revascularização miocárdica. Nas curvas de monitorização observa-se.**

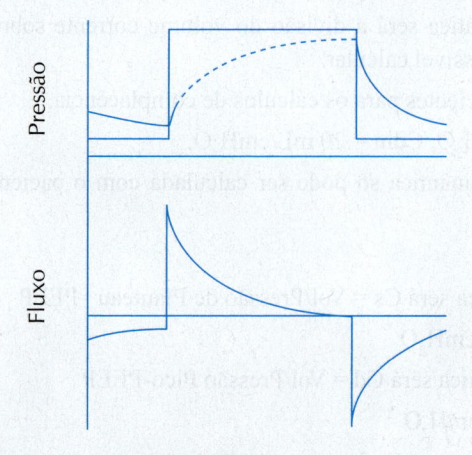

Marque a incorreta:

a) Na ventilação acima a pressão alveolar é constante.

b) Na ventilação acima o volume corrente não é garantido.

c) A paciente esta ventilando no modo pressão limitada.

d) Na ventilação acima o fluxo é variável.

e) Nda.

Resposta A.

Comentário: O paciente está sendo ventilado no modo pressão controlada. Note que a curva em pontilhado demonstra o comportamento da pressão alveolar durante a inspiração e a curva contínua é a pressa de abertura das vias aéreas (traqueal).

15. **Ventilando um paciente a volume controlado você observa nas curvas de pressão/tempo esse traçado. Assinale a alternativa correta.**

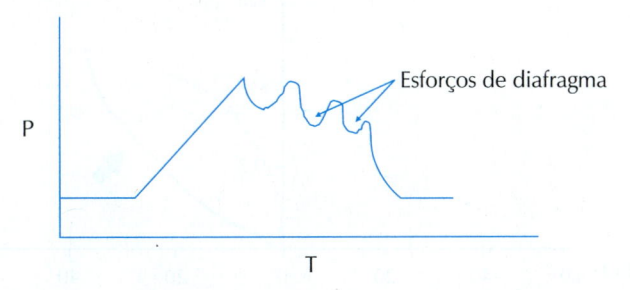

a) A paciente está em modo assisto-controlado

b) A pressão de Plateau não deve ser medida nesse paciente.

c) Para medir a pressão de plateau você não deve sedar esse paciente.

d) O paciente não deve estar fazendo esforço.

e) Nda.

Resposta B.

Comentário: A pressão de plateau deve ser medida em paciente em volume controlado em pausa inspiratório sem esforço. O paciente está fazendo esforços durante a pausa inspiratória do aparelho.

16. **Observe a figura abaixo e responda.**

O que representa os pontos: A, B, C, D na figura abaixo?

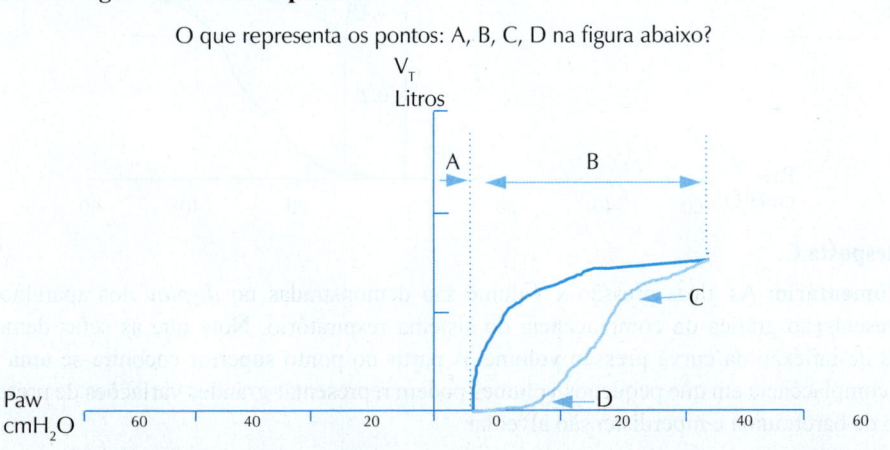

a) O ponto 'A' representa a PEEP.

b) O ponto 'B' representa a pressão inspiratória.

c) O ponto 'C' o ponto de inflexão superior.

d) O ponto 'D' o ponto de inflexão inferior.

e) Todas as alternativas estão corretas.

Resposta E.

Comentário: Trata-se de uma curva de complacência pressão x volume e os pontos representam as afirmações da questão.

17. Sobre a curva pressão/volume abaixo, houve alguma alteração?

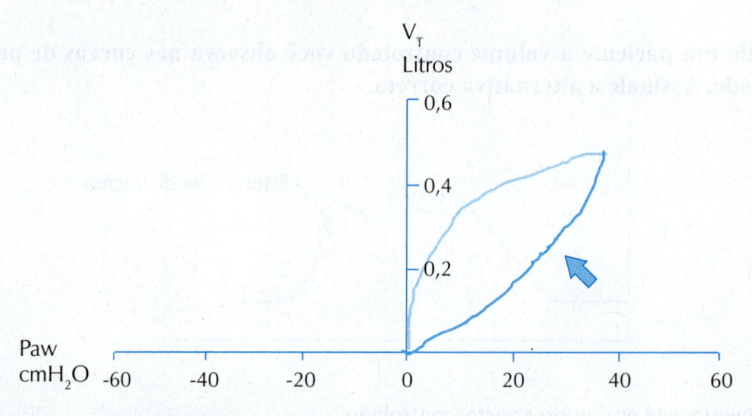

a) Não as curvas são semelhantes.

b) Sim, O *loop* pressão/volume alterou a pressão de plateau.

c) Pode estar representando hiperdistensão alveolar.

d) É curva representativa da resistência das vias aéreas máxima.

e) Nda.

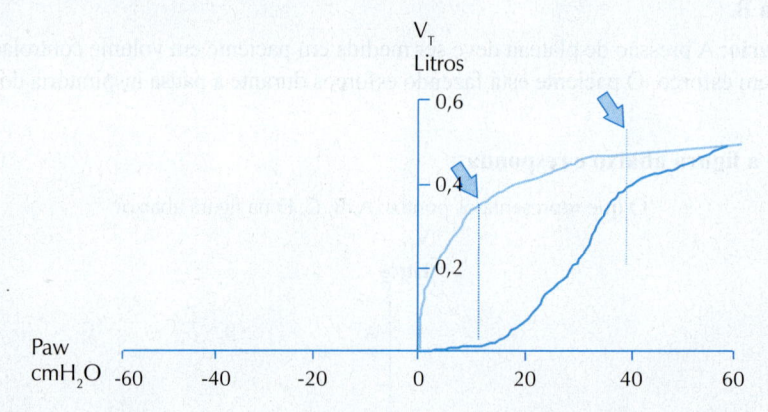

Resposta C.

Comentário: As alças pressão x volume são demonstradas no *display* dos aparelhos e são a representação gráfica da complacência do sistema respiratório. Note que as setas demonstram pontos de inflexão da curva pressão volume. A partir do ponto superior encontra-se uma área de baixa complacência em que pequenos volumes podem representar grandes variações de pressão com perigo de barotrauma e hiperdistensão alveolar.

18. **Aponte nas afirmativas abaixo uma causa de desconforto súbito na ventilação mecânica devido ao ventilador.**

   a) Nunca se deve a fluxo inspiratório inadequado.

   b) Pode ocorrer devido ao broncoespasmo.

   c) Na pressão suporte não é devido ao aparelho, já que é modalidade espontânea.

   d) Autociclagem.

   e) Nda.

   Resposta D.

   Comentário: Na presença de sensibilidades selecionadas pelo operador muito" sutis" pode haver ciclos que são iniciados pelo ventilador independente do esforço do paciente principalmente quando há água no circuito.

19. **Quanto à pressão de Plateau.**

   a) Não deve ultrapassar 40 cmH$_2$O.

   b) Deve ser medida utilizando-se a pressão de pico.

   c) É igual à pressão média das vias aéreas.

   d) Deve ser medida com o paciente em modo controlado sem pausa inspiratória.

   e) Não está associada à pressão alveolar.

   Para os autores a pressão de plateau deve estar limitada em 30 cmH$_2$O (para alguns autores 35 cmH$_2$O)

20. **Na ventilação mecânica com pressão positiva na fase inspiratória considerando paciente euvolêmico com PEEP fisiológico.**

   a) Não há alteração da pós-carga do VE.

   b) Na fase inspiratória a melhora do débito de VE.

   c) Não há alteração do débito cardíaco durante a ventilação mecânica.

   d) Não há alterações na pós-carga apenas da pré-carga.

   e) Nda.

   Comentário: A pós-carga do VE pode ser definida como sua pressão transmural. Ela depende do gradiente da pressão da Aorta e da pressão pleural (pressão intratorácica). Em ventilação mecânica na fase inspiratória a pressão pleural (intrapulmonar) aumenta, e, portanto, o gradiente de pressão diminui, a tensão transmural diminui e o débito cardíaco aumenta.

21. **Na ventilação modo pressão de suporte.**

   a) O aparelho cicla a tempo.

   b) O aparelho cicla a volume.

   c) O tempo inspiratório é independente do fluxo máximo.

   d) O aparelho cicla a fluxo.

   e) Nda.

   Comentário: Na ventilação a pressão de suporte o aparelho cicla a fluxo a partir de uma determinada porcentagem estabelecida pelo operador (fluxo de corte)

22. Em relação à frequência respiratória na ventilação mecânica.

   a) Nunca devemos ajustar FR superiores a 20 ipm.

   b) Nunca devemos ajustar frequências inferiores a 10 ipm.

   c) Frequências maiores são aceitáveis apenas em doentes com altas resistências.

   d) Frequências maiores (24 ipm) são aceitáveis em altas complacências e baixas resistências.

   e) Nda.

23. Na ciclagem dessa modalidade há um decaimento do pico de fluxo para a ciclagem do aparelho. Observe na figura.

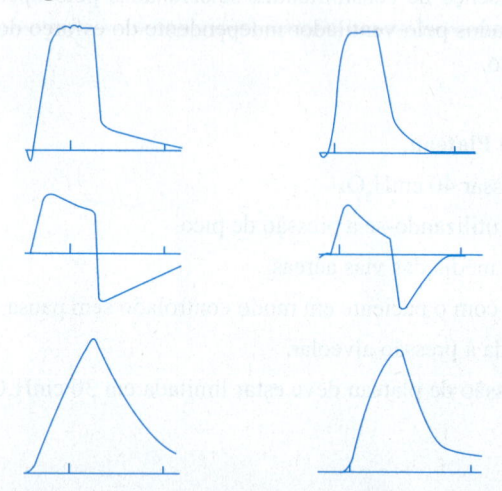

O médico alterou os parâmetros desse modo ventilatório para ajustar de forma que o paciente em questão ficasse mais confortável. Admita as mesmas pressões de suporte, o mesmo esforço e tempo inspiratório 'neural' do paciente e a mesma mecânica respiratória entre os ciclos.

   a) O modo ventilatório é pressão de suporte e o médico alterou a frequência respiratória no painel de controle.

   b) O modo é volume controlado.

   c) O modo é pressão de suporte e o operador alterou a porcentagem do pico de fluxo para a ciclagem.

   d) O modo é pressão de suporte e não houve alteração no tempo inspiratório.

   e) Nda.

Resposta C.

Comentário: Observe na segunda curva representada (curva de fluxo) que apesar de picos de fluxos muito semelhantes houve mudança no tempo decorrido para a ciclagem do aparelho baseado no "fluxo de corte". Lembro ao aluno que no modo Pressão de Suporte o Aparelho cicla (fecha a válvula inspiratória) a fluxo. A partir de um valor calculado de pico de fluxo que é determinado pela pressão de suporte e esforço do próprio paciente o operador escolhe uma porcentagem desse pico de fluxo para determinar a ciclagem do aparelho. Perceba que ao escolhermos 25% do pico haverá um "tempo" para que se estabeleça esse decaimento em relação ao pico de fluxo para ciclagem. Caso aumentarmos essa porcentagem do pico de fluxo para a ciclagem exemplo 70% do pico de fluxo obviamente a ciclagem será antecipada e haverá uma diminuição do tempo inspiratório que pode ser útil para determinados pacientes e situações clínicas.

24. Observe a figura abaixo de um paciente ventilando na modalidade pressão controlada e responda a correta.

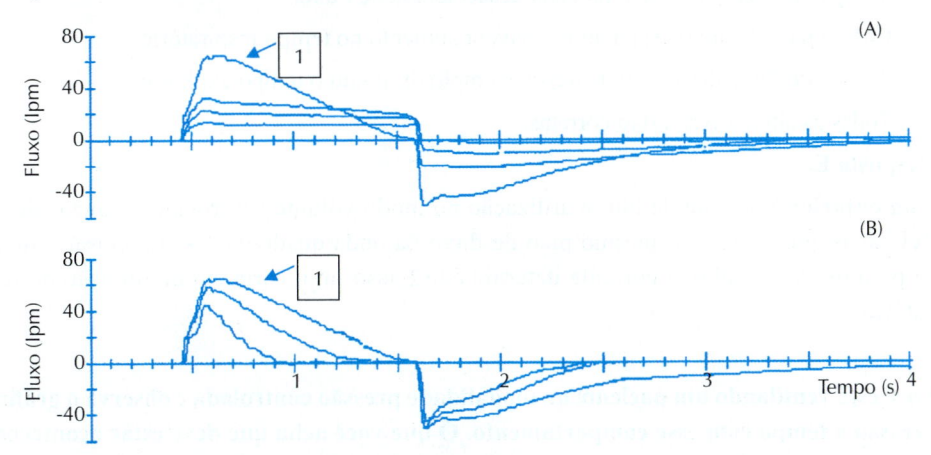

a) É provável que tenha aumentado a resistência das vias aéreas ao longo dos ciclos representados no gráfico "A".

b) É provável que tenha havido uma diminuição da complacência ao longo dos ciclos nos gráficos representados "B".

c) No gráfico "A" o volume inspiratório poderia ser o mesmo se houvesse aumento compensatório no tempo inspiratório.

d) No gráfico "B" o tempo de esvaziamento pulmonar está reduzido

e) Todas as afirmações são verdadeiras.

Resposta E.

Comentário: Observe no gráfico "A" há diminuição do fluxo em relação ao ciclo '1'. Observe também que o aumento da resistência implica em aumento no tempo necessário para esvaziamento pulmonar (tempo expiratório). A constante de tempo = Resistência x Complacência. A área sob a curva do fluxo será menor e por essa razão para o mesmo tempo inspiratório haverá um menor volume corrente. Observe o gráfico 'B' também há uma diminuição no pico de fluxo em relação ao ciclo '1'. Observe que o tempo de esvaziamento pulmonar diminui em relação ao primeiro ciclo porque a constante de tempo aqui sofreu uma redução.

25. Observe a figura abaixo e responda.

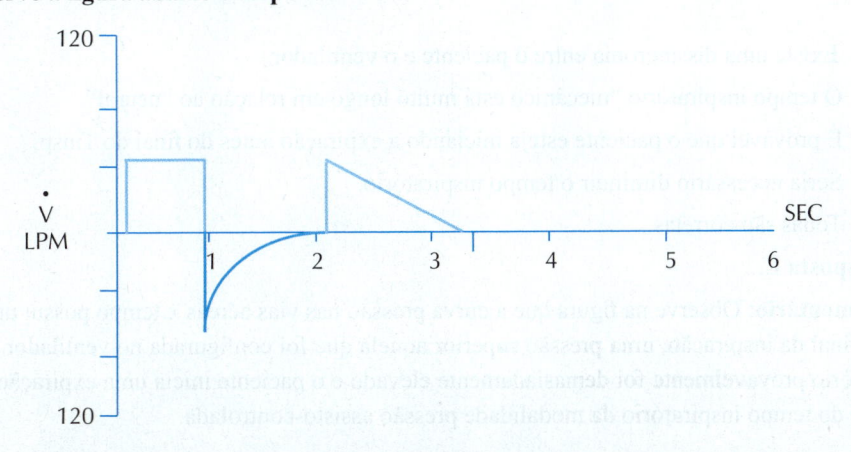

a) O primeiro ciclo utilizou uma onda "quadrada" de fluxo.

b) O segundo ciclo utilizou uma onda desacelerada de fluxo.

c) Caso o pico de fluxo seja mantido haverá aumento no tempo inspiratório.

d) A onda de fluxo desacelerada nesse exemplo diminuiu o tempo expiratório.

e) Todas as alternativas estão corretas.

Resposta E.

Comentário: Note que de fato a utilização no modo volume controlado de ondas de fluxo desaceleradas que utilizem o mesmo pico de fluxo da onda quadrada " vão precisar " de mais tempo para ofertar o volume corrente determinado e isso implicaria em diminuição do tempo expiratório.

26. **Você está ventilando um paciente na modalidade pressão controlada e observa o gráfico de pressão x tempo com esse comportamento. O que você acha que deve estar acontecendo? Responda a alternativa mais provável.**

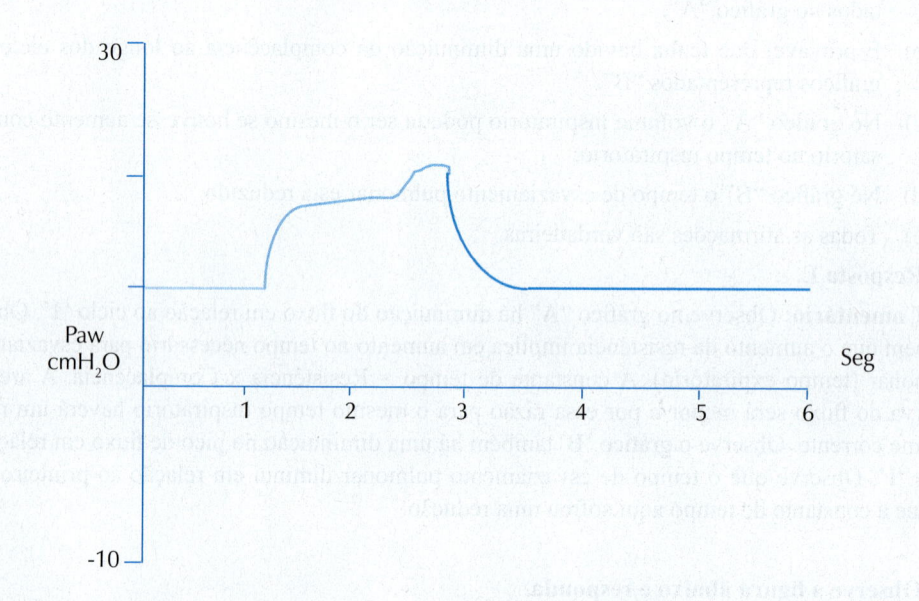

a) Existe uma dissincronia entre o paciente e o ventilador.

b) O tempo inspiratório "mecânico está muito longo em relação ao "neural".

c) É provável que o paciente esteja iniciando a expiração antes do final do Tinsp.

d) Seria necessário diminuir o tempo inspiratório.

e) Todas são corretas.

Resposta E.

Comentário: Observe na figura que a curva pressão nas vias aéreas x tempo possui uma elevação ao final da inspiração, uma pressão superior aquela que foi configurada no ventilador. O tempo inspiratório provavelmente foi demasiadamente elevado e o paciente inicia uma expiração antes do término do tempo inspiratório da modalidade pressão assisto-controlada.

27. Na configuração do ventilador artificial para início da ventilação mecânica você deve levar em consideração várias questões. Assinale a afirmativa que considera correta sobre o tema.

a) O paciente com insuficiência respiratória hipoxêmica normalmente é taquipneico e sua frequência respiratória configurada deve ser de 12-15 ipm.

b) Caso a configuração da frequência do ventilador seja a metade do disparo real do paciente haverá inversão da relação ins/exp.

c) O volume corrente para pacientes com pulmões normais deve ser sempre superior a 12 mL/kg de peso ideal.

d) Na ventilação mecânica controlada a volume, o volume corrente, o fluxo inspiratório e a frequência respiratória, relação ins/exp são determinados pelo ventilador, mas podem ser alterados pela de manda do paciente.

Resposta B.

Comentário: Caso um ventilador esteja configurado com frequência de 10 ipm, vol = 500 mL, fluxo = 0,25 L/s, VCV, a relação seria de ½ com Ti = 2 s, Te = 4 s. Caso o paciente tenha uma frequência de 20 ipm, por exemplo, e como o Ti do ventilador não muda, 2 s, restaria apenas 1 segundo para a expiração. R = 2/1, haverá assincronia com o respirador. A insuficiência respiratória hipoxêmica, por mecanismo neuro-humoral pelo edema pulmonar e inflamatório induz aumento de frequência respiratória, independente dos mecanismos, quimiorreceptores ou mecanoreceptores. A frequência, geralmente, fica entre 20-30 ipm. Na VCV não há alterações conforme a demanda do paciente, um dos motivos para assincronias na modalidade. Não há nenhuma evidência, há mesmo evidências contrárias a utilização de volumes superiores a 10 mL/kg de peso ideal em pacientes em ventilação mecânica.

28. Analise o modelo abaixo representando um paciente em VCV. Tempo inspiratório, na reta inferior, relação de volume corrente sobre o tempo inspiratório na reta inclinada. Assinale a afirmativa que considerar correta.

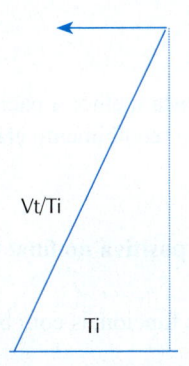

Vt/Ti

Ti

a) A direção da seta azul representa diminuição do fluxo inspiratório e manutenção do mesmo volume corrente.

b) Para o tempo inspiratório diminuir na VCV, a única opção é a diminuição da frequência respiratória.

c) A direção da seta azul, aumenta o fluxo inspiratório, diminui o tempo inspiratório e a representação gráfica seria uma reta mais inclinada em sentido vertical.

d) A diminuição do volume corrente não pode alterar o tempo inspiratório na VCV.

Resposta C.

Comentário: No modelo a seta azul indica diminuição do tempo inspiratório com o aumento do fluxo inspiratório médio (Vt/Ti), a diminuição do volume corrente sem alterações das outras configurações deve diminuir o tempo inspiratório.

29. **Sobre a ventilação a pressão controlada (PCV) assinale a afirmativa errada**

    a) O perfil de fluxo inspiratório e volume corrente resultante depende da impedância do sistema respiratório e da força e duração do esforço inspiratório do paciente.

    b) O modo ventilatório a pressão (PCV) não está relacionado com lesão induzida pela ventilação (VILI), já que, a pressão das vias aéreas é controlada.

    c) A modalidade (PSV) tem o tempo inspiratório dependente da interação entre o ventilador e o paciente.

    d) Na modalidade (PCV) devemos configurar a pressão "alvo", frequência respiratória e tempo inspiratório.

Resposta B.

Comentário: Na verdade como existirá flutuações do volume corrente baseadas não somente na pressão configurada mas nas propriedades mecânicas do sistema respiratório e interação do paciente, os volumes podem se associar a VILI, por excesso e, eventualmente por insuficiência.

30. **Acredita-se que alguns pacientes são mais propensos a responderem a manobras de recrutamento alveolar. Sobre essa manobra e afirmação assinale a incorreta**

    a) Pacientes mais propensos a resposta a manobras de recrutamento alveolar são aqueles com diminuição do recolhimento elástico da parede torácica.

    b) Em pacientes graves os pacientes mais comuns que se apresentam com aumento do recolhimento elástico da parede torácica são obesos, pacientes em íleo paralítico e ascíticos.

    c) A probabilidade de resposta na manobra de recrutamento através da redistribuição do edema entre regiões pulmonares são mais viáveis no início do processo inflamatório.

    d) Causas ditas "indiretas" de SDRA como sepse abdominal são menos propensas a manobras de recrutamento porque o recolhimento elástico de suas paredes são baixos e não há exsudato alveolar líquido.

Resposta D.

Comentário: Possivelmente a resposta melhor a pacientes com causas indiretas como a sepse abdominal está em função do aumento do recolhimento elástico da parede torácica e exsudato liquido. As outras afirmativas são corretas.

31. **Em relação à pressão expiratória positiva no final da expiração (PEEP) são efeitos possíveis na PaO$_2$, exceto.**

    a) Diminuir o número de unidades funcionais com baixa relação ventilação-perfusão (V/Q) é um efeito.

    b) Aumentar o número de unidades funcionais com baixa relação ventilação-perfusão (V/Q), nos pacientes "PEEP resistentes desviando o fluxo sanguíneo de áreas normais para áreas doentes.

    c) É possível uma queda de débito cardíaco mediada por aumento da resistência vascular pulmonar e aumento da pós-carga do VD ou diminuição do retorno venoso.

    d) Diminuição de consumo de oxigênio sistêmico em resposta a expansão pulmonar e possível retenção de O$_2$.

Resposta D.

Comentário: Um dos efeitos do uso da PEEP ou das manobras de recrutamento é o aumento do consumo de oxigênio sistêmico como resposta comportamental a expansão pulmonar e retenção de CO$_2$. As demais alternativas estão corretas.

32. **Sobre a configuração do ventilador e suas consequências, responda a afirmativa incorreta.**

    a) O fluxo expiratório médio pode variar entre o modo volume controlado e o modo volume assisto-controlado.

    b) Os níveis de $PaCO_2$ dependerão da relação do volume corrente sobre o espaço morto, da produção de CO_2 e da ventilação minuto do paciente.

    c) O volume expiratório final no paciente em ventilação mecânica depende, principalmente, da constante de tempo (resistência x complacência) e do fluxo expiratório médio.

    d) Aumento do fluxo inspiratório médio pode maximizar a hiperinsuflação dinâmica.

    Resposta D.

    Comentário: Ajustes, no sentido de aumentar o fluxo inspiratório médio (Vt/Ti), como mudanças de configurações que aumentam o Te e diminuem o Ti agem no sentido de minimizar o gás represado nas vias aéreas ao final da expiração que gera uma pressão (PEEPi) com potenciais repercussões hemodinâmicas e no trabalho respiratório.

33. **Sobre o uso do CPAP (*continuous positive airway pressure*), responda a afirmativa incorreta.**

    a) Os pacientes com insuficiência respiratória hipóxica é usada para elevar o volume pulmonar aerado.

    b) Nos pacientes obstrutivos com insuficiência respiratória o objetivo é diminuir o trabalho respiratório.

    c) Um mecanismo do CPAP é utilizar o subsequente relaxamento da musculatura expiratória insuflando passivamente o pulmão e diminuindo o trabalho inspiratório.

    d) A utilização do CPAP não pode piorar a hiperinsuflação dinâmica.

    Resposta D.

    Comentário: A utilização do CPAP pode piorar o auto PEEP dependendo das características da mecânica respiratória do paciente, dos valores pressóricos de auto-PEEP e existente e de CPAP utilizado.

34. **A ventilação mecânica por si mesma pode provoca disfunções na musculatura respiratória. O termo disfunção diafragmática induzida pela ventilação mecânica é utilizada para descrever a diminuição da capacidade de gerar força do diafragma depois de um período de ventilação mecânica controlada passiva. Sobre o assunto, assinale a afirmativa errada.**

    a) O mecanismo de lesão envolve diminuição da síntese de proteínas, aumento da proteólise, estresse oxidativo e alterações no metabolismo do cálcio no citosol.

    b) Na VCV há marcante diferença entre a ventilação passiva, e ventilação assistida para os efeitos induzidos no diafragma. Atenuando a diminuição da força.

    c) O grau de lesão muscular não teve relação com a duração da VCV controlada passiva.

    d) Uma dose única de metilprednisolona 80 mg/kg foi protetora para a função diafragmática em estudo experimental em VCV passiva.

    Resposta C.

    Comentário: Jaber et al demonstraram a relação com microscopia eletrônica que o grau de lesão muscular estava relacionada com o tempo de ventilação controlada passiva VCV. *Am J Respir Crit Care Med.* Maes et al encontraram um efeito protetor da função diafragmática em ratos que receberam uma dose elevada de corticoides e estavam em VCV passiva. O mesmo efeito protetor não foi visibilizado am VCV assisto controlado.

35. **Observe as figuras abaixo, o fluxo configurado é constante, forma de onda quadrada, com pausa inspiratória. O paciente dispara o aparelho.**

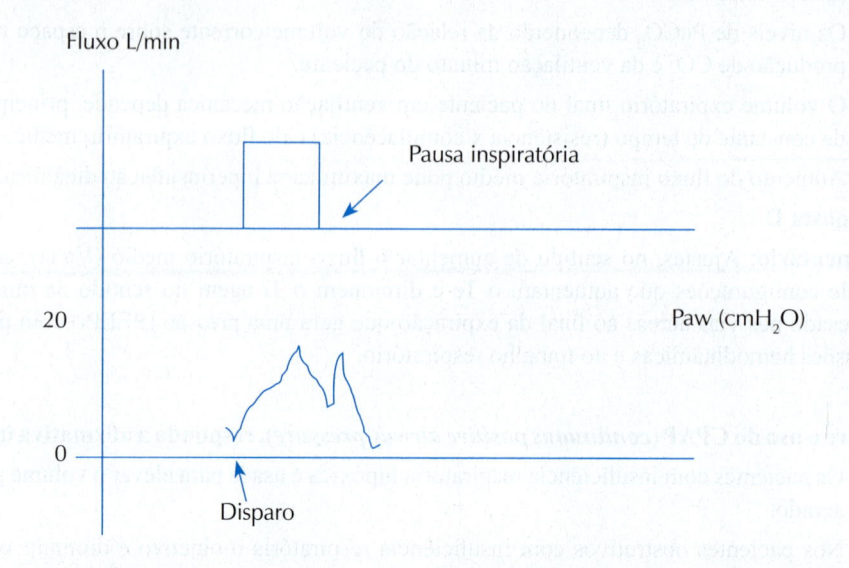

a) O paciente iniciou a expiração antes do final do ciclo inspiratório.

b) A contração diafragmática do paciente continua depois do tempo inspiratório da VCV (tempo inspiratório "mecânico") ter terminado.

c) O paciente tossiu.

d) A solução seria diminuir o tempo inspiratório, aumentando o fluxo inspiratório médio.

Resposta B.

Comentário: No traçado o paciente continua fazendo um esforço inspiratório com o encerramento do fluxo inspiratório e relaxa a musculatura diafragmática apenas no final da pausa inspiratória. Diminuir o tempo inspiratório mecânico portanto, nesse caso não encerraria a assincronia.

36. **Sobre as modalidades ventilatórias convencionais assinale a afirmativa incorreta.**

a) Na PCV aumentos na pressão transpulmonar são acompanhados de aumento de volume corrente.

b) Podemos ajustar os valores da pressão de suporte utilizando a pressão de pico da VCV para obtermos assistência respiratória semelhante.

c) A frequência respiratória configurada pelo operador na ventilação assisto-controlada a volume vai determinar a duração total de cada ciclo mecânico.

d) A fase expiratória do ciclo na VCV assistida pode variar quando o paciente dispara o ciclo mecânico.

Comentário: Um estudo demonstrou que a configuração da pressão de suporte utilizando valores de VCV para tentar o mesmo nível e características de assistência não foi bem-sucedido. Encontraram volumes correntes mais elevados e frequências respiratórias menores na PSV. As outras afirmativas são corretas.

37. **Observe a figura, a ventilação é espontânea, a fase inspiratória do ciclo representada por amarelo, a fase expiratória, por vermelho, e responda a afirmativa incorreta.**

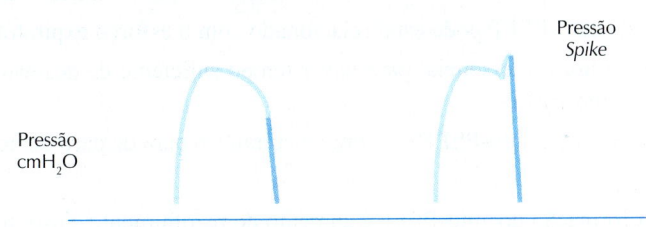

a) A ventilação a pressão de suporte cicla a pressão como pode ser visto no esquema da figura.

b) A ventilação a pressão de suporte é limitada a pressão e cicla a tempo.

c) A figura mostra a tentativa de expiração ativa do paciente antes do "final" do tempo inspiratório "mecânico" esperado.

d) Na ventilação a pressão de suporte o tempo inspiratório independe da configuração da pressão de suporte, pois só depende do paciente.

Resposta C.

Comentário: Na figura acima vemos um *spike*, espícula na curva de pressão ainda na fase inspiratória do ciclo. Seria preciso uma medida de configuração para mudar o tempo inspiratório, como diminuição da porcentagem do fluxo de ciclagem. A ciclagem dessa modalidade é a fluxo.

38. **Assinale verdadeiro ou falso**

a) Um aumento da pressão de pico das vias aéreas sem o proporcional aumento da pressão de platô significa um estreitamento das vias aéreas. ( )

b) Um aumento da pressão de pico das vias aéreas acompanhada de um aumento da pressão de platô indica uma diminuição da complacência do sistema respiratório. ( )

c) Quando há um excesso na assistência ventilatória, na ventilação mecânica, há um substancial aumento da probabilidade de surgirem esforços inefetivos para o disparo do aparelho. ( )

d) Os disparos inefetivos estão diretamente relacionados com uma diminuição na magnitude do esforço inspiratório. ( )

Comentários:

a) Resposta V – esse estreitamento, no entanto, pode ter diversas razões: broncoconstrição, aumento de secreções, secreção espessa no ramo inspiratório do circuito, corpo estranho, herniação do cuff ou deslocamento distal do tubo endotraqueal.

b) Resposta V – Essa diminuição da complacência pode ser pulmonar (edema, SDRA, atelectasias, PEEP intrínseco), ou extrínseca (efusões parapneumônicas, hemotórax, derrames pleurais, pneumotórax, íleo, ascite, distensão gástrica, outros).

c) Resposta V. Altos níveis de assistência ventilatória podem causar até 1/3 de esforços inefetivos na ventilação mecânica. Esse número aumenta em direta proporção com o nível de assistência.

d) Resposta F. Os disparos inefetivos não estão relacionados com esforço respiratório insuficiente e sim com características do ciclo que antecede os disparos inefetivos a hiperinsuflação dinâmica e presença de auto-PEEP. Um estudo determinou o esforço inspiratório 38% maior em disparos não efetivos que efetivos.

Referências: Giannouli E, Webster K, Roberts D, et al. Response of ventilator-dependents patients to diferente leves of pressure support and proportional assist. Am J Respir Crit Care Med. 1995; 151:1-9.

Leung P, Jubran A, Tobin MJ. Comparison of assisted ventilator modes on triggering, patient effort, and dyspnea. Am J Respir Crit Care Med. 1997;155(6):1940-1948

39. Sobre a auto-PEEP responda a alternativa incorreta

a) O aumento da auto-PEEP está associada ao aumento do recolhimento elástico.

b) O aumento da auto-PEEP pode estar relacionado com o esforço expiratório do doente.

c) O tempo expiratório é essencial para haver tempo suficiente de desinsuflação pulmonar e formação de auto-PEEP.

d) Não há relação entre auto-PEEP e esforço inspiratório para disparo do aparelho.

Resposta D.

Comentário: A formação do auto-PEEP e aumento do recolhimento elástico força o paciente a superar essa pressão para atingir o limiar de disparo configurado, aumentando o trabalho respiratório.

40. Observe a figura abaixo para responder a afirmativa correta.

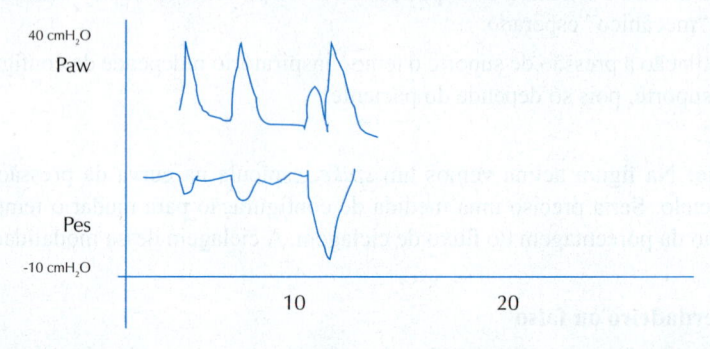

a) O paciente nessa assincronia tem o tempo inspiratório neural mais curto que o tempo inspiratório mecânico.

b) Essa assincronia é o duplo disparo e o tempo inspiratório neural é igual ao tempo inspiratório mecânico.

c) É um duplo disparo e o tempo inspiratório neural é maior que o tempo inspiratório mecânico.

d) Essa assincronia só poderia acontecer em uma modalidade espontânea.

Resposta C.

Comentário: Alguns pacientes exibem duas insuflações mecânicas dentro de um único tempo neural inspiratório, assincronia conhecida como duplo disparo. Pode ocorrer em modalidades como PSV, VCV ou PCV.

41. Alguns pacientes considerados em risco de falha de intubação podem se beneficiar do uso de VNI (ventilação não invasiva) pós-extubação. Dentre esses pacientes não estão.

a) Insuficiência cardíaca congestiva, obesos.

b) Mais do que uma comorbidade, hipercápnicos.

c) Idade > 65 anos, tempo de ventilação mecânica > 48 horas.

d) Pacientes portadores de doenças neuromusculares.

Resposta C.

Comentário: Dos pacientes sob risco de falha de extubação da questão não estão incluídos apenas os pacientes com mais de 48 horas de ventilação, são considerados de risco acima de 72 horas. A VNI pode encurtar a duração da ventilação invasiva, reduzir a mortalidade, diminuir as taxas de pneumonia associada à ventilação mecânica (PAV), e se associar a menos dias de internação de UTI e hospitalar na população de pacientes DPOC hipercápnicos.

42. Sobre a ventilação não invasiva (VNI) responda a afirmativa correta.

a) Os pacientes em pós-operatório de cirurgias esofágicas estão proibidos de realizar VNI.

b) A VNI pode ser utilizada durante e após a broncoscopia visando diminuir o risco de complicações associadas ao procedimento em pacientes com hipoxemia grave refratária, insuficiência respiratória pós-operatória, ou DPOC grave.

c) As máscaras faciais totais e os capacetes não devem ser utilizados em adultos, apenas em crianças e gestantes.

d) O capacete oferece maior risco de hipocapnia.

Resposta B.

Comentário: Em cirurgias esofágicas pode-se usar VNI para se evitar IRpA, mantém-se pressões inspiratórias mais baixas (EPAP < 8 e IPAP < 15). As máscaras faciais totais podem ser utilizadas nas situações de Insuficiência Respiratória hipoxêmica mais graves pressurizam mais as vias aéreas; distribui a pressão na pele evitando pontos de pressão e reduzindo o risco de lesões cutâneas e os capacetes nas insuficiências menos graves e apresentam maior risco de reinalação de CO_2.

43. Sobre a resposta motora do sistema respiratório ao estímulo químico assinale a afirmativa errada.

a) Em pacientes em ventilação, conscientes e hígidos, uma ampla variação dos níveis de CO_2 não possuem efeito importante na frequência respiratória.

b) A intensidade do esforço respiratório (drive respiratório) aumenta progressivamente como uma função da $PaCO_2$.

c) A ventilação mecânica não muda a sensibilidade do sistema respiratório as modificações da CO_2.

d) A resposta do paciente em ventilação em vigília, sedado ou durante o sono é semelhante.

Resposta D.

Comentário: Durante o sono ou em sedação o paciente que apresentar ligeiras diminuições na $PaCO_2$ desenvolve apneia. Há, também, perda do "imput" suprapontina ao centro regulador da respiração.

Referências: Cabello B, Parthasarathy S, Mancebo J Mechanical ventilation: let us minimize sleep disturbances. Curr Opin Crit Care. 2007 Feb; 13(1):20-6.

44. A ventilação mandatória sincronizada intermitente (SIMV) quando comparada a ventilação "controlada" a volume (VCV) apresenta algumas vantagens. Qual das afirmativas abaixo não é verdadeira?

a) A SIMV pode apresentar diminuição da pressão média das vias aéreas em relação a VCV.

b) A SIMV pode diminuir a probabilidade de "briga" com o ventilador em relação a VCV na medida que permite a mudança do padrão respiratório pelo paciente.

c) A preservação e evolução da função renal na SIMV é melhor que na VCV.

d) O efeito de alcalose respiratória é maior na SIMV que na VCV.

Resposta D.

Comentário: Estudos demonstraram valores de $PaCO_2$ mais elevados e pH mais baixos durante a SIMV que durante VCV.

45. O sensor de pressão dos ventiladores modernos pode ser utilizado em vários locais do equipamento. Qual afirmativa é incorreta.

a) Pode ser colocado no Y do circuito. Onde estará exposto a secreções, oclusões, possibilidade de desconexão e obstrução.

b) Pode ser colocado na porta inspiratória do equipamento. Superestima a pressão no Y durante a ventilação mecânica fase inspiratória.

c) Pode ser colocado na porta inspiratória do equipamento. Subestima a pressão no Y durante a ventilação espontânea na inspiração.

d) Pode ser colocado na porta expiratória do equipamento. Superestima a pressão no Y durante a fase expiratória da ventilação espontânea.

Resposta D.

Comentário: Na verdade com a colocação do sensor na posição próxima a válvula expiratória, durante a expiração o sensor subestima a pressão exalatória do paciente.

46. O disparo do ventilador pode ser feito pelo paciente através de vários sinais que devem ser "percebidos" pelo equipamento. Assinale a afirmativa incorreta.

a) A atividade elétrica diafragmática (Edi) pode ser utilizada para disparo do aparelho.

b) O mecanismo de disparo a fluxo baseia-se no Flow-by. Fluxo gerado pela válvula inspiratória no terço final da expiração.

c) O autodisparo pode estar associado a oscilações cardiogênicas ou vazamentos.

d) Quando da presença de auto disparo, a única conduta é diminuir a sensibilidade para evitá-lo.

Resposta D.

Comentário: É importante que o operador investigue a causa do auto disparo e procure solucioná-la e não, simplesmente, altere a sensibilidade do aparelho. Como exemplificado podem estar associados por exemplo a vazamentos no tubo endotraqueal e circuito.

47. Em relação às configurações do ventilador mecânico, assinale a afirmativa incorreta.

a) O ventilador consegue disponibilizar o volume corrente configurado na VCV controlando o fluxo inspiratório.

b) Quanto menor o rise time tempo de subida, maior o pico de fluxo inspiratório e menor poderá ser o tempo inspiratório.

c) No volume minuto mandatório MMV, a assistência respiratória pode variar de 0 a 100%.

d) A função autoflow é utilizada para garantir um volume minuto mínimo para o paciente.

Resposta D.

Comentário: O *autoflow* ajusta o fluxo em um ciclo volume controlado para a demanda do paciente. É uma regulação automática do fluxo inspiratório ajustada para alterações na mecânica do sistema respiratório e nas demandas da ventilação espontânea.

48. **Muitas questões na ventilação mecânica não possuem evidências sólidas em relação a desfechos primários. Uma delas é a utilização dos formatos de ondas disponíveis para o fluxo inspiratório médio. Assinale a incorreta.**

a) O fluxo descendente diminui o pico de pressão nas vias aéreas em relação ao fluxo quadrado.

b) O fluxo descendente diminui resistência total, o trabalho inspiratório, a relação espaço morto/volume corrente em relação ao fluxo quadrado.

c) O fluxo descendente possui a pressão média das vias aéreas maior em relação as outras formas de ondas de fluxo.

d) Com a complacência baixa os valores pressóricos na via aérea, pico e médio diminuíram.

Resposta D.

Comentário: A complacência baixa aumenta os valores pressóricos na via aérea aumentam para todas as formas de onda.

49. **Sobre a insuficiência respiratória hipercápnica e a figura abaixo. Assinale a afirmativa incorreta.**

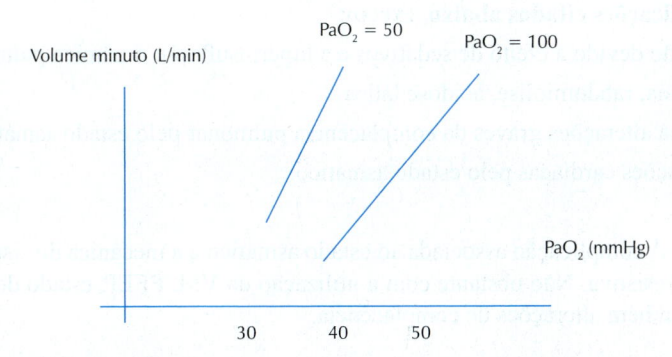

a) Pode estar associada em alterações na relação ventilação perfusão, ou hipoventilação alveolar.

b) A resposta ventilatória a hipercapnia é aumentada na presença de hipóxia ou acidose metabólica.

c) A hipercapnia é um estímulo potente a mobilização da musculatura expiratória.

d) A hipercapnia não altera a pressão arterial sistêmica habitualmente.

Resposta D.

Comentário: A hipercapnia causa grande aumento da atividade simpática e normalmente maior aumento na pressão arterial sistêmica (sistólica, 30 mmHg, diastólica, 25 mmHg).

50. **Observe a figura. Os pacientes com asma grave em ventilação mecânica podem desenvolver níveis de hiperinsuflação pulmonar ameaçadores a vida assinale a afirmativa incorreta.**

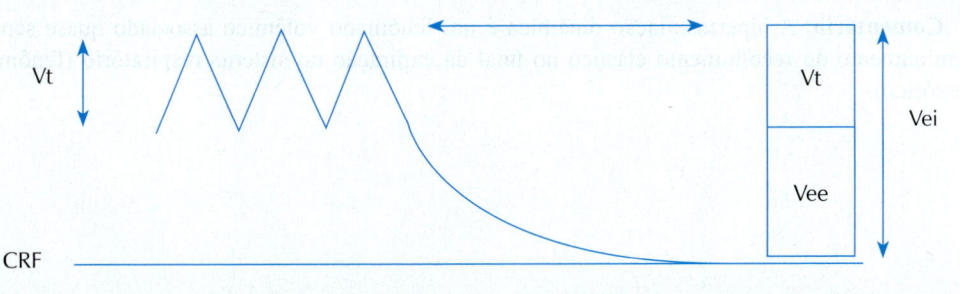

Vei = volume acima da CRF no final da inspiração; Vee = volume acima da CRF no final da expiração.

a) Os pacientes com asma grave ventilam, espontaneamente, quando em crise, próximos a capacidade pulmonar total. Em ventilação mecânica podem ventilar ainda acima dela.

b) A hiperinsuflação dinâmica pode ser monitorada calculando-se em paralisia o volume de gás exalado em apneia prolongada. Esse valor subtraído do volume corrente representa o aumento do volume pulmonar pela hiperinsuflação dinâmica.

c) Essa condição está associada a aumentos de pressão de pico das vias aéreas mas não se associam a instabilidade hemodinâmica.

d) Altos volumes minutos e baixos fluxos inspiratórios médios estão associados ao aumento da hiperinsuflação dinâmica na asma grave em ventilação mecânica.

Resposta C.

Comentário: A hiperinsuflação dinâmica pode estar associada a instabilidade hemodinâmica e estados de choque. Um dos maiores motivos associados a mortalidade dos pacientes em ventilação mecânica com essa condição.

51. **Os pacientes com asma grave que necessitam de ventilação mecânica podem evoluir com várias complicações citadas abaixo, exceto:**

a) Hipotensão devido a efeito de sedativos e a hiperinsuflação dinâmica pulmonar excessiva.

b) Barotrauma, rabdomiólise, acidose lática.

c) Sempre há alterações graves da complacência pulmonar pelo estado asmático.

d) Complicações cardíacas pelo estado asmático.

Resposta C.

Comentário: A complicação associada ao estado asmático e a mecânica do sistema respiratório é essencialmente resistiva. Não obstante com a utilização da VM, PEEP, estado do volume pulmonar, pode haver também alterações de complacência.

52. **Sobre a hiperinsuflação dinâmica no paciente DPOC assinale a afirmativa incorreta.**

a) Com a hiperinsuflação dinâmica no início da inspiração o paciente deve gerar uma pressão inspiratória igual a magnitude da auto-PEEP para depois superar o valor limiar e, finalmente, disparar o aparelho.

b) Há prejuízos na função do musculo por piora da relação comprimento-tensão da fibra muscular, perfusão dos músculos inspiratórios e diminuição da zona de aposição.

c) A hiperdistensão alveolar pode levar a comprometimento hemodinâmico, diminuição da pré-carga e aumento da pós-carga do ventrículo direito.

d) A hiperinsuflação pulmonar é um fenômeno pressórico.

Resposta D.

Comentário: A hiperinsuflação dinâmica é um fenômeno volêmico associado quase sempre a um aumento do recolhimento elástico no final da expiração no sistema respiratório (fenômeno pressórico).

Índice Remissivo

A

Acidose
    respiratória, 29
        causas, 30
        compensação na, 30
        equação da, 29
Aerodilatação, 186
Aeromédico asa fixa, 185
Agonistas do ácido gama aminobutírico, 129
"Água extravascular", 135
Alcalose respiratória, 31
    causas, 32
    compensação na, 32
Alfa 2 agonistas, 130
Alfentanil, 129
Alterações da mecânica
respiratória normal, 15-21
Ambulâncias, 184
"Analgesia» primeiro, técnica, 128
Aparelho respiratório, efeitos e complicações
da ventição mecânica no, 113
Asma, ventilação não invasiva na, 49

Aspiração traqueal, 121
Assincronias mais comuns
associadas a PSV, 94
Atelectrauma, 114, 120
AUTO-PEEP, 18, 100
    medida da, influência do circuito na, 19

B

Barotrauma, 105, 111, 115, 119, 123
Behavioral Pain Scale, 128
Biotrauma, 114
Bloqueadores neuromusculares, 131
Bloqueio neuromuscular em UTI, 131
Bogie, 40
Bolhas, 115
"Briga com o ventilador", 85
Broncoespasmo induzido pela
intubação orotraqueal, 104

C

Cânula, escolhendo a adequada, 146
Capacete, 52, 53

Capacidade
inspiratória, 2
pulmonar, 1
obtida por espirometria, 2
total, 2
residual funcional, 8
vital, 2
Capacitância pulmonar, 4
Capnógrafo, 25
Capnograma, 26
Capnometria, 23
definição, 25
Checklist
para drogas no transporte
de emergências, 175
para equipamento de suporte
cardiovascular, 175
pré-transporte
do paciente em ventilação
mecâqnica, 171
para o material e equipamento
de suporte respiratório, 174
Ciclo
de PSV, 90
respiratório
e variáveis, fase do, 74
no mode de controle
pressão de suporte, 88
pela deflexão, 89
ventilatório, 75
Clonidina, 130
Complacência
da parede torácica, 8
dinâmica do sistema respiratório, 69
do sistema respiratório, 68
estática do sistema respiratório, 69
pulmonar, 4, 7
Complicações cardíacas, 105
Constante de tempo, 70
Contusão pulmonar, 153
abordagem da ventilação mecânica, 155

Crise asmática
intubação orotraqueal no paciente em, 102
orientações no atendimento
do paciente em, 101
uso racional da ventilação
mecânica na, 102
Cuff, 186
Curva
convencional, 17
de fluxo, 18, 64
de pressão em função do
tempo nas vias aéreas, 19
de volume/tempo, 65

D

Desequilíbrio
acidobásico, 100
nos distúrbios respiratórios, 29-33
Desmame, 105
na ventilação mecânica, 150
critérios elegíveis para o teste de
respiração espontânea, 190
ensaios clínicos e perspectivas, 194
extubação, 193
insucesso, causas, 191
progressão do, 192
prolongada, 193
protocolos, 192
teste de respiração espontânea, 191
processo de, 190
Dexmedetomidina, 130
Disparo inefetivo, 94
Displasia broncopulmonar, 145
Distúrbio(s)
primários respiratórios, 29
respiratórios, desequilíbrio
acidobásico nos, 29-33
Doença(s) pulmonar(es)
obstrutiva crônica, 15
com insuficiência respiratória,
mecânica resóratória, 98
restritivas, 106

Dor

importância de monotorar
o "nível" da dor, 128

"tratar" antes de sedar, 128

DPOC, ver Doença pulmonar
obstrutiva crônica

Drive respiratório, 16

ausência de, 74

E

ECMO (*Extracorporeal Membrane
Oxygenation*), 141

Edema pulmonar na SDRA, 135

Elastância pulmonar, 4

Emergência

acesso das vias vias aéreas na, 35-44

fármacos na, uso racional de, 38

ventiladores de, 181

Endurance, 191

Enfisema, 15

Equação

da acidose respiratória, 29

geral da ventilação, 70

Escape de ar extra-alveolar,
complicações devidas ao, 115, 123

Escore de Ramsay, 128

Espaço morto

alveolar, 12

anatômico, 12

fisiológico, 12

volume do, 12

Espectroscopia por infavermelho, 25

Espirometria, volumes e capacidades
pulmonares obtidos por, 2

Espirômetro, 2

Estados hemodinâmico do paciente, 100

Esternocleidomastóideo, 3

Estresse, 4

Exercícios, 201-224

Expiração, 5

forçada, 3

mecânica da, 3

Extubação, 193

F

Fadiga muscular, orientação
geral para o tratamento, 11

Fármaco(s)

na emergência, uso racional de, 38

utilizados na técnica de sequência
rápida de intubação orotraqueal, 39

Fentanil, 129

Fibrose cística, 106

Filtração, aumento da, 122

Fístula broncopleural, 115, 123, 164

causas, 164, 6

Fluxo, 9

aéreo

laminar, 9

transicional, 9

turbilhonar, 9

curvas de, 64

expiratório

limitação ao, 16

máximo, 17

Força(s)

de tensão superficial, 6

elásticas, 5

que resitem à ventilação, 3

resistivas, 5

Fração inspirada de oxigênio, 74

Fraqueza muscular, 11

Frequência respiratória, 74, 83

para diferentes idades, 63

Função muscular, 98

Fuxo inspiratório, taxa de, 104

G

Gás carbônico expirado, níveis de, 163

Glicocorticoides, 140

Gradiente de pressão, 4

H

Helicópteros, 184

Hemoptise maciça, 164

Hipercapnia, 104

    problema da, 31

Hiperinsuflação dinâmica, 100

    reverter a, 101

Hiperpneia, 13

Hiperventilação, 13

Hipobarismo, consequências, 187

Hipoventilação, 13

Hipoxemia, piora ou persistência da, 105

Hipóxia hipobárica, 186

Histerese, 6

I

Imunodeprimidos, ventilação
não invasiva em, 50

Índice(s)

    de pressão tempo, 16

    de tensão tempo, 12

Inspiração, 5

    mecânica da, 3, 1

Instabilidade hemodiâmica, 105

Insuficiência respiratória

    aguda

        atendimento do paciente
com DPOC em, 99

        neonatal, causas, 145

    hipoxêmica, ventilação não invasiva na, 49

Insuflação pulmonar, oposição à, 5

Intercostais

    externos, 3

    internos, 3

Interface, 50

    ar-líquido, 6

Intubação

    difícil, confiabilidade dos preditores de, 37

    endobrônquica, 160

    endotraqueal, preditores de
dificuldade de, 36

    orotraqueal, 40

        broncoespasmo induzido pela, 104

        fármacos utiliados na técnica de
sequ~encia rápida para, 39

        no paciente em crise asmática, 102

IRA, ver Insuficiência respiratória aguda, 4

L

Lâminas endotraqueais, 148

Lei de Poseuille, 91

Lesão

    induzida pela ventilação mecânica, 145

        estratégias de prevenção, 119-126

    pulmonar

        relacionada com a ventilação
mecânica, 113, 4

Líquido pleural, 5

Lorazepam, 129

M

Manobra

    da tesoura, 40

    de recruitamento alveolar, 156

        limitações, 157

    de recrutamento alveolar, 121, 156

Máscara(s)

    faciais, 51

        total, 52, 3

    laríngea, 41

        características, 41

        contraindicações, 42

        indicações, 42

        recomendações para o tamanho da, 44

        técnica de inserção, 42

    nasais, 51

    oronasais, 51

Mecânica

    pulmonar, 163

respiratória, 106

    influência das vias artificiais na, 20

    normal, 1-14

Mecanotransdução, 120

Medicamentos utilizados em sedação na ventilação mecânica, 131

Midazolam, 129

Miopatias, 105

Modo

    pressão assisto-controlado, 76

    ventilatório a volume × pressão, 81

    volume assisto-controlado, 75

Monitorização

    da hipoventilação, 23

    respiratória básica, 23-28

Morfina, 129

Mortalidade, pacientes com asma, 106

Musculatura inspíratória, 3

Músculos expiratórios, 3

O

Obesidade, 107

Onda

    capnográfica, importância clínica da análise da, 27

    quadrada, 20

Opioides, 129

Óxido nítrico na SDRA, 141

Oxigenação, 84

Oxigênio, consumo de, 11

Oxigenoterapia neonatal, 146

Oxilog 3000 Drager Medical, 182

Oximetria de pulso, 23

OxyMag, 183

P

Paciente em assistência ventilatória, 169-178

$PaCO_2$, 13

Padrão respiratório, efeitos da PSV no, 92

Parada cardiorrespiratória, 105

Pausa inspiratória, 162

Paw (pressão esofágica) cmH_2O, 95

PEEP (pressão positiva no final da expiração), 74

    uso da, 115

PEEPi ver Pressão positiva no final da expiração

Permeabilidade

    epitelial, aumento, 122

    microvascular, aumento da, 123

pH, 13

Pico de fluxo inspiratório, 74

Pletismógrafo, 9

Pleura

    características, 5

    parietal, 5

    visceral, 5

Pneumonia comunitária, ventilação não invasiva na, 50

Pneumotocógrafo, 9

Pós-disparo, 92

Pós-intubação

    aspectos funadamentais do período, 39

    emergencista deve lembrar no período, 41

Post-trigger phase, 92, 4

Pressão

    alveolar, 4

    controlada, 161

    de pico das vias aéreas, 74, 84

    de platô, 74, 84

    de suporte, 78

        assincronias mais comuns associadas a, 94

        ciclo respiratório no modo de controle , 88

        conceito, 87

        disparo inefetivo, 94

        efeitos

            no padrão respiratório, 92

            no trabalho respiratório, 94

epidemiologia, 87

fase de

"interrupção da pressão positiva fornecida pelo respirador, 89

"manutenção" do ciclo, 88

indicações, 87

mudanças de variáveis, 95

Paw, 95

variáveis do ciclo × paciente × respirador, 90

elástica, 66

gradiente de, 4

intrapleural, 5

intrapulmonar, 4

intratorácica, 5

média das vias aéreas, 74

na superfície corpórea, 4

pleural, 4

positiva no final da expiração, 18, 74

resistiva, 66

respiratória, 4

subatmosférica, 4

torácicas com ventilação mecânica com pressão positiva, alterações provocadas nas, 112

transpulmonar, 4

Prongas, 146

Propofol, 129

Protocolos de sedação, 129

R

Rabdomiólise, 105

Radiografia de tórax, paciente com SDRA, 136

Ramsay, escores de, 128

Recrutamento alveolar

manobras, 156

limitações das, 157

técnicas, 156

Relação I/E, 162

Remifentanil, 129

Resistência(s)

calcular as, 20

da via aérea, 8, 9

na ventilação mecânica, 20, 2

do circuito na ventilação mecânica, efeitos da, 66

do sistema respiratório, 19, 95

viscosa tecidual, 8

Respiração

diferenças de pressão duirante, 3

espontânea, testes de, 191

Risco de Wilson, 37

Rise time, 92

S

Salicilatos, 32

Saturação arterial de oxigênio, 23

Sedação

e analgesia na ventilação mecânica, 127-132

importância de monitorar o "nível" de, 127

protocolos, 129, 5

Sedativos, 129

Sensibilidade, 85

Separação

anatômica, 163

fisiológica, 164

SIMV (*sincronizad intermitent mandatoiry ventilation*), 87

Síndrome(s)

da angústia respiratória aguda, ventilação não invasiva na, 49

da hiperventilação, 32

do desconforto respiratório agudo (SDRA), 116

apresentação clínica e diagnóstica, 136

causas, 135

classificação, nova proposta, 134

ECMO, 141

edema pulmonar na, 135

estratégia(s)

da ventilação protetora, 139

para reposição volêmica, 140

etiologia, 135, 5

fisiopatologia, noções básicas, 135

frações inspiradas de oxigênio na ventilação mecânica da, 139

glicocorticoides, 140

óxido nítrico na, 141

posição prona, 140

rações inspiradas de oxigênio na ventilação mecânica da, 139

radiografia de tórax, 136

terapia surfactante, 140

time para início, 133

tomografia computadorizada, 137

tratamento, 138

ventilação

líquida, 141

mecânica, recomendações genéricas, 138

Sistema(s)

cardiovascular, 31

nervoso central, 31

respiratório

complacência do, 68, 96

resistência do, 19, 95

valores normais da resistência do, 67

Sling nasal, 51

Socorro pré-hospitalar, cenário, 179

Sono ventilação mecânica durante o, 85

Stretch injury, 114

Sufentanil, 129

Suporte respiratório, mecanismos do, 74

T

Takaoka Microtak 920 resgate, 182

Taxa de fluxo inspiratório, 84, 104

Técnica sincronizada e não sincronizada com dois ventiladores, 162

Tempo inspiratório, 74

Terapia surfactante, 140

Teste(s)

de respiração espontânea, 191

critérios elegíveis para, 190

Mallampati, 36

Tomografia

computadorizada na SDRA, 137

de tórax do paciente na UTI, 156, 6

Trabalho respiratório, 10

efeitos da PSV no, 94

Trach-care, 121

Transporte

aeromédico asa rotativa, 184

intra-hospitalar de pacientes em assistência ventilatória, 169-178

terrestre, 184

Transtorno do estresse pós-traumático, 127

Trauma, ventilação mecânica não invasiva, critérios para, 155

Trigger, 73

Trocas gasosas

na IRA da DPOC, 99

nos episódios agudos da asma, 101

Tubos

de duplo lúmen, tamanhos disponíveis, 160

endotraqueais, 148

U

UTI, bloqueio neuromuscular em , 131

V

Variável(is)

de ciclagem, 74

de disparo, 73

do ciclo × paciente × respirdor, 90

Ventilação

assisto-controlada a volume, admitindo paciente com, 142

basal, 3

efetividade da, 13

eficiência da, 12

fatores mecânicos da, 3

invasiva, 100

líquida, 141

mandatória intermitente sincronizada, 79

manual, 173

BVM, 180, 6

mecânica

após início, 100

aspectos pré-hospitalares

equipamento no pré-hospitalar, 180

escolha do meio de transporte pré-hospitalar, 183

monitorização no pré-hospítalar, 180

bronquite crônica, 97

com pressão positiva, efeitos e complicações da, 111-117

complicações, 124

após o início, 104, 4

controlada, 104

desmame da, 189-200

doença pulmonar obstrutiva crônica, 97

durante o sono, 85

efeitos

da complacência do circuito do paciente na, 68

da resistência do circuito na, 66

em situações especiais, 97-109

enfisema pulmonar, 97

independente

desmame, 163

na terapia intensiva, aplicações clínicas, 163

lesão induzida pela, estratégias de prevenção, 119-126

na asma grave, 101

não invasiva na urgência, 45-57

neonatal, aspectos da

desmame, 150

instalação do sistema no RN, 147

montagem do equipamento, 147

particulares, 148

práticos, 145

prong nasal, escolhendo a, 146

no trauma de tórax, aspectos básicos da abordagem da, 153-157

parâmetros de, recompendações para os, 103

resistência das vias aéreas na, 20

sedação e analgesia na, 127-132

terminologia na, 73

monopulmonar, 161

não invasiva

aplicação, 54

complicações, 55

contraindicações, 47

efeitos fisiológicos, 46

em imunodeprimidos, 50

indicações em departamento de emergência, 46

modalidades da, 50

na asma, 49

na exacerbação da doença pulmonar obstrutiva crônica, 47

na insuficiência respiratória hipoxêmica, 49

na pneumonia comunitária, 50

na síndrome da angústia respiratória aguda, 49

no edema agudo de pulmão, 48

oposição

elástica à, 5

não elástica, 8

resistiva à, 8

protetora, estratégia da, 139

pulmonar, 3

independente

indicações, 159

modos e técnicas, 161

Ventilador(es)

artificiais, 59

configuração e modalidades convencionais, 71-86

controles de segurança, 64

de emergência, 181

de transporte

de alta complexidade, 182

de baixa complexidade, 182

mecânicos, classificação, 61

pneumático Vent-Logos, 181

Ventrículo

direito, desempenho do, efeito da vencilação mecânica sobre o, 112

esquerdo, efeitos da ventialação mecânica com pressão positiva sobre o, 113

Via(s)

aérea(s)

acesso

na emergência, 35-44

na sala de emergência, 39, 2

planejamento, 39, 2

avaliação da, história e exame físico para, 36

difícil, 35

artificiais

da ventilação mecânica, 15-21

na mecânica respiratória, influência das, 20

"Vidro fosco", padrão, 136

Volotrauma, 111, 113, 119

Volume

alveolar, 13

minuto, 13

controlado, 161

corrente minuto, 13

corrente, 1, 74, 82, 120

de relaxamento, 15

de reserva

expiratório, 2

inspiratório, 1

do espaço morto, 12

e capacidades pulmonares, relação entre, 1

final da expiração normal, 15

minuto, 74

pulmonar obtido por espirometria, 2